现代公立医院经济管理概论

主　编　陈万春

副主编　刘凤君　李维玉　刘清芝　曲松涛　黄　睿

编　委　陈万春　刘凤君　李维玉　刘清芝　曲松涛

　　　　黄　睿　付　鹏　金绍崇　胡晶平　闫　巍

　　　　陈菁宇　陈智超　潘　澍　谷继凤

U0244386

中国财经出版传媒集团

经济科学出版社

Economic Science Press

图书在版编目（CIP）数据

现代公立医院经济管理概论/陈万春主编；刘凤君
等副主编 . -- 北京：经济科学出版社，2023.8
ISBN 978 - 7 -5218 - 5172 -4

Ⅰ.①现…　Ⅱ.①陈…②刘…　Ⅲ.①医院 - 经济管
理 - 研究 - 中国　Ⅳ.①R197.322

中国国家版本馆 CIP 数据核字（2023）第 175946 号

责任编辑：谭志军
责任校对：齐　杰
责任印制：范　艳

现代公立医院经济管理概论

主　编　陈万春

副主编　刘凤君　李维玉　刘清芝　曲松涛　黄　睿

经济科学出版社出版、发行　新华书店经销

社址：北京市海淀区阜成路甲 28 号　邮编：100142

总编部电话：010 - 88191217　发行部电话：010 - 88191522

网址：www. esp. com. cn

电子邮箱：esp@ esp. com. cn

天猫网店：经济科学出版社旗舰店

网址：http://jjkxcbs. tmall. com

北京季蜂印刷有限公司印装

787 × 1092　16 开　23 印张　480000 字

2023 年 8 月第 1 版　2023 年 8 月第 1 次印刷

ISBN 978 - 7 -5218 - 5172 -4　定价：78.00 元

序　言

　　在全国公立医院改革全面推进，卫生体制改革进入攻坚阶段，由黑龙江省卫生经济学会医院经济专业委员会陈万春主委与各位副主委领衔，以国务院《关于建立现代医院管理制度的指导意见》等改革政策为指引，将多年积累的管理实践经验与专业技术规则相结合，凝练了这本《现代公立医院经济管理概论》。

　　本书坚持围绕促进公立医院回归公益性，强化公立医院经营管理，提高医疗服务质量，实现社会效益与运行效率有机统一，民主管理与科学决策，规范内部治理结构和权力运行规则，提高医院运行效率，健全财务资产管理制度，健全绩效考核制等原则。从厘清现代公立医院管理体制与运行机制入手，对涉及医院经济运行中的重要环节进行详细梳理，特别是结合国家近期出台的公立医院改革政策精神，提出完善现代公立医院经济运营管理的方法与措施。阐述了公立医院运营中公益性、福利性与经营性的关系，突出了医院运营要遵循价值规律、竞争规律、市场规律的重要性。对医院经营决策者在经济运行上具有系统的指导作用，对医院经济管理专业技术人员指明了工作重点与提升方向。是一本专业性、技术性、指导性理论水平较高的专业书籍。对建立现代公立医院管理制度起到有益的推动作用。

黑龙江省卫生经济学会会长　王振川

编 纂 说 明

《现代公立医院经济管理概论》是由黑龙江省卫生经济学会医院经济专业委员会主委、部分副主委引领，统一思想，明确分工，发挥各自优势与专业特长编写，同时吸收了部分系统内外专业人员参与编写工作。

主　编：陈万春

副主编：刘凤君、李维玉、刘清芝、曲松涛、黄睿

编　委：陈万春、刘凤君、李维玉、刘清芝、曲松涛、黄睿、付鹏、金绍崇、胡晶平、闫巍、陈菁宇、陈智超、潘澍、谷继凤

编纂分工：

主编：陈万春，教授、研究员级高级会计师。黑龙江省卫生经济学会医院经济专业委员会主委、齐齐哈尔市疾控中心主任。撰写第一章、第二章、第七章、第八章、第十三章。其他章节指导审核；

副主编：刘凤君，研究员级高级会计师。黑龙江省卫生经济学会医院经济专业委员会副主委、佳木斯大学附属口腔医院总会计师。撰写第三章、第六章；

副主编：李维玉，研究员级高级会计师。黑龙江省卫生经济学会医院经济专业委员会副主委、佳木斯大学附属第一医院总会计师。撰写第四章、第九章、第十四章；

副主编：刘清芝，研究员级高级会计师。黑龙江省卫生经济学会医院经济专业委员会副主委、齐齐哈尔市仲泰医院院长。撰写第十一章、其他章节编审；

副主编：曲松涛，研究员级高级会计师。黑龙江省卫生经济学会医院经济专业委员会副主委、哈尔滨医科大学附属第三医院总会计师。撰写第五章，其他章节编审；

副主编：黄睿，高级会计师。黑龙江省卫生经济学会医院经济专业委员会秘书、齐齐哈尔市第一医院财务科长。撰写第十章、第十二章。

编委：

金绍崇（齐齐哈尔市卫健委）共同编写第八章；

胡晶平（齐齐哈尔市第一医院）共同编写第十二章，其他章节校对；

付　鹏（广东医科大学附属第三医院）共同编写第七章，其他章节校对；

陈菁宇（齐齐哈尔市疾控中心）共同编写第四章、第七章；

闫　巍（国信国际工程咨询集团股份有限公司）共同撰写第二章、其他章节校对；

陈智超（黑龙江工商学院）参与编写第三章、其他章节校对；

潘　澍（佳木斯大学附属第一医院）参与撰写第九章，其他章节校对；

谷继凤（佳木斯大学附属第一医院）参与撰写第十四章，其他章节校对。

目　录
CONTENTS

第一章　现代公立医院管理体制

摘要：本章主要针对现代公立医院管理体制进行探讨，什么是公立医院管理体制，影响公立医院管理体制的内在因素与外在因素有哪些？如何构建符合公立医院改革方向、医院发展特点和社会普遍需求的现代公立医院管理体制架构。若能为现代公立医院管理者在医院宏观管理架构上提供思路与建议是本章出发点。

第一节　概　　论

为什么要研究公立医院的管理体制？就是要让政府、社会与医院三方共同明确公立医院的性质。公立医院是什么性质的组织，有什么发展愿景，在事业发展中遵循什么规律，制订什么规则，采取什么经营方式。政府在医院发展中的权利和义务，医院自身在发展中的权利和义务，社会在医院发展中的推动作用。

我国公立医院经营中存在的问题表现在，政事不分，管办不分，管理体制不顺畅，管理机制不健全，管理责任不明晰。有利的事都想管，担责的事都不愿做。公立医院改革政策逐渐明朗，但操作细则还有待细化，运作起来比较难，还有很长的路要走。政府有时管得过多，干预了医院的正常经营，有时又放手管得太少，该管的地方没管到位。各地区、各层级卫生行政部门和医疗机构的干部根据对政策的理解和责任心来把握，经常出现偏差，又互相埋怨。这就导致公立医院的经营左右摇摆，最终损失的是国家的投入，医院的发展，影响的是群众对医疗保健服务的充分利用。因此，作为医院经济研究者有责任对现代公立医院的管理体制与运行机制多抽一些笔墨。

现代公立医院的社会事业性质和发展定位决定了公立医院的经营目的和服务供给方式。公立医院作为健全的经济组织，同样遵循价值规律、竞争规律和供求规律，而三者如何有机融合并做好平衡工作，就是市场这只看不见的手和政府这只看得见的手之间的把握。公立医院就像政府投资建造的航空母舰，放在社会健康需求的汪洋大海中航行，政府既是造舰者也是导航系统。公立医院要接受政府的引导掌舵和运营监管，不能创办与运营由政府投入，经营与分配由医院自己决定，最后出现质量、信誉、经济问题又让政府负责，这不符合健全的事业组织的运营规律。政府的公益事业随意改变政策，社会也是不能接受的。

公立医院管理体制是医院运营规制的主要架构，在医院运营中起到全局性、前瞻性、决定性作用。公立医院管理体制由内外两部分构成，外部是政府及其部门的规制，内部是医院内部党、政、工、青、妇组织决策重要规制。公立医院只有建立起与国家政策相吻合、社会需求相适应、与医院的功能任务相一致的管理体制，才能完成党和政府交给的任务，才能行稳致远高效运营，为群众提供优质、方便、价格适中的健康保障服务，满足社会需求。

一、现代公立医院管理体制含义

现代公立医院是以公有制为主体，按照新时期我国卫生与健康工作方针设立，坚持以人民健康为中心，以救死扶伤、防病治病、提高人民健康水平和促进医学事业发展为宗旨，具有较丰富的物质基础，完备的医学技术梯队，能够提供优质高效方便适宜价格的基本医疗服务产品的公立医院。现代公立医院的特征是产权清晰，权责明确，政事分开，管理科学，运营高效。

二、现代公立医院管理体制外在因素

现代公立医院是我国医疗服务体系的主体，外在因素体现在举办主体按照党和政府赋予职责和法律法规规定，依法履行领导责任、保障责任、管理责任、监督责任，维持医院的公益性。医院要坚持党的领导，坚持正确的卫生与健康工作方针，坚持中国特色卫生与健康发展道路，不断提高医疗服务质量，努力实现社会效益与经济效益的有机统一。现代公立医院的主体基本包括各级政府设立的公立医院，举办主体为各级卫健委，同时兼行业主管部门。同时还有医学院校、部队和其他行业举办的公立医院。无论哪类公立医院，一是必须接受举办主体的行政监管，主要是对产权和人事任免的监管；二是必须接受行业主管部门即各级卫生健康委的监管。主要是对其进行规划、设置、审批、质控。对业务范围、医疗质量和服务质量进行监管；三是在医院运营过程中既要满足医院发展实际，也要符合国家政策规范，防止出现偏离政策行为。

三、目前公立医院管理体制存在的问题

（1）政事不分，管办不分，产权不清晰，管理不科学。管理体制不顺畅，管理机制不健全，管理制度落实不到位。政府部门与医院管理团队之间职责与任务"不详细"，权利与义务"不明确"。政府部门介入管理的角度、深度和广度难以把握。

（2）医院内部对经济工作的议事规则不清晰，重大的投资与决策事项与民主管理

不够，日常的经济管理又集中不够，民主与集中尺度把握得不好。党委会、院长办公会、职代会、财经管理委员会相互协调、相互制约、配合不规律。

（3）医院的重要财经制度落实不好，执行不力，对医院的发展保障作用发挥不足。如对总会计师制度的理解深度不够，贯彻执行中领导层重视不够，部分总会计师自身素质不高，对全院经济工作的统筹协调、详细规划、严格把关、推动落实能力不足，作用发挥不到位；对预算制度具体部门的推动不足、与业务的结合不足，相互协调不足，决策机构的重视不够，对全院财经工作的引领约束保障作用不够；内部控制制度覆盖面有死角、深度不够。推动落实缺乏力度，对存在的问题纠正不到位等。财务管理制度、全成本核算制度、医疗服务价格动态调整机制、招投标采购制度、资产管理制度等落实执行不够。目前，公立医院的损失浪费占总支出的3%以上是最保守的比例，一个规模较大的三级医院，如果年业务支出20亿元，年损失浪费千万元是保守的估计。

（4）医院院长的职业化建设不够。卫生专业院长缺乏行政管理能力，非卫生专业的院长又缺乏卫生专业素养，没有建立职业化院长机制，没有实行职业规划的系统提升措施。对两类院长进行职业化培养，制度性地对两类专业方向院长进行职业素养交互增补提升，共同管理能力同步推进提高。培养与现代化医院管理适应的复合型医院管理人才，推动现代公立医院实现规范化、科学化、现代化管理。

 四、建立现代公立医院愿景的管理体制

坚持以人民健康为中心。坚持公立医院的公益性。合理界定政府作为公立医院出资人的举办监督职责和公立医院作为事业单位的自主运营管理权限，实行所有权与经营权分离。政府在公立医院的发展中具有领导责任、保障责任、管理责任、监督责任。政府对公立医院要坚持政事分开、管办分开。从直接管理公立医院转为行业管理，强化政策法规、行业规划、标准规范的制定和对医院的监督指导职责。

坚持分类指导，在符合政府确定的改革方向和原则下，根据医院性质、功能定位、等级规模等不同情况，因地制宜，突破创新，建立符合实际的现代医院管理制度，鼓励公立医院探索发展道路的不断创新。形成维护公益性、调动积极性、保障可持续的公立医院运行新机制，以及决策、执行、监督相互协调、相互制衡、相互促进的治理机制。促进社会办医健康发展，推动各级各类医院管理规范化、精细化、科学化。基本建立权责清晰、管理科学、治理完善、运行高效、监督有力的现代医院管理制度。以建立健全现代医院管理制度为目标，强化体系创新、技术创新、模式创新、管理创新，加快优质医疗资源扩容和区域均衡布局。公立医院发展方式从规模扩张转向提质增效，运行模式从粗放管理转向精细化管理，资源配置从注重物质要素转向更加注重人才技术要素，为更好提供优质高效医疗卫生服务、防范化解重大疫情和突发公共卫生风险、建设健康中国提供有力支撑。

第二节　现代公立医院管理体制架构

 一、现代公立医院管理体制的外在因素

1. 现代公立医院管理体制实质

建立现代医院管理制度主要是政府，而不是医院。政府必须明确怎么办医院？怎么管理医院？体制决定机制，机制决定行动，有什么体制就有什么运行机制，从而产生相应的行动。现代医院管理制度既要解决医院治理的外部问题，也要明确医院内部的管理制度问题。医改首先改的是政府对举办公立医院的体制，适合经济社会发展和人民健康需要的发展模式。建设现代医院管理制度是一个长期的目标，在我国还有很长的路要走。这项制度建设不仅是医院改革，更主要是涉及政府层面的利益改革。现代医院管理制度的实质是在卫生健康领域建立以医疗机构为平台，以满足群众基本医疗服务需求为宗旨，构建符合政府、医疗机构、服务对象三者有机统一的利益平衡体系。

2. 政府对公立医院的举办职能

公立医院领导者应该知道政府对公立医院的管理职能有哪些？从各个角度适应与做好配合。按照现代公立医院管理体制与管办分开的原则，政府制定区域卫生规划和医疗机构设置规划，合理控制公立综合性医院数量和规模，统筹履行办医职责。审核医院的功能、任务和定位是否明确，规模是否适宜。设备、技术梯队与处置能力。政府行使公立医院举办权，涉外合作交流、与其他投资主体投资合作、注册举办新的机构、重大投资建设、大型医用设备配置等重大发展权，重大事项决策权、资产收益权等。审议公立医院章程、发展规划、重大项目实施、收支预算等。对医院预算管理、财务收支和国有资产运营情况进行监管，并监督医院实现公益性目标。按照中央组织部公立医院领导人员管理有关规定，上级党委和政府任免（聘任）公立医院党政领导人员。

建立适应医疗行业特点的薪酬制度，着力体现医务人员技术劳务价值。建立以公益性为导向的考核评价机制，定期组织公立医院绩效考核以及院长年度和任期目标责任考核。坚持考用结合，将考核结果与财政补助、医保支付、绩效工资总量以及选拔任用、培养教育、管理监督、激励约束、问责追责等结合起来。推动能上能下，促进担当作为。建立容错纠错机制，激励医院领导人员不断推进工作创新。

全面落实对符合区域卫生规划的公立医院投入政策，为医院建立科学的补偿机制，建立以成本和收入结构变化为基础的医疗服务价格动态调整机制。落实政府投入政策，对公立医院符合规划的基本建设和设备购置、重点学科发展、人才培养、符合国家规定的离退休人员费用、政策性亏损，以及承担公共卫生任务和紧急救治、支农、支边公共服务等投入政策，保障医院可持续发展。细化落实对中医医院（含民族医院）的投入倾斜政策，逐步偿还和化解符合条件的公立医院长期债务。在地方现有编制总量内，确定公立医院编制总量，逐步实行备案制。

3. 各部门对公立医院的监管职能

卫健部门按区域卫生发展规划进行设置审批，核准业务范围，核准床位设置规模，审批国家和省下发配置许可证的甲乙类大型设备，资质验收（执业范围和执业等级），医疗和服务质量监督；严禁举债建设和豪华装修，对超出规模标准的要逐步压缩床位。控制公立医院特需服务规模，提供特需服务的比例不超过规定比例（目前政策是10%）。

发改部门政府投资论证、审核可研、项目准入审批、投资效果跟踪及信息反馈。

医保部门对定点医院服务范围与能力进行核验，对是否采用了适宜技术与适宜药品进行服务质量监控。与财政部门联合审批医疗服务收费标准。按照质价相称原则，依据项目、病种、病例组合的成本核定标准支付医院垫付的医保费用。对定点医院对医疗服务行为监督制约，违规处罚等。深化医保支付方式改革，充分发挥医保对医疗服务行为和费用的调控引导与监督制约作用，逐步将医保对医疗机构服务监管延伸到对医务人员医疗服务行为的监管。

人社部门核定公立医院工资总额，审核编制内人员档案工资变动，医院绩效工资总额与实施的合法性、合规性、合理性。依法监督医院为职工及时足额上缴各种社会保险，保障职工合法权益。

财政部门依法审核公立医院预算管理制度落实，经费的补偿方式与标准（含医疗服务成本核算与医疗收费标准制定的审核），各项财务收支活动的合法性、合规性，公立医院资产的管理与处置等；财政、审计部门强化对公立医院经济运行和财务收支活动的会计和审计监督。

市场监督部门依据药品管理法，对医院使用的药品、卫生材料、器械等商品质量与公平交易过程进行监督。检查医疗服务收费标准的执行情况；规划、消防、环保、技监等部门也分别从各自角度对医院依法进行监督管理。税务部门对医院职工个人收入所得税与医院非卫生服务的收入依法纳税情况进行监督。

4. 社会监督与行业自律

卫生主管部门按照对医院的管理和向社会的承诺，需要定期对区域内卫生服务机构的服务信息进行公开，解决百姓就医选择医疗机构信息不对称问题，同时接受社会监督。而这些工作卫生主管部门没有精力来做，要逐渐委托具有资质的第三方社会中介机构进行，主要是对医疗机构医疗业务执业范围、质量安全、服务价格、费用水平、财务状况、绩效考核等信息的真实性、可靠性进行评价。卫生部门指导，加强行业协会、学会等社会组织在行业自律和职业道德建设中的作用，引导医院依法经营、公平有序竞争。改革完善医疗质量、技术、安全和服务评估认证制度，树立卫生部门与医疗机构的良好社会信誉。

 二、现代公立医院管理体制内部治理结构

1. 现代公立医院党委的核心作用

现代公立医院是政府举办的重要事业组织，要坚持党对医院重要决策工作的绝对领导。在决策程序上，公立医院发展规划、"三重一大"等重大事项，以及涉及医务人员切身利益的重要问题，要经医院党组织会议研究通过，保证党组织意图在决策中得到充分体现。充分发挥公立医院党组织的领导核心作用。

公立医院党委要抓好对医院工作的政治、思想和组织领导，把方向、管大局、促落实。把方向：政治站位，四个意识、两个维护、遵纪守法、发展规划、改革方向、坚持公益性。管大局：管干部聚人才、建班子带队伍、统筹推进医院改革发展、医疗服务、医德医风、社会满意的现代医院；促落实，主要是抓基层打基础，讨论决定医院内部组织机构的设置及其负责人的选拔任用，领导精神文明建设和思想政治工作，领导群团组织和职工代表大会，做好知识分子工作和统一战线工作，加强党风廉政建设，确保党的卫生与健康工作方针和政策部署在医院不折不扣落到实处。

2. 严格按照医院章程组织运营

现代公立医院应制定符合政策规范与医院实际、科学严谨的管理章程并认真执行。为建立现代医院管理制度，根据《关于加强公立医院党的建设工作的意见》《医疗机构管理条例》《国务院办公厅关于建立现代医院管理制度的指导意见》《公立医院领导人员管理暂行办法》《国家卫生健康委员会党组关于印发加强公立医院党的建设工作的意见实施办法的通知》《关于开展制定医院章程试点工作的指导意见》等国家有关法律法规、规章和规范性文件，结合医院实际，制定医院章程。

医院章程应包括医院性质、办医宗旨、功能定位、办医方向、管理体制、经费来源、组织结构、决策机制、管理制度、监督机制、文化建设、党的建设、群团建设，以及举办主体、医院、职工的权利义务等内容。医院要以章程为统领，建立健全内部管理机构、管理制度、议事规则、办事程序等，规范内部治理结构和权力运行规则，提高医院运行效率。制定公立医院章程时，要明确党组织在医院内部治理结构中的地位和作用。

3. 落实法人治理结构与明确议事规则

文献对医院内部管理体制也可以理解为经营体制的论述是，"医院经营体制包含三个层面的内涵：一是医院的经营自主权及其内部经营管理层次划分和经营权的分配；二是经营管理手段、方法的选择；三是医院内部各科室、部门之间行政的和经济性的相互关系"。

医院法人治理结构是指医院经营过程中的制度性安排问题。狭义的是指在所有权和经营权分立的条件下，投资者与医院法人之间的利益分配和控制关系。广义的则可理解为关于医院法人组织方式、控制机制、利益分配的所有法律、机构、文化和制度安排。界定的不仅是医院法人与出资人之间的关系，而且包括法人与所有相关利益集团之间的关系。规范的法人治理结构，需要建立起相互独立、相互制衡、相互协调的权力机构、决策机构、监督机构和执行机构。

全面执行和落实党委领导下的院长负责制。健全完善医院党委会和院长办公会议事决策制度，建立书记、院长定期沟通和党委领导下的院长负责制执行情况报告制度。着力构建党委统一领导、党政分工合作、协调运行的工作机制。在公立医院章程中明确党建工作的内容和要求，明确党委研究决定医院重大问题的机制，把党的领导融入医院治理全过程各方面各环节，把党的建设各项要求落到实处。

加强公立医院领导班子和干部人才队伍建设。选优配强医院领导班子成员特别是党委书记和院长。党委书记和院长分设的，党委书记一般不兼任行政领导职务，院长是中共党员的同时担任党委副书记。坚持党管干部原则，医院党委要按照干部选拔任用有关规定，制定实施医院内部组织机构负责人选拔任用具体办法。坚持党管人才原则，完善人才培养、使用和引进管理办法，建立医院领导班子成员联系服务高层次人才制度，探索建立以医德、能力、业绩为重点的人才评价体系。

院长领导经营层执行法人治理结构，为党委负责医院的日常运营，对医院管理具有绝对的管理权。通过制定一系列科学的制度、适宜的方法、规范的措施实现党委会批准的医院发展目标。医院正常运营中需要解决的重大问题，院长在与党委书记沟通后，首先行政班子会讨论通过后，提交党委会讨论通过，涉及职工切身利益的规章制度再经职代会讨论通过后实施。

（1）党委书记履行党建第一责任人职责。医院党委书记是医院党建工作第一责任人，领导班子其他成员落实"一岗双责"责任制。保证习近平新时代中国特色社会主义思想和党的卫生工作方针政策在医院的全面落实。全面组织医院党组织的建设，在决策程序上，公立医院发展规划、政治思想、意识形态、人才引进、干部培养、法治建设，安全领域、党风廉政建设工作，以及医院章程，三重一大等重要事项以及涉及医务人员切身利益的重要问题，党委书记要组织医院党委会议研究讨论，保证党组织意图在决策中得到充分体现。党委书记确保党的领导在公立医院治理结构中发挥主导作用，医院党组织领导班子成员应当按章程进入医院管理层或通过法定程序进入理事会。

（2）医院院长应担负日常运营与管理职责。现代公立医院的经营管理是对一个事业组织专业性较强的综合管理，院长由具有经过知识化、专业化、职业化培训的职业化院长来担任。院长是医院的法人代表，全面负责医疗、教学、科研、行政管理工作。院长的主要职责：专职负责医院的日常运行管理，不得兼任业务科室负责人，确保主要精力和时间用于管理工作。

召集和主持院长办公会会议，组织开展医疗、教学和科研等业务工作，落实政府办医院目标，不断提高医院为人民群众服务的水平；在医院党委领导下，参与制定并负责组织实施医院中长期发展规划、年度工作计划。以提高医疗服务质量和满足社会医疗服务需求为首要任务，加强学科建设和人才培养，不断利用医学新技术用于临床治疗，促进医院科学发展；按照相关程序建立健全医院内部管理制度，强化各项内部控制制度建设，推动医院落实绩效管理，促使医院高效运营；合理配置和有效利用医院资产，维护资产的安全完整；每年向医院党委会、职工代表大会报告工作，组织处理有关行政工作提案；尊重和维护专业委员会、群团组织的合法权益，支持其履行职权；履行法律、法规、规章规定的其他管理职责。

（3）现代公立医院的科学民主管理。医院建立职代会制度，落实《工会法》和激发职工的主人翁意识，充分调动职工的积极性和创造性，为医院发展建设培育内生动力。健全以职工代表大会为基本形式的民主管理制度。工会依法组织职工参与医院的民主决策、民主管理和民主监督。医院制订长远发展规划、重要经营管理，涉及职工切身利益的重大问题应当充分听取职工代表意见，相关会议应由工会指派职工代表参加，重要事项经职代会讨论通过。

推进院务公开，落实职工群众知情权、参与权、表达权、监督权。工会主要是维护职工的合法权益，确保职工的工资、保险及各种福利待遇与国家政策一致，与职工的劳动付出、创造的价值和医院的经济效益相协调。共青团组织要在党组织的领导下，团结和带领广大团员青年，勤奋学习、努力工作、积极向上、奋发有为。医院党委为共青团组织建设和青年工作提供各项支持。

第三节　医院经济管理组织设置

 ## 一、医院经济管理

医院经济管理是指按照客观经济规律的要求，运用经济手段，对医院的经济活动进行计划、组织、实施、指导与监督，开展经济核算和经济分析，合理使用人力、物力、财力，力求以尽可能少的劳动消耗，取得尽可能大的医疗保健服务技术和经济效果，以便更好地完成以医疗为中心的医疗、教学、科研、预防等各项任务，促进医院持续健康运营，不断发展，以满足人民群众不断增长的医疗保健需求。

二、健全医院财经工作领导组织

公立医院的具体经济工作管理组织根据《会计法》《审计法》《价格法》《预算法》

《医院财务制度》《三级医院评审标准》等相应的法律法规以及医院的规模结合实际情况确定。确保经济决策领导重视，各项经济法律法规得到落实。有规范的经济活动决策机制和程序，实行重大经济事项集体决策制度和责任追究制度。按照医院运行规律和分级管理评审要求，成立医院财经管理委员会。医院设财经工作领导小组和财经工作管理委员会。党委书记任财经工作领导小组组长，财经工作委员会主任由院长担任，副主任由总会计师担任，办公室主任由总会计师兼。管理委员会下设资源配置、预算管理、成本核算、内控制度、资产管理、绩效考核、薪酬分配组等。各组长分别由各主要部门主任担任。

公立医院实行"统一领导，集中管理"的财务管理制度，医院财务活动在院长和总会计师的领导下，由医院财务部门集中管理。医院的财经工作由财务部统领，各经济管理科室配合。定期开会讨论医院的经济问题。三重一大和工会职工民主管理。重大经济事项决策实行权限管理，分级负责，建立统一领导分级管理制度，有翔实、合理的立项论证报告，做好详细的工作记录。

三、科学设置医院经济管理机构

医院的经济工作在党委领导下，由院长负责，总会计师具体牵头组织推动，经济管理组织体系运作，财务等各经济管理机构具体落实。各经济管理机构，配齐专业技术人员，明确工作任务，建立岗位责任制。医院的直接经济管理机构一般包括财务科（含物价）、审计科、信息办（统计室）、经管办（技经办）、合同办、采购办；相应的经济管理机构包括总务科、设备科、供应科、药剂科、医保科等。

1. 财务部门承担统筹医院经济工作的重要任务

（1）具体工作任务：①贯彻落实国家财经法规政策；②健全财务管理制度，完善内部控制机制；③科学合理编制预算，真实反映财务状况；④加强经济管理，实行成本核算，强化成本控制，实施绩效考评，提高资金使用效益；⑤依法组织收入，努力节约支出；⑥严格执行《价格法》，落实医院医疗收费管理制度与各项管控措施。执行医疗收费标准是双向的，防止乱收，既包括高收、重复收，也包括漏收、低收等违规行为；⑦加强国有资产管理，合理配置有效利用国有资产，维护国有资产权益；⑧加强经济活动的财务控制和监督，防范财务风险；⑨编制财务报表与做好财务分析工作。

（2）财务机构设置与人员配置。根据医院的规模与整体规划，医院设置财务部或财务科。同时，分支机构包括门诊挂号处、门诊收款处、住院结算处。合理确定财务机构的人员编制，财务管理人员配置合理，岗位职责明确。人员配置包括财务科室内人员设置，挂号、收款、住院结算岗位财务人员设置，总务科、伙食科、供应科、器械科等各经济管理科室派驻会计核算人员设置等。派驻人员（专业会计）编制与日常管理归所在服务科室，业务上接受财务部门统一管理。财务人员应具有财务、会计或审计、统计等经济管理类专业学历。会计人员持证上岗，相关人员知晓本部门、本岗位的履职要求。财务部门负责人应当有会计师以上专业技术职务资格或至少从事会计工作五年以上，并有人员业务培训计划和记录。重要岗位有轮转机制，转岗前进行新岗位上岗培训。

（3）财务部门对医院经济工作的统领。医院财务部门统领医院经济工作，确保国家财经政策法规在医院全面落实，财务管理体制完善，财务管理制度健全，经济核算规范。依据《医院财务制度》第七条规定，医院实行"统一领导，集中管理"财务管理体制。医院的财务活动在医院负责人及总会计师的领导下，由医院财务部门集中统一管理。

财务部门集中管理内容包括：一是对各科室在预算编制审核和预算执行过程中进行管理；二是利用账务稽核适时对各部门的请领资产、消耗资产、存量资产进行核对管理；三是由派驻专业会计对各部门经济工作进行日常核算管理；四是在对各科室日常报销审核中进行管理；五是对各业务科室在成本核算中进行管理；六是对各业务科室的绩效考核中进行管理。医院无论设置多少与经济管理相关的科室，财务部门的集中管理都是依法依规进行，贯穿全院业务活动的每一个细节，是其他部门无法替代的。

2. 审计科工作任务与重要工作环节

（1）医院内部审计机构的作用。各单位要全面落实习近平总书记重要指示精神，从讲政治的高度认识内部审计机构建设的重要性。符合《卫生计生系统内部审计工作规定》第十四条要求、应当设置独立内部审计机构的单位，要根据机构编制相关规定，按程序推动设立内部审计机构、配齐配强内部审计人员。根据《公立医院内部控制管理办法》大型公立医院应该设置独立的内部审计机构。医院的内部审计工作十分重要，也是法律规定的设置机构。二级以上的医院规模及资源总量都很大，一个业务科室的资产占有量与业务收入相当于一个中等规模的企业。强化医院内部审计工作十分必要，也是对医院国有资产的安全完整，对医院负责人负责。更是履行各项经济法规在医院贯彻执行情况的监督义务，其职责和作用是外部审计无法替代的，也是内部财务部门无法替代的。与内部财务部门有共同的管理职责，也有对其执行情况进行监督的义务。

（2）医院内部审计机构、人员设置与职业规划。大型公立医院应建立与完善医院内部控制制度，实施内部和外部审计制度，制订审计工作计划，对医院经济运行定期评价与监控，审计结果对院长负责。医院内部审计机构人员根据医院规模和工作任务设置。二级以上医院，年收入及资产总额均达到3 000万元以上医院，应当根据国家编制管理相关规定，设置独立的内部审计机构。500张床以上的公立医院建议设内审人员2～3人，1 000张床以上的三级医院建议设内审人员3～4人。审计人员应该具有审计专业或财务与会计专业等经济管理专业学历和职称。审计人员除具有审计专业素养外，还要进行财经法规制度培训，系统把握各项政策制度，把握审计工作程序。医院应建立健全内部审计制度，审计机构任务明确，审计人员岗位职责清晰。工作计划详细，对医院有关部门和项目进行内部审计。对政府采购项目全过程、重大经济事项进行专项审计监督。

（3）医院内部审计机构工作任务：①拟定本单位内部审计工作制度；②审计预算的执行和决算；③审计财务收支有关经济活动；④审计基本建设投资、修缮工程项目；⑤审计各类专项经费的管理和使用；⑥开展固定资产购置和使用、药品和医用耗材购销、医疗服务价格执行情况、对投资、薪酬分配等审计监督；⑦审计各类经济管理合同的论证、签订、执行效果；⑧审计各类经济活动的效益情况；⑨办理院领导和上级审计机构交办的其他审计事项。

（4）医院内部审计机构的工作流程。每一项审计工作都要有详细的审计工作计划，报主管领导批准后执行。正常计划范围内的工作按计划进行，专项工作请示主管领导批准执行。重要审计事项审计工作开展前要进行审计调查，要向被审部门下发审计通知。审计工作要有详细的审计工作底稿，并经被审计对象签字。审计工作要有审计报告和审计结论，向医院领导及相关会议报告。

3. 信息办（统计室）工作任务与业务工作规划

医院的信息化建设可以说是一项最重要的工作，任何一项工作都离不开信息化建设。信息化建设是传统统计工作的扩展与延伸。过去医院的统计工作只统计医疗与相关业务工作量，再深一步做统计报表和统计分析。而目前的医院信息化建设工作涵盖医院的任何一项工作，医院的所有工作都需要计算机操作并同时进入软件程序与相应记录。而这些信息中最重要的部分是医疗业务信息，一部分直接是经济信息，而最终绝大部分业务信息仍会转化为经济信息。

（1）信息化建设任务。①现代公立医院应建立以院长为核心的医院信息化建设领导小组，医院设立信息管理的专职机构信息办；②制定信息化建设中长期规划和年度计划；③建立保障信息系统管理规章制度；④管理信息系统应用满足医院管理需求；⑤临床信息系统应用满足医疗工作需求；⑥根据国家相关规定，实现信息互联互通，交互共享；⑦加强信息系统的安全保障和患者隐私保护；⑧加强信息系统运行维护；⑨信息化建设经费纳入预算；⑩信息系统专职技术人员配置合理并有专业培训。

（2）信息化建设具体内容。①医院建立信息化建设领导小组，明确工作职责。定期召开多部门会议研究信息化工作；②设立专职信息化管理机构，根据医院规模配置信息人员。岗位设置合理，岗位职责、技术等级明确，形成技术梯队；③建立信息使用与信息管理部门沟通机制，确保运行良好，使用满意；④建立与医院中长期计划相一致的信息化建设计划；⑤根据医院管理需要和信息化建设发展需求及时修订相应制度，有效执行，效果良好；⑥有决策支持系统。信息系统能准确收集、整理医院管理数据和医疗质量控制资料，及时自动生成各项相关的统计报表；⑦有满足预约挂号、诊疗、医技、患者服务查询，符合国家医疗管理规范和技术规范的信息系统；⑧具备信息集成与交互共享功能，与院内部各部门、医疗保障系统、卫生行政部门系统、区域医疗信息共享和交换；⑨实施国家信息安全等级保护制度，有信息系统安全措施和应急处理预案。安全等级保护二级以上；⑩有完善的监控制度和监控记录，及时处理预警事件，定期进行信息系统运行维护评价和改进方案，并组织实施；⑪根据医院规模和信息化建设要求，将维护费用纳入年度预算。

（3）信息化建设注意的问题。①充分发挥领导小组的决策作用，专业管理机构的平台统筹管理作用，各相应管理科室与业务科室的配合作用。②信息化建设要与上级部门功能任务、本部门功能任务系统平衡，性能上既不能冒高，也不能有短板。相关系统软件接口应该协调一致。③信息硬件基础设施和服务软件招投标把好质量关、功能关、价格关。④软件开发过程单位应认真论证，并由专业人员、使用对象全程参与软件开发。⑤医院信息的归集目的是充分利用信息指导医院提高经营管理水平，提高运营效益。信息办要对医院经营信息进行深度开发，定期开展专题分析，向医院领导和相关部门反馈信息和提出合理化建议。

4. 技经办的任务与工作职责

技经核算工作在院长领导下，由总会计师具体负责。技经办又称技术经济核算办或经营管理办公室。其任务是核算与诊疗业务相关的业务收支成本效益情况。技经核算有利于将技术经济责任制落实到各业务科室，加强医院的计划管理，发挥职工的积极性创造性，提高经济效益。

（1）技经办的工作任务。①根据党和国家有关方针，结合医院实际情况，组织制定全院经济核算管理办法；②负责全院各科室经济核算方案的制定和实施；③以成本核算工作为出发点，对医院各科室、班组的经营状况进行核算与分析；④坚持原则，秉公办事。凡是应该纳入科室的收入、支出不论金额大小，一律予以纳入核算，做到不多记，也不少记、漏记；⑤做好核算资料的收集、查对工作，每个科室的核算资料按月收集、汇总、登记，并做到及时准确，核对无误；⑥及时传递信息，发现问题当即向群众反映，不断总结经验，逐步完善核算方案，合理分配，体现多劳多得原则；⑦实行按月统计，按月核算，按月分配制度，及时做好工作。

（2）技经核算的基本方法。技经核算工作以成本核算工作为基础。医院的成本核算工作分为准成本核算和全成本核算，准成本就是没有分担医院的管理费成本，全成本就是除科室直接的成本外还要分担医院的管理成本。全成本准确反映成本状况，为医院消耗资源的价值补偿，医疗收费标准的测定以及医院经营决策提供重要依据。全成本核算过程对各类业务科室成本都要核算和反映，体现各类科室成本、项目成本和病种成本核算。成本核算是根据医院的规划和发展目标，对医院经营成本进行预测、计划、分解、控制、核算、分析和考核，以达到用最小的成本开支来获得最佳效益的一整套成本管理体系和方法。

医院科室成本核算通常有两种方式。一种是一级核算管理方式，是把全院的成本核算工作集中在医院财务部门统一核算，统一管理，以医院为核算单位归集与分配费用，计算医院总医院成本和项目成本以及每门诊人次，每住院床日单位成本；另一种是两级核算管理方式，由财务部门、技经办、业务科室共同核算，以科室或班组为基本核算单位归集与分配费用，计算各科室、班组的医疗项目总成本。财务部门在收入支出总额上进行控制，具体详细核算技经办再落实到各业务科室，关键数据与财务对账。按科室为单元进一步详细核算，由科室或班组设立专职或兼职成本核算员，对本科室的关键数据与技经办核对，这种方式为院科二级核算管理。两级核算方式按照权责发生制，全院对外产生的费用，按具体分配办法划分到相应科室，以财务凭证为准。内部科室之间的交换与往来以职能科室有效凭证为依据。

成本归集方法分为直接成本和间接成本。①人员费用按科室人员实际发生金额归集；②药品费用按药品收入分配后计算的实际药品费用加上药物库存、药房发生的报损归集到负责该项的科室；③材料物资费用，按各科室实际领用的卫生材料，其他材料和低值易耗品金额归集到各成本中心；④折旧费用的归集分配。按各科室实际占用各类固定资产提取折旧归集各成本中心，房屋建筑面积折旧费用按单位建筑面积分摊；⑤维修费用的归集。专业设备维修费用，直接归入各成本中心，万元以上大型设备维修费用可采取预提成待摊方法分摊各成本核算期，其他固定资产维修费用按实际发生额直接归入各成本中心；⑥公务业务费用的收集。能直接计入各成本中心的直接归集，不能直接归集的，分配归集。

直接成本费用按基本核算单位归集。将本期所产生的劳务费、固定资产折旧费、低值易耗、资金占用费、取暖制冷费，材料费、水电费等直接成本费用，根据实际发生"凭证"记入分类账和分户账，直接记入到各核算单位，对于辅助科室提供服务时发生的维修费，材料费，洗涤运输费用的直接成本费用，可采用"工料结算单"等形式直接记入收益的核算单位。间接成本费用分配归集。分直接归集和分配归集。

（3）技经核算过程应注意的问题。①确定核算原则。实际成本计价、分期核算、合法性、重要性、一贯性、权责发生制等会计核算原则。②采用适宜的管理和技术软件。技经核算管理软件要科学适用。数据交换功能完善，外部交换模块齐全，收入数据、工作量维护、成本数据维护、内部服务数据维护、成本分摊管理、数据校验、分摊配置、成本分析、结余分析、本量利分析等功能。③医院技经核算过程各职能科室的配合非常关键，要确保提供的各项成本信息及时准确无误，要按照时间进度，核算分期要与财务分期一致，受益期发生的时间，要按照权责发生制原则确定。对特殊情况进行沟通并提供说明，确保核算内容真实准确。要确保技经办的收入、成本整体数字与财务部门同口径内容严格对上，避免人为操纵。④技经办要认真审核各科室的成本信息，对人员的变化、占有资产的变化、请领与消耗的真实性、分摊的成本信息进行详细核对。特别是在医院的成本核算制度存在缺陷和漏洞的情况下，各业务科室为了规避政策人为调整成本，比如本月亏损了，就多领一些消耗材料，反正也亏了。下月少领，就可以增加效益，多发奖金等。⑤技经办在核算过程对出现的新情况、问题要及时向领导汇报，不能擅自做主向业务科室承诺擅自决定调整数字。

5. 招标采购办的任务与工作职责

（1）负责制定医院招标管理办法、规章制度和招标流程等。

（2）负责医院招标采购工作的组织安排。

（3）负责收集、汇总、审核采购计划，发布招标公告，接收供应商的投标书。

（4）负责市场考察和价格信息的调查，掌握第一手资料。

（5）负责招标采购会的召集，与有关人员一起开标、评标、议标。

（6）与主管科室负责人共同向院长汇报招标情况，进一步论证。

（7）参与起草、签订采购合同、协议书，并监督合同协议的履行。

（8）负责记录招标各环节情况，日后备查。

（9）负责各种采购项目发票的审核，加盖专章。

（10）负责本科室有关资料的整理，归档和保管工作。

6. 合同办的任务与工作职责

财政部印发的《行政事业单位内部控制规范（试行）》自 2014 年 1 月 1 日起在全国各级行政事业单位正式实施，进一步提高我国行政事业单位内部管理水平，规范内部控制，加强廉政风险防控机制建设。《关于加强公立医院运营管理的指导意见》提出，公立医院要加强风险控制管理和经济合同管理。

（1）合同办工作任务：①对合同事项的基本内容进行详细了解，系统把握需要签订合同事项的基本原则，参与合同谈判过程，了解合同双方针对合同事项双方关注的关键点及焦点问题；②起草合同或对对方提供的合同范本进行详细研究，合同书的结构要合理，符合法律规章制度要求，明确双方的权利与义务，对院方的权利与对方的义务是研究的重点。③就合同内容向主管领导汇报，特别是就对方提出的条件向班子会进行汇报，征求医院各方意见，协助决策者组织当事双方对协议进行反复磋商，在最大保护院方利益的前提下争取尽快促成对方达成一致意见；④对达成一致意见的合同内容征求医院代理律师的意见，确保合同内容符合法律政策规定；⑤组织履行签订合同仪式，对合同进行备案；⑥督促双方履行经济合同，对存在的违约行为进行处理，对合同执行情况进行评价。

（2）合同办的职责。

①按照医院内部控制制度要求，完善医院合同管理制度。公立医院为实现控制目标，通过制定制度、实施措施和执行程序，对经济活动的风险进行防范和管控。保证医院经济活动合法合规、资产安全和使用有效、财务信息真实完整，有效防范舞弊和预防腐败，进而提高医院经济活动的效率和效果。内部控制必须贯穿医院经济活动的决策、执行和监督全过程，实现对经济活动的全面控制，关注医院重要经济活动和经济活动的重大风险。

②建立法律法规库，进行法律分类梳理，对各类合同进行法律适用审核。法律风险

是公立医院运营管理中面临的最大风险。在公立医院经济运营中要重点关注自身面临的风险点在哪里，把寻找、发现、防范风险作为合同管理的重中之重。法律风险是公立医院内部控制最大的风险，很多企业破产的教训给公立医院提出警醒，疏于防范控制或不重视法律风险，可能导致医院的重大损失甚至破产。社会发展加速与法律的日臻完善，公立医院面临的法律风险越来越多。要想在激烈的市场竞争中取得优势，必须有效防范法律风险，最大限度地减少和控制损失的发生。从法律层面上来说，公立医院经济运营活动就是组织并进行法律风险防控，这是医院自身发展壮大的重要保障，医院要想发展壮大，必须减少因法律风险造成的损失，确保国有资产安全完整。

③合同办与财务部门必须对医院合同履行情况实施有效监控。《规范》要求：财务部门应当根据合同履行情况办理价款结算和进行账务处理。医院财务部门要设立合同会计，所有付款必须由合同会计审核签字。保证合同付款的进度和金额，保证合同中标的或服务与发票中的名称、规格、单价、数量等必须——对应，否则合同会计不签字，财务负责人不签字，不予支付款项。例如检验外送，检验科送到财务部门的发票必须附检验项目明细，合同会计要审核该明细是否与合同相符。公章在所有印章中具有最高效力，公章可代替合同专用章使用，在使用过程中和司法实践中、具有同等法律效力。

④合同办要加强合同签订风险防控。对于银行及大型供应商等拥有着优秀律师团队的企业尤为重视，防范合同签订中的隐性陷阱与"套子"。合同签订要规范，注意合同日期，以签订日期为基础，关注各个日期的逻辑关系及合理性，如交货期限、付款期限、验收期限、开票期限等。又如：不签日期、签字日期在付款之后、在政府采购批文日期前、在中标通知书之前，或者没有法人或法人授权人签字等。按照时间先后顺序正确排列应该是：政府采购批文、中标通知书、合同、发票，付款时间。

⑤合同办要把握控制合同签订风险具体内容。一是关注合同风险分类：经营风险：即市场变化。法律风险：即主体风险、签订风险、条款风险、效力风险、履行风险、管理风险；二是重视风险环节：合同管理起源于主体、来源于签订、表现于履行，加强合同流程管理有助于大幅度降低合同风险；三是把控合同各条款风险：主体资格，签约对方的法人执照、对应资质、经营范围、行政许可、按期年检，如果主体变更并尚未完善相关手续，不接受、不签订合同；四是完善标的描述，注意三个重点事项：进口设备的产品名称不可单独用英文描述、标的价格不可以用外币计量与表述、成套系统或设备须有相应单项报价作为附件；五是明确支付条款：订金与定金、预付款，定金是支付方的担保方式、买方违约无权索偿、卖方违约双倍返还，定金占合同约定金额20%；订金是单纯的支付方式，不具有担保性质，可冲抵账款，违约时如数返还；违约金没有明确规定，违约金和定金不能同时使用。

⑥公立医院要加强合同管理与账务处理。合同办应当加强对合同登记的管理，定期对合同进行统计、分类和归档，详细登记合同的订立、履行和变更情况，实行对合同的全过程管理。对方单位提出变更、解除经济合同原则上不得同意，确因不可抗力因素要

变更、解除经济合同的，应在法律规定或合理期限内双方进行协商并统一意见后，才可变更或解除经济合同。与医院经济活动相关的合同应当同时提交财务部门作为账务处理依据。要关注合同违约金开什么发票以及怎样进行账务处理等问题。收到违约金计入营业外收入，未发生实际交易即违约，因无经营行为开具收据就可以；如果产生了经营交易必须开具发票，原合同已经履行的，就与货款发票开到一起。

（3）公立医院合同控制需要关注问题。①加强合同基本分类：即设备采购类、维修服务类、信息系统类、工程建设类、捐赠类、战略合作框架协议；②标注合同基本条款：即合同主体，标的描述，包装运输，交期地点，双方权利义务，付款方式，违约责任，不可抗力及免责，知识产权与保密，诉讼索赔，补充条款与附件，法人或授权人签字盖章等；③履行签约前主要流程：提出需求，市场调研、谈判协商、招投标、领导批示、内部沟通、多次议价、下达决议、正式签订；④质保金与质保期是密不可分的，不可以提前支付；⑤避免倒签合同（或补签合同），主要弊端是不能真实反映双方履行合同的情况，容易产生纠纷；⑥尽量不要约定自动续签，诉讼地尽量选择本地法院；⑦注意格式化免责及限制条款，详细阅读所有免责及限制条款、严格甄别霸王条款与软条款、保持严谨慎重的签约态度；⑧不签阴阳合同，也称为黑白合同，即当事人及政府备案机关持有两套不同内容的合同，备案合同是阳合同，当事人所持合同是阴合同。

四、医院经济管理内容

医院经济管理内容包括对医院的预算管理、资金管理、卫生耗材管理、药品管理、采购招标及合同管理、固定资产管理、收入管理、成本管理、支出管理、投资管理、物价管理、内部审计管理、医疗保险管理、绩效评价管理、财务报告与分析管理等经济运行环节进行规范化、流程化、工具化的系统设计。医院经济运行管理信息系统的解决方案，规范医院经济行为、提高医疗服务质量、保证行医安全、降低医疗成本、提高医院运营效率、促进医院健康发展。

第四节　现代公立医院（经济）制度架构

一、精准把握与科学运用经济政策法规

公立医院虽然是一个提供医疗卫生服务的事业组织，更是一个完整严密的经济组织。它从满足群众健康需求出发，运用资本技术服务等生产要素组织卫生服务生产，提供各项卫生服务。其生产、流通、供给的过程，就是一整套有机结合的卫生经济活动，

需要遵守国家的各项法律法规才能不至于跑偏，需要完善和落实各项财经管理制度才能实现科学管理。需执行《中华人民共和国会计法》《政府会计制度》《医院财务制度》等相关法律法规。财务机构设置合理、财务管理制度健全，人员配置合理，岗位职责明确，会计核算规范，三级公立医院实行总会计师制度。医院内部核心经济管理制度包括预算管理制度、财务收支制度、成本核算制度、内部控制（审计）制度、绩效管理制度、总会计师制度。按照《中华人民共和国预算法》和相关预算管理规定编制和执行预算，加强预算管理、监督和绩效考评；实行全成本核算管理，控制运行成本和医院债务规模，降低财务风险，优化投入产出比，提高医疗资源利用效率。落实《医疗机构内部价格行为管理规定》，全面落实医疗服务价格公示制度，提高收费透明度。完善医药收费复核制度，确保医药价格管理系统信息准确。规范新增医疗服务价格项目内部审核流程和申报程序。执行《中华人民共和国政府采购法》《中华人民共和国招标投标法》及政府采购相关规定，建立药品、耗材、设备、基建、货物、服务等采购制度和流程，加强集中采购管理。

二、建立健全医疗质量管理制度

院长是医院依法执业和医疗质量安全的第一责任人，落实医疗质量安全院、科两级责任制，建立医院、科室的质量管理责任体系。建立全员参与、覆盖临床诊疗服务全过程的医疗质量管理与控制工作制度。严格落实首诊负责、三级查房、分级护理、手术分级管理、抗菌药物分级管理、临床用血安全等医疗质量安全核心制度。严格执行医院感染管理制度、医疗质量内部公示制度等。加强重点科室、重点区域、重点环节、重点技术的质量安全管理，推进合理检查、用药和治疗。

院长负责制定医院质量与患者安全管理方案，定期专题研究医院质量和安全管理工作，科主任全面负责科室质量管理工作，履行科室质量管理第一责任人的管理职责。医院质量管理组织主要包括医院质量与安全管理委员会、各质量相关委员会、质量管理部门、各职能部门、科室质量与安全管理小组等。依据医院规模，设置独立的质量与安全管理部门，配置充足人力。医院质量管理组织架构及职能分工体现决策、控制与执行三个层次。院长是医院依法执业和医疗质量安全的第一责任人，落实医疗质量安全院、科两级责任制。建立全员参与、覆盖临床诊疗服务全过程的医疗质量管理与控制工作制度。

三、建立健全人力资源管理制度

贯彻与执行《中华人民共和国劳动法》等国家法律法规，完善职业安全防护与伤害的措施应急预案，处理与改进的制度，上岗前的职业安全防护教育。建立健全人员聘用管理、岗位管理、职称管理、执业医师管理、护理人员管理、收入分配管理等制度。人力资源配置符合医院功能任务和管理的需要。建立卫生专业技术人员资质的认定、聘用、考核、评价管理体系，完善专业技术档案。在岗位设置、收入分配、职称评定、管理使用等方面，对编制内外人员统筹考虑。

公立医院在核定的薪酬总量内进行自主分配，体现岗位差异，兼顾学科平衡，做到多劳多得、优绩优酬。按照有关规定，医院可以探索实行目标年薪制和协议薪酬。医务人员薪酬不得与药品、卫生材料、检查、化验等业务收入挂钩。

四、建立健全人才管理制度

现代公立医院要根据医院的功能任务、科室设置、学科梯队建设、重点专科发展方向引进培养使用人才。建立和完善学科梯队，培养高素质的学科梯队成员，逐步向省级、国家级梯队看齐，建立省级、国家级重点专科，提高医院的硬实力。落实住院医师规范化培训、专科医师规范化培训和继续医学教育制度，做好医学生培养工作。加强临床重点专科、学科建设，提升医院核心竞争力。城市医生在晋升职称到基层或对口帮扶机构工作不少于1年。

五、建立健全资产管理制度

国务院办公厅关于《建立现代医院管理制度的指导意见》提出，现代医院管理制度是中国特色基本医疗卫生制度的重要组成部分，要求健全医院财务资产管理制度，确保医院经济活动合法合规，提高资金资产使用效益。因此，加强公立医院国有资产管理就成为医院管理的重中之重。

1. 加强国有资产管理的制度建设

为了规范和加强国有资产管理，维护国有资产的安全完整，合理配置和有效利用国有资产，公立医院需要建立健全资产管理体制。国有资产是指公立医院占有和使用的，依法确认为国家所有，能以货币计量的资产和医院收入形成的资产，以及接受捐赠等形成的国有资产，包括流动资产、固定资产、无形资产和对外投资。医院的所有资产活动，都必须坚持资产管理与预算管理相结合的原则，以及与财务管理相结合的原则。

2. 合理进行国有资产的配置和使用

公立医院资产的配置，要符合国家有关法律、法规和规章制度规定的程序，履行相关手续，严格审批程序及流程。对长期闲置或低效运转的设备，需要由医院相关部门进行论证，找出原因，采取相应的改进措施，作为今后配置设备的经验性参考条件，使医院的有效资金发挥最大的效益。在年度预算编制前，医院资产管理部门会同财务部门对资产的存量进行认真审核，提出下一年的购置计划，减少不必要的积压浪费。医院购置属于政府采购范围内的资产，应当严格按照国家《政府采购法》的规定执行。对于购入的固定资产，必须严格执行出入库制度，建立健全购置、验收、保管、领用和使用等内部管理制度，特别关注科室领用的二级库管理，并将固定资产的购置与科室的绩效考核挂钩。要对固定资产进行定期清查，做到账账相符、账卡相符、账物相符。

3. 完善和加强固定资产报废制度与管理

只有符合以下条件的固定资产才能报废：使用年限超过折旧期限、功能丧失、完全失去使用价值，或不能使用并无法修复的固定资产；使用年限未满，但因缺乏配件无法修复使用的固定资产；设备技术落后、质量差、耗能高、效率低，已属淘汰且不适合继续使用，或技术指标已达不到使用要求的固定资产；城市规划或医院建设需要拆迁的房屋、设备；受自然灾害毁损无法修复使用的固定资产；盘亏、呆账及非正常损失的资产；已不能满足医院履行医疗服务功能需要的资产；依照国家有关规定需要进行资产处置的其他情形。

4. 严格固定资产处置审批程序

对符合固定资产报废条件的资产，由固定资产所属部门提出申请，填写固定资产报废申请表，特殊情况必须提供书面材料，交医院固定资产管理部门。固定资产管理部门对待报废资产进行技术鉴定，对国家规定的特殊设备，如压力容器、电梯等，还需国家相关的鉴定部门进行鉴定，提出鉴定意见，鉴定结果由固定资产管理部门主要负责人签署意见，并承担相应责任。经鉴定符合报废规定的固定资产，由固定资产所属部门和固定资产管理部门的医院分管领导分别签署意见后，报院长办公会或资产管理委员会，后两者同意报废的固定资产，由财务部门办理相关的处置手续。财政部门及主管部门批复同意后，财务部门及相关部门进行固定资产报废的账务处理和资产处理。

5. 加强固定资产非正常损失处理

各科室盘亏及非正常损失减少的固定资产，由固定资产管理部门和其他相关部门查明原因，出具鉴定，并对造成固定资产非正常损失的责任人提出处理意见，由医院按照规定权限逐级报批并追究相关负责人员责任。

6. 完善产权登记与重视产权纠纷业务处理

公立医院购置的固定资产，必须报经财政部门办理产权登记。公立医院与其他国有单位之间发生国有资产产权纠纷的，由当事人协商解决，协商不能解决的，可以向同级或者共同一级财政部门申请调解或者裁定，必要时报有管辖权的人民政府处理。公立医院与非国有单位或者个人之间发生产权纠纷的，医院应提出拟处理意见，经主管部门审核并报同级财政部门批准后，与对方当事人协商解决，协商不能解决的，依照司法程序处理。总之，推动现代公立医院管理规范化、精细化、科学化，基本建立权责清晰、管理科学、治理完善、运行高效、监督有力的现代医院管理制度，是医改规划的重要战略目标。

六、建立健全科研管理制度

建立科研工作管理制度，制定鼓励医务人员参与科研工作的制度和办法，并提供适当的经费、条件与设施。承担各级各类科研项目，获得院内外经费，开展临床与基础相结合的研究工作，并取得成效。医院有将研究成果转化实践应用的激励政策，并取得成效。加强临床医学研究，加快诊疗技术创新突破和应用，大力开展适宜技术推广普及，加强和规范药物临床试验研究，提高医疗技术水平。鼓励医务人员参与科研工作的制度和办法，并提供适当的经费、条件与设施。鼓励医务人员参与科研工作的具体措施，有科研经费支持及相应的科研条件与设施。有专门部门和人员对医务人员参与科研工作进行管理。

 七、建立健全绩效管理制度

将政府、举办主体对医院的绩效考核落实到科室和医务人员，对不同岗位、不同职级医务人员实行分类考核。建立健全绩效考核指标体系，将考核结果与医务人员岗位聘用、职称晋升、个人薪酬挂钩。严禁给医务人员设定创收指标。

 八、建立健全后勤管理制度

建立完备的后勤保障管理组织、规章制度与人员岗位职责。后勤保障服务坚持以患者为中心，满足医疗服务提供过程中的供水供电供气以及物资保障，满足职工服务需求。强化医院发展建设规划编制和项目前期论证，落实基本建设项目法人责任制、招标投标制、合同管理制、工程监理制、质量责任终身制等。建立采购、使用、维护、保养管理制度。探索医院"后勤一站式"服务模式，推进医院后勤服务社会化。

九、建立健全信息管理制度

（1）现代公立医院应建立以院长为核心的医院信息化建设领导小组，医院设立信息管理的专职机构信息办，建立各部门间的组织协调机制，制定信息化发展规划，建立健全信息化管理制度。

（2）强化医院信息系统标准化和规范化建设，建立数字化医院。

（3）医院信息系统能够连续、系统、准确地采集、存储、传递、处理相关信息，为医院管理、临床医疗和服务提供包括决策支持在内的技术支撑。

（4）医院信息系统各子系统之间通过集成实现信息的交互与共享。符合国家及卫健委相关的卫生信息标准和规范。按照政府的要求，支持卫生信息的区域共享和交换。

（5）实施国家信息安全等级保护制度，实行信息系统操作权限分级管理，保障网络信息安全，保护患者隐私。推动系统运行维护的规范化管理，落实突发事件响应机制，保证业务的连续性。

（6）有针对信息化的资金和人力资源保障。信息专业技术人员的能力和梯队，应与医院信息系统规划、建设、维护和管理的需求相匹配。

（7）根据临床、教学、科研和管理的需要，有计划、有重点地收集国内外各种医学及相关学科的文献，开展多层次多种方式的读者服务工作，提高信息资源的利用率。

 ## 十、加强医院文化建设

树立正确的办院理念，弘扬"敬佑生命、救死扶伤、甘于奉献、大爱无疆"的职业精神。尊重医学科学规律，遵守医学伦理道德，遵循临床诊疗技术规范，为人民群众提供安全、适宜、优质、高效的医疗卫生服务。持续改善医疗服务，推行分时段预约诊疗和检查检验集中预约服务，开展诊间（床旁）结算、检查检验结果互认等服务。加强患者隐私保护，开展公益慈善和社工、志愿者服务，建设老年友善医院。加大健康教育和宣传力度，做好医患沟通交流，增进理解与信任，为构建和谐医患关系营造良好社会氛围。

参考文献：

［1］《国务院办公厅关于推动公立医院高质量发展的意见》。

［2］《国家卫生健康委办公厅关于印发公立医院章程范本的通知》。

［3］杨建庄，闫梅．公立医院法人治理结构改革试点效果与对策分析［J］.中国医院管理，2014，34（9）：15－18.

［4］《国家卫生健康委关于印发进一步加强卫生健康行业内部审计工作若干意见的通知》。

第二章 现代公立医院经济运行机制

摘要：什么是医院运营机制？什么是医院经济运营机制？医院经济运营工作的组织管理与工作内容是什么？经济运行机制还是要从两个大方面进行着手建立，一方面是厘清和处理好举办主体的举办投入、运营中的公益性与福利性让渡部分的补偿以及医院需要扩大规模与提升能力的追加投入或中央项目补助投入。外部因素对现代公立医院的经济影响，这是决定医院经济补偿政策的确定和落实两个方面问题，确定比补偿标准还重要，就是确定运营规则，达成共识，然后才是经济补偿的落实问题；另一方面是医院运营过程中的内部管理经济运行机制。是与管理体制相对应的运营各环节工作规制的细化和组织落实，确保政策法规落实，规章制度完善，流程合理，内控、预算、核算、成本、效益、管理科学。经济运行机制的内外统筹、均衡协调才能保证医院这个经济组织遵循价值规律、竞争规律和供求规律，才能促进其健康发展，为医院卫生服务生产和供应提供支持。正确处理好这个问题，就是解决政府与公立医院之间多年梳理不清的经济关系的关键。也是落实"产权清晰、权责明确、政事分开、管理科学、运营高效"的有力保障。

第一节 现代公立医院经济工作概况

 一、现代公立医院运行机制

医院运行机制是相对于管理体制而言的概念范畴，是在体制框架下的具体措施延伸和细化，是指为实现医院整体发展目标，配合医院管理体制实施，从微观角度处理院内外经营关系，确保医院运营平稳健康可持续发展，对医疗业务拓展、质量控制、人事分配、经济运行、绩效考核、市场竞争等所采取的一系列经营规制与措施实施体系的总称。按照经营关系的内容和性质，主要分为由医院适应市场经济环境所形成的市场经营机制和内部经营环节所形成的内部经营机制，包括资源配置机制、经济补偿机制、经营竞争机制、分配激励机制、内部控制机制、绩效考核机制等。

国务院已经把推进公立医院高质量发展列为医改重点,并把健全运营管理体系列入重要内容。"全面落实基本医疗卫生与健康促进法等法律法规,为提升医院治理能力和水平提供法治保障。整合医疗、教学、科研等业务系统和人、财、物等资源系统,建立医院运营管理决策支持系统,推动医院运营管理的科学化、规范化、精细化。以大数据方法建立病种组合标准体系,形成疾病严重程度与资源消耗在每一个病组的量化治疗标准、药品标准和耗材标准等,对医院病例组合指数(CMI)、成本产出、医生绩效等进行监测评价,引导医院回归功能定位,提高效率、节约费用,减轻患者就医负担"。

二、现代公立医院经济运行机制含义

现代公立医院经济运行机制含义是指为实现医院的经营目标,搭建医疗服务供给过程的经济保障平台,支持医院管理体制和其他运行机制得以实施而围绕经济活动采取的相应管理措施。包括落实经济政策、制订经济规则、设置经济管理机构、规范经济管理程序、实施具体办法等一系列运行机制。医院体系运行过程中各构成要素之间相互关联、相互制约所形成的经济关系及经济功能。医院经济运行重点环节包括优化资源配置、科学制定预算、合理组织收入、严格控制成本、强化内部控制、实行全成本核算、加强资产管理、严格绩效考核。

三、目前公立医院经济运行机制中存在的问题

1. 财经工作的领导组织不健全,发挥作用不够

医院的整个经济工作是一盘棋,经济管理贯穿医疗业务全链条各环节,经济运行机制一环扣一环,哪个链条出现薄弱环节都会影响整体经济工作。现在公立医院财经工作管理组织都是按分级管理评审、资质验收等各项检查要求设立的,各医院财经组织设置的口径不一致(具体内容见医院经济委员会),人员配备不到位,工作开展不多,处于形式化状态,没有在关键环节发挥经济与业务融合作用,专业技术科学论证作用,智囊参谋建议作用,综合协调与监督管理作用。这与医院的最高决策者——财经委员会主任以及总会计师副主任对该项工作的重视程度不够有关。

2. 财经工作的职能管理机构统筹协调不够

医院除财务部门、审计部门、技经核算部门外,还有统计、总务、供应、设备、医保等职能经济管理部门。由于各部门业务隶属于不同的副院长分管,在财经管理链条上经常出现脱节现象,闭环不到位,容易出现漏洞,造成损失。按照经济管理这条专线,总会计师应该发挥领导作用,做好经济工作统筹。财务部门做好经济管理牵头部门的协调,确保经济管理环环相扣,闭环到位。

3. 重要财经工作事项管理存在差距

(1)内部控制制度不完善,执行不到位。内控制度没有全覆盖,重要环节不完善。

如大型设备使用和检验项目的跑费漏收的控制措施，医疗收费的减免程序办法，科室核算分配环节的数字核对控制，各业务科室的耗材消耗与收入或工作量的比对核实，行政管理和后勤物资消耗的控制办法，物资招标采购环节公开公平公正程度，合同签订过程的重要标的把关程序等存在诸多短板弱项。

（2）资产管理不到位。固定资产，低值易耗品不能做到定期盘点，不能确保账账相符、账实相符。固定资产报废、拆除很多是先处理后办评估和财务手续，有的手续长时间不能办理。材料的请领，特别是卫生材料的请领消耗存在严重浪费现象，隐患漏洞较多。

（3）大型设备、卫生耗材的采购论证、招标程序存在隐患，公开公平公正落实不到位。

（4）资金的核算与管理不到位，活期存款较多，贷款管理不善，各种应收账款的清理不及时，医保资金回收慢，账务多长时间核对不上，资金的有效利用不足等。

（5）医院的基建维修，招标采购与现场管理，程序不规范，决算审计等把关不严。

（6）业务收入跑费漏收严重，随意减免、高值低收、跑费漏收等；同时还存在高收费、乱收费，损害患者利益、影响医院形象的行为等。

4. 资源配置的有效性不足，损失浪费严重

从宏观角度，公立医院在战略规划、学科建设、基本建设、设备购置、人力资源配置上经常缺乏有效论证，与国家政策存在矛盾。从微观角度，医院执行全成本核算不够，在人力资源配置上存在严重浪费，任务分配不足，因人设岗现象时有发生。在资产占用上核算不到位、浪费较多。不该更新的更新了，不该报废的报废了，存在公产私用，随意借出等现象。

 四、现代公立医院经济运行机制主要内容

现代公立医院的经济运行机制按照统筹分类，推动医院各业务环节运营规范、科学合理，相互支撑，相互制约的一系列运营规制。主要包括配置机制、预算机制、筹资机制、核算机制、内控（监督）机制、考核机制、分配机制等。

1. 配置机制

即医院卫生资源的配置原则、办法与要求。医院应该按照医院自身的发展建设需求，结合地方卫生行政部门的区域卫生规划政策来决定投资方向和投资规模。要与当地的经济发展相协调，因地制宜，量力而行，与区域内经济社会发展水平相适应，与人民群众的实际健康需求相协调。坚持保障重点原则、全行业管理原则、成本效益原则。全行业管理就是从整个地区来看，无论是什么角度办的医院，都要统筹协调关键资源的配置。属地卫生行政部门是卫生资源配置的主管部门。成本效益原则，就是配置的卫生资源在优先考虑社会效益的前提下，必须充分考虑经济效益，不能有投入没有回报，或产出小于投入。具体要求是，项目设置符合政策要求，必须有可行性论证，必须讨论研究，必须先申请申报，经上级卫生行政部门批准后医院才能组织实施。

资源配置不仅包括医院的设置规模审批，规划医院的建筑规模、床位设置数量、诊疗范围、职工总数、卫生技术人员数量与结构。还包括大型医疗设备的配置，除地方卫生部门审批外，省卫生行政部门还要批准，甲类大型医疗设备还要由国家卫生行政部门批准。不按规划设置审批，会给医院带来一系列严重后果，纠正过程中会造成很大经济损失，相关领导还要承担相应的法律责任。

国务院在推进公立医院高质量发展意见中对资源配置原则是："坚持以人民健康为中心，加强公立医院主体地位，坚持政府主导、公益性主导、公立医院主导，坚持医防融合、平急结合、中西医并重，以建立健全现代医院管理制度为目标，强化体系创新、技术创新、模式创新、管理创新，加快优质医疗资源扩容和区域均衡布局，力争通过 5 年努力，公立医院发展方式从规模扩张转向提质增效，运行模式从粗放管理转向精细化管理，资源配置从注重物质要素转向更加注重人才技术要素，为更好提供优质高效医疗卫生服务、防范化解重大疫情和突发公共卫生风险、建设健康中国提供有力支撑。"

2. 预算机制

在资源配置得到批准通过后，医院的所有经济工作预算是第一位的，预算是科学组织经济工作的前提，实行全面预算管理，是实现医院年度经营目标的保证。预算要依据医院年度经营目标制定。医院严格预算管理是落实《预算法》的要求，是充分论证的过程，是科学决策程序，是确保项目资金来源，防止债务超标的关键。公立医院要按照《预算法》和财政部门、主管部门关于预算管理的有关规定，科学合理编制预算，严格执行预算，加强预算管理、监督和绩效考评。"以医院战略发展规划和年度计划目标为依据，实行全口径、全过程、全员性、全方位预算管理，贯穿预算编制、审批、执行、监控、调整、决算、分析、考核等各环节。从数量、质量、实效、成本、效益等方面实施预算绩效管理，强化预算约束，促进资源有效分配和使用。定期公开医院相关财务信息，主动接受社会监督。"

医院预算工作在医院财经工作领导小组领导下，由医院院长负责，总会计师指导财务部门组织，医院各相应科室参与共同制定，班子会研究，职代会讨论，党委会批准，财经小组监督执行。目前公立医院普遍对预算重视不够，与业务工作结合不紧密。编制、批准和执行过程走形式。缺乏对经营工作的引导约束，对规范经营行为，严格控制成本，节约资金发挥的作用不够。

3. 筹资机制

筹资机制指公立医院依据什么政策，采取什么方式，科学合理筹集医院运营过程中所需要的各类经营资金。医院党委书记、院长和总会计师，作为医院经济工作的决策者，应该明确医院筹资的重要性，筹资的主要渠道和重点内容。其中隐含的政策问题是必须明确掌握的，也是重点内容。医院决策者应重点把握好三方面的政策问题。

一是应明晰政府财政补助政策。包括政府举办医院或项目的投资补助政策，基本建设和大型设备专项补助政策，医院实行公益性医疗服务收费低于成本部分的公益性补助政策，即地方财政对医院经常性的差额预算补助部分。

二是确定决定医院收入水平的医疗服务收费标准的政策。医疗服务成本与价格之间的三种关系表现为：营利价格 = 成本 + 利润，公益价格 = 成本，福利价格 = 成本 − 让渡（补贴）。公立医院执行的是第三种福利价格。财政的经常性差额补助部分就是福利价格向患者做出的成本让渡部分。医疗服务成本是服务价格形成的基础依据。影响医院收益的原因有多种，首先价格是主要原因。当价格高于成本时自然形成收益空间。公立医院应积极争取根据成本的变化实行动态调整收费价格政策。同时，医院开展填补本地市场需求空白的新医疗技术项目，技术附加值高的项目增加，是增加收益的另一主要原因。

三是医保支付政策的科学合理。患者在医保定点医院住院治疗，出院时患者仅支付自费部分，医院垫付大部分医保基金应支付的医药费部分。医保政策影响医院收益的因素包括新调整的医疗收费价格能否及时纳入医保结算范畴予以承认并及时跟进；医保的结算方式是按病种结算还是按病例组合结算，也会有很大的影响。再就是医保经费的结算是预付制还是后付制，能否及时结算不拖欠等，都是对医院资金结算额度资金回笼有很大影响的因素。以上三类政策问题是医院决策者应重点关注的问题。

国务院对深化医保支付方式改革政策是："推行以按病种付费为主的多元复合式医保支付方式，开展按疾病诊断相关分组付费国家试点，开展区域点数法总额预算和按病种分值付费试点，探索按床日付费、门诊按人头付费。探索对紧密型医疗联合体实行总额付费，加强监督考核，结余留用、合理超支分担。科学制定医保总额预算，合理确定、动态调整按病种、按床日、按人头等的付费标准。规范医保协议管理，明确结算时限，细化结算规则，确保基金及时足额拨付。指导推动公立医院积极参与国家组织药品和医用耗材集中采购使用改革，落实医保资金结余留用政策。鼓励各地探索符合中医药特点的医保支付方式。"

医院的资金来源及筹资渠道主要有：

（1）财政补助。主要包括国家和上级主管部门拨给医院的举办投资，基本建设和大型设备购置专项补助经费，承担的指令性公益任务补助；地方财政的经常性业务补助，包括按业务服务比例补助，更多的是按编制内人员以保险方式给予补贴，也有按编制床位进行补贴。

（2）业务收入。医疗收入，医院为患者提供医疗服务（不含药品）而获得的货币收入。它是医院主要的资金来源，既是医院业务经营成果的货币表现，也是一项反映医疗业务经营成果的财务指标。包括挂号收入、床位收入、诊察收入、检查收入、治疗收入、护理收入、康复治疗收入和其他收入。

（3）其他收入，医院收取的不属于医疗业务的其他各项杂项收入，如进修费、固定资产变价收入、救护车收入、废品变价收入等。

（4）借入资金。①银行贷款；②药品器械卫材赊欠等；③拖欠职工的工资福利待遇；④拖欠应上交人社部门的社会保障费等。

（5）融资业务等。

（6）医联体合作经营资金。医院经营水平的高低取决于医院管理体制合理，运行机制灵活，防止跑费漏收，增收节支都是增加收益的主要因素。同时，医院不能一方面存款流水管理不好，另一方面还大量贷款，银行贷款的借入资金选择方式不合理等都会影响收益。

4. 核算机制

核算机制就是按照《医院财务制度》和《医院会计制度》要求，以财务部门为统领，各职能科室分别组织医院的各项经济核算工作。具体内容包括：

（1）财务收支核算。总体由财务部门组织，医保收入部分由医保科辅助核算。财务部门组织医院的各项收入和各项支出核算。医保科对医保患者医院垫付的医保资金进行辅助核算，确保医院垫付部分与医保部门信息核对准确无误。

（2）成本核算。包括医院成本核算、科室成本核算、项目成本核算、病种成本核算。除科室成本核算由技经办核算外，其他各项由财务部门组织核算。部分医院由财务分支机构物价科组织项目成本和病种成本核算，参与全国医疗服务成本项目测算工作。

（3）医院物资核算。包括货币资金、无形资产、固定资产、低值易耗品、卫生材料、其他材料、存货等医院的全部资产核算。分别由医院相关职能科室核算，财务专业会计分设在各职能科室，由财务部门统一专业管理。医院的各项核算工作应及时、准确、真实、完整，确保医院的账目清晰，经营信息真实、准确，决策依据充分，财产物质账实相符，安全完整。

5. 内控机制

（1）内控机制。医院内控机制是指在坚持公益性原则的前提下，为了实现合法合规、风险可控、优质高效和可持续发展的运营目标，医院内部建立的一种相互制约、相互监督的业务组织形式和职责分工制度。是通过制定制度、实施措施和执行程序，对经济活动及相关业务活动的运营风险进行有效防范和管控的一系列方法和手段的总称。

（2）组织领导。医院党委在医院内部控制建设中发挥领导作用。医院应当设立内部控制领导小组，院长是内部控制建设的首要责任人，对内部控制的建立健全和有效实施负责；医院领导班子其他成员要抓好各自分管领域的内部控制建设工作。

（3）组织职责。建立健全内部控制建设组织体系，审议内部控制组织机构设置及其职责。审议内部控制规章制度、建设方案、工作计划、工作报告等。组织内部控制文化培育，推动内部控制建设常态化。领导小组每年至少召开一次会议，研究本单位内部控制管理工作。常态化监督与及时研究处理风险点存在的风险问题。

（4）内控机构。医院由内部审计部门牵头，财务部门、纪检部门配合，负责本单位风险评估和内部控制评价工作，制定相关制度。围绕本单位事业发展规划、年度工作计划等制订内部控制工作计划。组织开展风险评估，制定内部控制评价方案并实施，编写评价报告等。医院的财务部门在运行环节通过流程设计做好运行过程中的控制做好防范。审计部门在事前事中事后三个维度进行不同角度的控制。纪检部门对关键事项，苗头性问题以及群众反映和举报的问题予以介入。相关科室齐抓共管共同把好内控制度建设和落实关。

（5）内控目标。主要包括保证医院经济活动合法合规、资产安全和使用有效、财务信息真实完整，有效防范舞弊和预防腐败、提高资源配置和使用效益。

（6）内控制度建设主要内容。医院内控制度的核心内容包括，单位决策机制，内部管理机构设置及职责分工，决策和执行的制衡机制，内部管理制度的健全，关键岗位管理和信息化建设等。按照分事行权、分岗设权、分级授权的原则，在职责分工、业务流程、关键岗位等方面规范授权和审批程序，确保不相容岗位相互分离、相互制约、相互监督，规范内部权力运行，建立责任追究制度。

医院内部控制制度防范的主要风险点是："以业务管理和经济管理的重大风险、重大事件、重要流程为重点，开展风险评估和内部控制评价，强化内部授权审批控制、预算控制、资产控制、会计控制、政府采购控制、信息公开控制等，防范财务风险、业务风险、法律风险和廉政风险。强化成本消耗关键环节的流程管理，降低万元收入能耗支出。推广医院后勤'一站式'服务。"

6. 考核机制

全面推进绩效考核机制是推进公立医院提质增效，实现高质量发展的重要举措和最有效手段。绩效考核机制要以信息化手段为基础，医院的每一项工作全部即时进入医院管理信息系统和业务信息系统，考核系统与管理系统和业务系统无障碍对接。在全面理顺管理体制与其他运行机制的情况下，医院的发展目标明确，工作规划详细，制度健全，部门和人员的职责清晰，为实施考核机制奠定基础。考核要有依据，考核要有方案，考核方案要有明确的领导组织，考核机构，考核成员，考核标准，考核办法。考核的结果使用是关键，要严格与奖惩挂钩。对考核不称职的机构和人员要惩罚，对优秀的机构和人员要奖励。考核结果与个人薪酬变动、职称兑现、岗位调整、职务晋升挂钩。

考核的原则和标准、办法，国务院、国家卫健委、人社部都出台了一系列政策。如《国务院办公厅关于加强三级公立医院绩效考核工作的意见》《国家三级公立中医医院绩效考核操作手册（2022版）》等，都是我们建立考核机制，制定考核方案与抓好落实的重要指南。

国务院在推进公立医院高质量发展意见中对健全绩效评价机制的意见是："坚持和强化公益性导向，全面开展公立医院绩效考核，持续优化绩效考核指标体系，重点考核医疗质量、运营效率、持续发展、满意度评价等。改革公立医院内部绩效考核办法，以聘用合同为依据，以岗位职责完成情况为重点，将考核结果与薪酬分配挂钩。完善城市医疗集团和县域医共体绩效考核制度，促进资源下沉，提高基层服务能力和居民健康水平。"

7. 分配机制

分配机制就是采取一系列措施，通过对医务人员薪酬与分配制度改革，充分调动全体医务人员积极性、创造性、激发医务人员潜能，提升医院核心竞争力的一系列措施。

（1）作用和意义。公立医院薪酬制度改革是公立医院改革的堡垒部分，是保障公立医院坚持公益性、提高运行效率、提高核心竞争力、推动医院高质量发展的决定性因素。公立医院职工的工资结构一直是按照事业单位工资体系运转的，是计划经济分配制度的延续。由于医院提供的卫生服务具有产品的属性，医院的经营具有企业化的特点，医院就是一个具有企业化性质的事业单位。

医院是具有一定福利性的公益事业单位，其经营环节与企业的生产环节基本相同，最大的区别就是生产（医疗服务）过程中医务人员的技术含量高低，即活劳动的转化方式与程度比较特殊。分配制度就是应该在传统的分配基础上充分尊重医务人员的劳务技术价值，这是与患者所获得的医疗质量高低甚至生命质量为代价挂钩的。薪酬制度改革不仅是为了打破大锅饭，体现多劳多得的问题，也是体现医务人员劳务技术价值，尊重技术、尊重人才，留住人才的需要。更是提高医院科研水平、专科建设、核心竞争力的需要。

（2）分配机制调整原则。国务院推进公立医院高质量发展意见中明确改革薪酬分配制度的原则是："允许医疗卫生机构突破现行事业单位工资调控水平，允许医疗服务收入扣除成本并按规定提取各项基金后主要用于人员奖励。合理确定、动态调整公立医院薪酬水平，合理确定人员支出占公立医院业务支出的比例。建立主要体现岗位职责和知识价值的薪酬体系，实行以岗定责、以岗定薪、责薪相适、考核兑现。在核定的薪酬总量内，公立医院可采取多种方式自主分配。医院可自主设立体现医疗行业特点、劳动特点和岗位价值的薪酬项目，充分发挥各项目的保障和激励作用，更加注重发挥薪酬制度的保障功能。鼓励对主要负责人实行年薪制。"

（3）薪酬改革内容。

①明确公立医院薪酬总量核定办法。相关部门对医院核定的薪酬总额计划主要与全年业务量、与业务支出结构、与床位使用率、与医疗服务质效，与医保基金结余目标完

成情况等经营维度挂钩。医院工资总额由财政局、人力资源和社会保障局根据考核结果进行核准，医院不得突破核定的工资总额。院长必须在核定额度内自主分配，不得亏损兑现。

②实行全员岗位职责目标年薪制。实现目标年薪全员覆盖，并实行同工同酬，突破人事编制与聘用的界限。根据岗位职责、技术含量、风险程度、贡献率等挂钩。采取基础加绩效，完成基本任务发基础工资，增加工作量与考核效果确定绩效。院内人员年薪以工分制计算，即年薪计算由基础工分、工作量工分和奖惩工分三部分组成。医师年薪按照城镇在岗职工平均工资水平的2~3倍来确定，并动态调整。

③书记（院长）年薪制、总会计师年薪制，年薪由同级财政负担，切断书记（院长）、总会计师与医院之间的利益联系。书记（院长）代表政府履行医院管理责任，总会计师对医院财务、成本、预算管理和会计核算、监督。同时，明确书记（院长）考核得分与总会计师考核得分互为挂钩。

④明确分配比例。严格规定工资总额的分配结构，医生（技师、临床药师）、护理和行政后勤管理团队的分配分别占工资总额的50%、40%、10%。

⑤规定最高薪酬比例。明确把握好医师、护士和行政后勤人员的最高年薪比例，护士应在医师的70%以内，行政后勤人员应在医师的50%以内，突出贡献医务人员个人最高奖励不得突破规定目标年薪的1倍。年度薪酬发放情况进行院内公示，体现公平公正透明，防止暗箱操作，充分调动医务人员积极性。薪酬改革内容参考三明市的做法，各医院可根据实际情况与人社、财政部门商量确定。

（4）分配机制落实。薪酬制度改革要在医院党委领导下，建立薪酬制度改革领导小组。由医院人事部门具体组织实施。

①梳理政策，制定方案。公立医院薪酬制度改革是一项系统工程，既有外部政策的约束，也有内部部分职工不愿打破大锅饭的固守。必须政策依据充分，制定详细的改革方案。既要考虑大多数专业技术人员核心利益，也要兼顾管理层，后勤保障人员各方利益。

②讨论决策，沟通审批。薪酬制度改革方案医院内部要在医院核心管理层统一思想，在不同层面，不同类别人员中广泛征求意见。经医院班子会研究、职代会讨论、党委会决策。外部与卫健部门、人社部门、财政部门反复沟通，申请审批，批准后启动。

③整体推进，循序渐进。按照既定目标与分配原则，整体铺开，循序渐进，科学调整，逐步到位。

④薪酬分配要与绩效考核结果紧密挂钩，使考核分配相互促进，推动医院运营管理进入良性循环。

8. 经济运行机制的作用

经济运行机制对医院的发展具有举足轻重的保障作用。现代公立医院经济运行机制是由一套完整的有机链条组装成的。经济运行机制的完整统一，环环相扣，相互协调，相互制约，共同促进，推动医院整个经济工作有条不紊，服务医疗工作健康发展。而运行机制的各项重要组成部分，又分别从各自角度维护医院经济利益，促进医院经济发展。经济运行机制对医院的发展具有传递信息功能、刺激（或激励）功能、结构调整功能。优化管理模式，创新管理方法和手段。

充分运用信息化管理手段、持续改进内部绩效考核和成本管理办法，不断优化医疗服务流程，提高服务效率，现代公立医院不断探索完善经济运行机制，通过健全的经济组织协调机制，建立起稳固的经济管理平台；通过治理结构和议事规则机制，保障经济决策符合政策法规；通过资源配置机制、预算调节机制、筹资机制、核算机制、内部控制机制、绩效考核机制、分配机制等一系列行之有效的措施推动整个经济工作高效运行。

第二节　现代公立医院经济工作领导组织

 一、健全医院财经工作领导组织

1. 医院管理委员会

医院管理委员会是事关医院经常性重大业务事项，法律规章要求设立，兼顾发挥最高领导力与权威专业技术、学术性理念得到采纳，跨部门的虚拟管理组织。负责医院磋商事宜、协调工作、交流信息、制订计划等非程序性决策，在工作需要时开展工作。委员们隶属于医院的业务组织，在需要的情况下召集到一起，就专项议程开展研讨、协商和决策工作。医院管理委员会根据医院的规模和业务需要设立，包括医院伦理委员会、医院财经管理委员会、医疗质量管理委员会、药品采购委员会、医院设备管理委员会、病案质量管理委员会、临床输血管理委员会、医院感染管理委员会及医院药事管理委员会等。

2. 医院经济管理委员会

为推进医院重大投资项目、重大经济事项、大额资金使用等经济工作高效运营，科学、民主、集体、廉洁决策，完善重大经济事项决策制度，根据相关财经管理法规政策，最大限度规避财务风险，确保经济活动决策有序进行，医院设立经济管理委员会。该委员会是负责指导和监督医院财经管理制度执行情况的决策咨询机构。财经管理委员会根据需要下设资源配置、预算管理、成本核算、内控制度、资产管理、绩效考核、薪酬分配等管理小组。

（1）经济管理委员会结构。委员会设主任委员1名，副主任委员2~3名，委员若干名。主任委员由院长担任，副主任委员由总会计师（财务总监）或分管财务副院长

（未设总会计师、财务总监）等成员担任，委员由财务、审计、临床、医技、药事、人力资源、医保、后勤保障等部门科室主任担任。委员任期3年，可以连任。由财务、医疗、人力资源管理等部门推荐。经过充分酝酿，形成合理专业配置与年龄梯次，报医院院长办公会批准。

（2）人员资质。①热心医院经济委员会工作，实事求是，公道正派，努力学习进取，善于团结和联系本院各类专业技术与管理人员；②副主委熟悉国家卫生健康系统有关财经法律法规、规章制度，作风严谨，业务素质高、能力强，是本院总会计师或财经副院长、财经专业学科带头人。其他成员应掌握一定的财经政策法规和基础知识，熟悉并负责本部门（科室）经济管理工作，能对医院经济管理工作建言献策、发挥重要作用；③身体健康，坚持日常工作，能够积极完成本委员会交办各项任务；④专业技术人员具有副高级以上专业技术职务。

二、经济管理委员会的职责与工作

1. 经济管理委员会职责

（1）根据医院建设发展规划，指导监督与推进全院经济管理工作。为院长办公会、职代会、党委会及时反馈重要经济信息，提供经济管理和财务决策咨询意见；

（2）按照医院发展以及全面预算管理要求，建立全面预算管理体系，审核医院建设发展规划有关经济运营规划、年度预算方案、预算调整方案、预算考核办法等。协调解决预算管理过程中出现的重大问题；

（3）建立健全成本核算管理体系，加强医院成本核算，对医院经济核算，分配等经济活动进行指导、监督、考核、分析。提升医院财务管理水平，促进医院取得最佳社会效益和经济效益；

（4）参与论证、审核医院基本建设、大型设备购置需求及效益分析评估的可行性研究，对合理配置人、财、物资源提出意见建议，为医院决策层提供咨询论证报告；

（5）研究论证医院重大筹资、投资决策方案，医院有关经济管理重要事项提供解决方案；

（6）按季度听取经济和财务运行、成本分析、绩效管理、预算执行情况汇报，分析判断经济运行数据，完善经济管理措施，监控年度预算执行进度，督导认真执行预算。

2. 工作运行

（1）常设办公地点。经济管理委员会办公室设在财务管理部门。常务工作。负责委员会日常工作，承办会议决定，监督各项财经工作制度落实、重大经济事项执行程序与效果，处理日常事务；

（2）定期例会。医院经济管理委员会每季度至少召开一次会议研究财经工作，工作会议需要经主任委员同意，适时组织召开；

（3）确定事项。会议研究、审核、咨询医院年度预算、决算事项，经济运行重大事项，建立与完善各项财经制度等；

（4）充分准备。会前由该委员会秘书对须讨论议题向各位委员征求意见，整理汇报上一次会议决策执行情况；

（5）确保人数。需 2/3（含）以上委员出席，决议要经到会委员 2/3（含）以上同意方为有效。

3. 委员权利与义务

（1）委员权利。独立履行职责并对委员会负责，不受任何单位和个人干涉；对医院经济与财经管理问题进行监督评议，提出意见建议；参加会议，发表意见，参与讨论和表决。因故不能参加会议，可采取书面形式发表意见，参加表决；

（2）委员义务。按时参加会议，本着认真负责、科学公正态度参与议题讨论和决议表决；对有关议题和决议保守秘密，不得泄露涉及保密重要事项；与委员会讨论议题有直接利害关系，主动向主任委员申明并回避；不得接受相关利益单位和个人馈赠以及非工作接触；向委员会举报任何单位和个人不公正、不廉洁行为；收集经济管理信息，征集意见建议，整理后提交委员会参考；学习有关法规和知识，参加有关培训，提高经济管理水平和能力；委员应积极宣传并带头落实经管会各项决议。

三、经济管理委员会下设小组工作

财经管理委员会根据需要下设资源配置、预算管理、成本核算、内控制度、资产管理、绩效考核、薪酬分配等管理小组。各小组由相应副主任兼任组长，各部门和相应专业权威人员组成，负责细化委员会相应领域经济工作的运行。

四、充分发挥财经管理委员会的作用

医院应充分发挥医院财经管理委员会的作用，要把虚拟组织的工作做实，而不是形式化，应付上级检查。一是确保政府和卫健部门的各项财经政策法规在医院全面准确落实，不跑偏。二是因财经管理委员会主任和副主任由医院主要领导和总会计师及相应领域领导担任，相关职能部门负责人及权威专业人员参与，确保经济工作的领导力与权威专业技术性的有机结合，充分听取相关部门与专家的意见，为科学决策奠定基础。三是医院在实行预算管理的基础上，对于重大财经问题，由财经管理委员会充分论证、集体讨论，民主决定。医院正常经营支出由医院领导班子研究决定，职责清晰，权责明确，科学管理。

第三节　现代公立医院重要经济工作的推进

 一、全面实施总会计师制度

1. 总会计师制度的重要性

公立医院财务制度、医院分级管理评审办法、公立医院绩效评价意见等制度中都明确了医院设置总会计师的要求。目前部分二级以上医院没有设置总会计师，医院的重大经济工作研究与决策时财经人员没有话语权。同时，医院的经济管理部门各自为政，不能形成一盘棋，统筹管理。医院的财务、总务、供应、设备、核算、审计、医保等部门经济管理各自为政，只能从各自分工、不同角度分别对人财物进行管理，不能统一协调，协同把关，影响管理效率。财经管理权限分散，财务制度执行不到位。财务管理归财务科，成本核算归经济核算办，业务发生在职能科室与业务科室，专业会计及人事关系归各职能科室，财务科不想多管各专业会计，全院财经工作不协调。医院的物资采购、入库、请领、消耗不规范，财经制度不严，导致收支不配比，影响科室真实效益。

总会计师在医院的职责主要体现在，协助院长完成医院的总体经营目标的制定；督促和监督财务部门履行职责；协调各部门认真执行医院各项财经制度；参与医院重大经济事项的分析、建议和决策。医院经济管理的复杂性决定医院实行总会计师制度刻不容缓。

2. 总会计师制度含义

（1）总会计师是组织领导本单位的财务管理、成本管理、预算管理、会计核算和会计监督等方面的工作，参与本单位重要经济问题分析和决策的单位行政领导人员，总会计师协助单位主要行政领导人员抓经济工作，直接对单位主要行政领导人负责。所以总会计师不是一种专业技术职务，也不是会计机构的负责人或会计主管人员，而是一种行政职务。

（2）总会计师的地位。事业单位和业务主管部门的总会计师依照干部管理权限任命或者聘任；免职或者解聘程序与任命或者聘任程序相同。说明是上级任命，而不是本单位任命。国务院1990年发布的《总会计师条例》对总会计师的定位是"总会计师是单位行政领导成员。协助单位主要行政领导人工作，主要对单位主要行政领导负责。凡设置总会计师的单位，在单位行政领导成员中，不设与总会计师职权重叠的副职"。

公立医院总会计师不但是领导班子中的成员，还是直接为一把手负责，在经济管理上具有仅次于行政"一把手"的经济管理职权。医院财经管理委员会仅次于"一把手"的重要成员。三重一大和工会职工民主管理。建立统一领导分级管理制度；定期开会讨论医院的经济问题。如制定制度、预算、决算、大额资金使用、分配办法等。详细的工作记录。

（3）总会计师任职条件。总会计师是单位领导成员，是行政副职，不同于单位内部财会机构负责人，更不同于一般的会计人员，必须具备一定的任职条件。这是确保总会计师制度的实施，发挥总会计师在经济管理中职能作用的重要环节。《会计法》规定"总会计师的任职资格、任免程序、职责权限由国务院规定"。总会计师的人选由医院提出，报上级卫生行政部门把关，组织部门与其他班子成员同等干部管理程序考核批准。

国务院《总会计师条例》规定，总会计师的任职条件具体包括以下几个方面：

一是具有坚定的政治方向。具备一定的政治素质，以习近平新时代中国特色社会主义思想为指导，牢记"四个意识"。

二是坚持原则、廉洁奉公。总会计师是单位经济技术领导干部，领导单位的财务会计与经济工作，掌管着单位的经济命脉和财经大权，并负有严格维护国家财经纪律的责任，必须做到坚持原则，廉洁奉公。

三是具有扎实的专业理论功底与较高的专业素养。具有本科以上学历，经济类高级技术职称，主管单位内部一个以上重要方面的财务会计工作的时间不少于3年。具有较高的、扎实的财经理论功底，具有独立、全面组织领导本单位的财经工作、协调处理各方面关系的经验和能力。

四是要有推动公立医院高质量发展的政策水平。熟悉国家财经纪律、法规、方针和政策，掌握现代公立医院建设方向和标准，促进公立医院回归公益性，向高质量发展。

五是熟悉行业情况与对外协调能力。总会计师不但要有经济类专业素养，还要熟悉卫生行业情况和服务的卫生专业业务知识，把临床业务工作各环节需要消耗的卫生资源厘清，促进经济工作与业务工作的有机融合。有与卫健、发改、财政、审计、物价、人社、医保等部门沟通协调的能力素质。

六是身体健康、胜任本职工作。总会计师责任重大、工作繁忙，必须要有健康的体魄。

3. 总会计师岗位职责

总会计师组织领导本单位的财务管理、成本管理、预算管理、会计核算和会计监督等方面的工作，参与本单位重要经济问题的分析和决策。总会计师负责组织本单位的下列工作：

（1）编制和执行预算、财务收支计划、信贷计划，拟订资金筹措和使用方案，开辟财源，有效地使用资金；

（2）进行成本费用预测、计划、控制、核算、分析和考核，督促本单位有关部门降低消耗、节约费用、提高经济效益；

（3）建立、健全经济核算制度，利用财务会计资料进行经济活动分析；制定全院各项财经管理制度，保证党的方针政策、卫生部门的政策、医院的政策贯彻执行。主要制度包括预算制度、增收节支制度、成本核算制度、物资集中招标采购制度、绩效管理制度、薪酬分配制度、合同管理制度、投融资制度、资产管理制度、往来资金管理制度、内部控制制度等；

（4）承办单位主要行政领导人交办的其他工作。

4. 统筹协调各职能机构的作用

总会计师负责对本单位财会机构的设置和会计人员的配备、会计专业职务的设置和聘任提出方案；组织会计人员的业务培训和考核；支持会计人员依法行使职权。医院经济管理机构的设置：经济工作具体管理部门：财务（含物价）科、审计科、统计室、经管办、合同办、采购办、总务科、设备科、供应科、药剂科、医保科等；财经管理岗位设置：与上述部门对应的经济管理岗位设置规划，职能是啥、工作量多大、需要什么专业的人、需要多少人，轮岗办法，轮岗等；财经管理人才梯队建设：规划人才结构、专业需求、学习进修、专业培训、技能培训等；专项工作的组织：

重要法律法规财经管理制度的学习贯彻、各项重要工作的讨论（资金管理、卫生耗材管理、药品管理、采购招标及合同管理、固定资产管理、收入管理、成本管理、支出管理、投资管理、物价管理、内部审计管理、医疗保险管理、绩效评价管理）、预算工作的组织、项目论证、合同把关、绩效评价、医院经济活动分析等。

财务报告与分析管理等经济运行环节进行规范化、流程化、工具化的系统设计，医院经济运行管理信息系统的解决方案，规范医院经济行为、提高医疗服务质量、保证行医安全、降低医疗成本、提高医院运营效率、促进医院健康发展。

二、严格执行卫生资源配置政策

医院自身如何做好卫生资源配置工作？外部要适应政府的规划，符合国家政策，区域规划，地方社会发展需求。内部既要研究好国家政策，也要明确自身发展目标，发展规划，现有潜力。做好内部的资源配置的调查，规划设计讨论意见建议。用卫生经济学原理破解卫生资源配置难题。医院根据卫健部门批准的功能和任务，确定临床科室设置、床位数量，大型设备配置标准，建筑规模，职工数量。医院的业务辅助科室、行政管理科室、后勤保障科室也要按职能任务设置，人员配置适当。科室、编制、人员数量、结构一定要按职能任务、岗位划分、规范标准设置。同时，各专业科室之间设置的协同、各大型设备配套之间的协同、各专业梯队之间的协同涉及的资源配置都是重点考虑的角度，避免人力物力资源浪费。

随着全民医保政策的推行以及居民健康意识的增强，医疗市场活跃，各大医院门诊量，住院床位使用率上升。在分级医疗与双向转诊没有得到充分实现的情况下，医院被暂时患者多的现象迷惑，盲目扩大规模，上基建项目、购置设备、增加人员，不按卫生部门资源配置政策投资，增加较大支出，为医院增添债务负担。公立医院改革后，财政部门将加大对医院的预算管理。这种盲目投资与浪费有限的卫生资源的行为，卫生部门将加强投资监管，严格审批基建投资，加大大型设备配置许可证监管力度，同时，监督执行同级医疗机构检查结果互认的规定。医院财务部门在核算上应探索检查检验项目在集团内部资源共享的有益办法。

 三、强化医院预算管理制度落实

医院预算是指医院按照国家有关规定，根据事业发展计划和目标编制的年度财务收支计划。医院预算是医院经济管理的重要手段之一，医院编制预算的过程同时是医院优化资源配置和使用的过程。医院通过科室功能、床位、人数等基本要素，结合当年的工作任务，确定合理的收入，制定相关的支出定额，通过预算强化各部门的成本管理意识，将成本管理的意识深入到医院每一经济事项。预算要做到数据准确，对每一个具体项目都有明确的预算，具有较强的可操作性，在规范的流程控制下，医院通过高水平的预算，提高各项资金的使用效益和医院的运行效益。上一年四季度编制，医院审核批准，报卫生财政部门审批。本年三季度有什么大事要办经过审批适当调整。医院预算管理制度的组织与实施。

1. 加强领导，全员参与

预算管理要求内涵：全面预算管理要求内容全面、过程完整、主体齐全。主要体现在：一是预算管理内容要全面。明确医院要将全部的收入支出纳入预算管理，并将收支预算落实到医院内部各部门，全面反映整体的收支活动情况，不能仅反映部分收支情况。二是预算管理过程要完整。医院应建立健全预算管理制度对预算编制、审批、执行、调整、决算、分析和考核实施的全过程进行有效监管，发挥预算管理在医院经济运行中的主导作用。三是预算管理主体要齐全。医院全面预算管理需要医院自身、主管部门以及财政部门共同参与，各负其责，形成管理合力。

2. 预算的编制以事业发展目标和业务量为基础

医院应改革传统的"基数加增长"的预算编制方法，采取零基预算法编制年度预算。要在科学测算预算年度内各项工作对医院收支影响程度的基础上，确定区间每项工作可能给医院提供的收入或需要安排的支出数量，而不是仅仅审核修改上年预算或仅审定新增部分，预算控制方法。

（1）确定预算基础。事业发展计划是编制预算的基础，上年预算执行情况是编制预算的参考。预算编制要坚持量入为出，收支平衡，与事业发展计划相衔接。通过分析，掌握上年财务收支和业务规律及有关资料的变化情况，总结经验，预测预算年度的收支增减趋势，为编制新年度预算奠定基础；

（2）核实基本数字。核实基本数字是提高预算编制质量的前提。要核实在职和离退休职工人数，门急诊人次，床位编制和实有病床数，预算年度政策性增支因素的标准或定额等基本数据，并分析医院财务指标增减变动情况，合理确定财务指标及预计区间，使预算编制建立在可靠的基础上；

（3）正确测算各种因素对医院收支的影响。一是分析测算预算年度内国家有关政策对医院收支的影响，如医疗保险制度改革、实施区域卫生规划、收费项目和收费标准调整对收入的影响，增加工资津补贴对支出的影响等。二是分析事业发展计划对医院收支的要求，如新增病床新进大型医疗设备和计划进行的大型修缮等对资金的需求和对收入的影响等。三是分析非经常性收支对医院总体收支的影响，医院不得将以前年度偶然发生的、正常收支作为编制当年预算的依据；

（4）熟悉预算编制要求。医院应准确掌握财政部门和主管部门有关编制医院收支预算的要求，熟悉新算的预算科目及其内涵，熟悉预算表格的内在联系。财政部门和主管部门根据国家有关政策和预算管理需要，会相应调整预算编制要求及预算科目、预算表格。医院编制预算，应及时了解和准确掌握相关要求，为编制预算打好基础。

3. 加强预算的监督执行

根据行业发展规划，对医院预算的合法性、真实性、完整性、科学性、稳妥性等进行认真审核。医院的预算控制，要按照要求，运用不相容职务相互分离、建立健全岗位责任制、授权批准、审计监督、内部报告等控制方法，对预算编制、审批、执行、调整、分析、考核与评价等方法进行控制。

《医院财务制度》第十条规定：医院要实行全面预算管理，建立健全预算管理制度，包括预算编制、审批、执行、调整、决算、分析和考核等制度。医院应加强预算管理，规范预算编制、审批、执行、调整、考核与评价，增强经济管理能力，提高运行效率。医院应维护预算的严肃性，规范预算编制及调整，加强预算收入与预算支出管理，严格预算执行与考核。

医院应严格执行已批复预算，不得随意调整预算支出用途，避免预算编制与执行"两张皮"的情况。未经批准医院不得调整预算，医院不得做出任何使原批准的收支平衡的预算的总支出超过总收入或使原批准的预算中举借债务数额增加等决定。

（1）在预算执行过程中，该取得的收入是否按预算规定及时足额取得；

（2）取得的标准、范围和程序是否符合国家法律、法规及有关规章的规定，有无乱收费、乱摊派情况；支出预算是否得到确实执行，有无乱支滥用情况，专款是否专用，有无各项资金相互挪用情况；

（3）有无违反预算执行规定，该收不收，该支不支情况；

（4）增收节支或减收增支的数额是否合理，预算执行过程中发现的追加追减事项，是否符合国家有关规定。

4. 加强预算结果的考核利用

预算的分析和考核，就是要把预算执行情况、预算执行结果、成本控制目标实现情况和业务工作效率等与责任人和员工利益挂钩，奖惩分明，从而使员工与医院形成责、权、利相统一的责任共同体，最大限度地调动每个员工的积极性和创造性。预算分析和考核是确保年度预算和事业发展计划按时完成的重要因素，是对预算编制、审批、执行、调整等各个管理环节工作的检验，是总结管理经验和落实奖惩措施的基本依据。没有分析与考核，预算工作效果无法评价，预算管理就会失去意义。

为加强对医院管理过程的有效控制，完善服务功能，充分调动医务人员积极性，提高服务质量和工作效率，体现医院的公益性质，主管部门（或举办单位）应会同财政部门制定绩效考核办法，依据绩效考核指标体系，运用科学适宜的方法，组织对医院预算执行、成本控制以及业务工作等情况进行客观、公正的综合考核评估，并将结果作为对医院决策和管理层进行综合考核、实行奖惩的重要依据。充分发挥考核作用，根据结果，奖励先进，调动机构和医务人员积极性，促进机构持续改进，提高质量与效果，保证群众受益。

年度终了，由医院或由主管部门会同财政部门组织实施绩效考核，成立绩效考核工作小组，具体负责绩效考核的组织、指导、评价、鉴定、奖惩等各项工作。考核内容要全面、准确、客观、公开；考核的形式应采取实地考核与查阅资料相结合、内查与外调相结合等。预算执行情况是否按规定进行分析，对发现的问题，是否及时进行处理。考核组要对考核报告内容的真实性、完整性负责。建立健全对考核工作人员的奖惩机制，制定和完善绩效考核工作人员奖惩办法，做到分工清晰，责任明确，对徇私舞弊、索贿受贿、与有关人员串通一气弄虚作假的工作人员，依法依纪严肃处理。

四、财务管理统领医院经营活动过程

1. 现代医院财务管理对经济工作的统筹协调

财务部门是医院财经管理组织领导下的具体执行机构。按照《医院财务制度》，合理设置医院财务管理岗位，配置具有专业资质的财务专业技术人员，建立各项财务管理制度。

（1）实行"集中统一管理"的财务管理体制。医院财务活动在院长及总会计师领导下，由医院财务部门集中管理，采取内部监督制度和经济责任制。财务监督实行事前、事中、事后监督相结合。通过月度，季度，年度财务报告，披露全院各项财经工作信息，经注册会计师审计，并接受上级有关部门监督。

（2）以现代医疗卫生服务活动为中心，以资金运动为管理对象，统一财务管理制度和方法。统筹安排资金，加强财务监督，避免决策失误。以建立医疗财务管理体系、侧重于成本核算和市场营销，利用价值形式进行综合管理的工作。医院财务的本质是医院在从事医疗卫生服务过程中的资金投入与收益活动，并形成的特定经济关系。它是现代医院经济管理的重要组成部分。医院财务管理主要是对资金的运用和与之相关联的各

类资产的价值管理。医院财务管理从起点到终点都是资金，其他资产都是资金在流转中的转换形式。因此，财务管理的对象就是货币资金循环和流转。

（3）通过规范的经济活动决策机制和程序，实行重大经济事项集体决策与责任制追究制度。对重大经济事项决策实行权限管理、分级负责。重大经济项目有翔实、合理的立项论证报告。

（4）实行成本核算，降低运行成本。落实成本管理相关制度，加强成本控制。落实成本定额管理，费用审核等相关制度，采取有效措施，控制成本费用支出。组织科学、精细的科室成本核算、医疗服务项目成本核算、病种成本核算、床日和诊次成本核算。定期成本分析报告。根据成本分析报告，向医院管理层提交相关建议，控制成本费用支出，提高成本效益。

（5）控制医院债务规模，加强资产管理，提高国有资产使用效率。根据监管评价建议，持续改进资产管理工作。资产负债率，流动比率，速动比率等指标控制在合理范围内。

2. 实施精细化管理

医院是事业单位，也是经营性组织，要保证收支平衡略有结余。医院的经营性决定了医院必须加强经济管理。医院的经营性与公益性是不矛盾的。要加强医院管理队伍建设，努力提高管理水平。应树立全员经营管理意识，节约医疗成本、节约管理成本，医院才能实现走内涵发展道路。

在收费标准不变的情况下，增加工作量是重要办法，如改善门诊流程、缩短平均住院日都是非常有效的手段，财经管理人员应该加以引导。在增收困难的情况下，节约支出更显得尤为重要。财务要实行精细化管理，合理调整支出结构，围绕成本控制点，严把支出关口。合理设置岗位，控制人力成本。压缩管理费用，公开三公经费。

严格按照预算管理，控制各项经营成本。加强考核奖惩制度的管理。医院还要划分责任中心，进一步健全考核奖惩制度，在全面评价和分析各个责任中心的工作业绩的基础上，对员工完成工作的质量给予相应的奖与罚，在调动各责任中心工作人员积极性的同时，在整个经济运行过程中，高质量完成医院的总体目标。

3. 发挥财务报告作用

财务报告是反映医院一定时期的财务状况和业务开展成果的总括性书面文件。是医院会计核算的最终成果，是医院对外提供财务信息的主要形式。可以如实反映医院的经济资源、债务情况、收入、成本费用和现金流量情况。财务报告包括会计报表、会计报表附注、成本报表以及财务情况说明书。

4. 发挥财务分析的作用

财务分析是财务部门以医院的财务报表和其他资料为依据采用专门的方法，对医院的财务状况、运营成果、财务风险等财务总体情况和未来发展趋势的分析和评价。随着我国经济社会发展和公立医院改革的进一步深化，医院运行环境发生了深刻的变化。因此，科学合理地分析与评价医院的运行状况对于医院实现有效管理，提高医院的经济和社会效益，促进医院可持续发展具有积极的意义。

医院财务分析是总括反映医院财务状况和财务成果的书面报告。它是以医院会计报表及其附注的资料为主要依据，根据医院预算指标、会计核算、统计资料以及通过调查研究等获得的资料，对医院的财务收入、成本、费用、结余、资金等情况进行分析总结而形成的书面文字报告。它应全面提供医院医疗业务状况、分析总结运行绩效和存在的不足。

 ## 五、医疗服务价格动态调整机制推动落实

公立医疗机构是医疗市场主体，应该推动价格动态调整。医疗服务价格受体制机制影响，价格严重背离成本与价值，导致医疗服务市场价值取向混乱，各方利益不能均衡调整。应借鉴国内外经验，确定科学合理的定价原则与方法，确定符合行业特点与医学专业实际、灵活机动，各部门均能接受的医疗服务价格动态调整机制与配套政策。

1. 医疗服务价格动态调整的含义与政策

（1）医疗服务价格动态调整机制。就是探索建立与医疗服务成本、财政补助政策、价格指数、医疗服务需求量、患者支付能力等医疗服务价格影响因素变动相适应的医疗服务价格动态调整制度与办法。价格变动的影响因素既有技术、风险、成本等内环境影响因素，也有财政补助政策、地区物价指数、患者支付能力、服务需求量等外环境影响因素。同时还要考虑医保、医药、医疗服务的联动机制。机制的建立既要考虑调价的技术问题，更要考虑调价的体制问题。目前是在不增加患者和社会负担的情况下进行的结构性调整。

（2）相关政策依据。2012年国家下发了《全国医疗服务价格项目规范》，考虑了使用"基于资源消耗的相对值"的方式表述"医疗服务价格项目"中的医务人员"技术劳务和风险造成的资源消耗"，并以此作为医疗服务价格项目的价格因素之一。《关于印发推进医疗服务价格改革意见的通知》提出"总量控制、结构调整、有升有降、逐步到位"。积极稳妥，合理调整，三医相关政策衔接联动，逐步建立分类管理、动态调整、多方参与的价格形成机制，逐步缩小政府定价范围。逐步建立以成本和收入结构变化为基础的价格动态调整机制，基本理顺医疗服务比价关系。积极探索建立通过制定医保支付标准引导价格合理形成的机制。

2. 国内外医疗服务价格定价办法及调整机制

（1）国外参考做法。美国按诊断相关分类预付制或按病种预付制，病种的轻重程度及有无并发症等。支付标准以全国医院对该类疾病治疗的平均成本为依据。它总括了入院管理费用、检查费用和给药费用。日本全国统一价，两年调整一次，医疗服务总量不变，确定医疗费用总体调整幅度，日本的医疗总费用中有四分之一来自政府拨款。英

国的 RPI - X 模型（RPI 代表通货膨胀率，X 为监管者规定的一段时间内生产效率增长百分比）。美国采取的最高限价模型与英国略有不同，公式为 $Pi + 1 = P1 \times (1 + RPI - X)$，P 为公共事业价格指数，其余与上同。

（2）国内研究进展。①医疗服务价格定价的成本因素有了较大调整，更加趋于科学合理。市场机制的作用明显，更需要价格杠杆的调整。价格项目的"技术难度"和"风险程度"是医疗服务价格项目定价的重要因素，他们与"项目消耗的人力与时间""项目操作所需的物质消耗"以及"医疗机构的管理成本"共同构成了价格项目定价的基本要素。②在"定价的技术难度和风险程度赋值的过程及步骤"方面，一是专业内赋值，采用专家打分方法对 48 个临床专业的价格项目技术难度和风险程度分别赋值；二是系统范围划分，根据各专业特点，分设外科系统、内科系统和医技系统 3 个系统，进行系统内若干专业技术难度及风险程度的赋值平衡，在本系统内完成 1～100 分的赋值平衡工作。③现行医疗服务价格成本补偿失衡的原因与对策。一是"以药养医"政策是成本补偿结构失衡的制度原因；二是现有医院成本核算体系导致医疗服务收费定价基础缺失；三是特殊医用材料价格管理办法未能有效管控无耗成本；建立合理的政府卫生财政投入机制；妥善处理医疗服务价格经济补偿与杠杆调控职能之间的关系。积极探索医院项目成本和病种成本核算新途径。建立跟踪社会平均成本水平、GDP 增长速度、物价上涨水平和人均可支配收入增长水平等因素变动的医疗服务价格动态调整机制。定价模型的确定：基于对各变量及其作用的分析，本研究病种定价的思路是，以病种社会平均成本为基础，用技术难度和风险程度作横向调整，用消费物价指数作纵向调整。定价模型过程如下，将病种社会平均成本拆分为人力成本和辅助成本，$Ci = Hi + Si$（i 为需定价的病种代码，C 为病种社会平均总成本，H 为病种人力成本，S 为病种辅助成本）。

3. 我国现行医疗服务价格体制存在的问题

（1）定价原则与办法政策上缺乏顶层设计。国家相关部门虽然出台了《医疗服务价格规范》，但没有统一的定价原则、办法，没有调价的程序、依据、范围、幅度、方法规制。医疗服务是公益性行为，医疗服务价格是一定福利的公益性价格。定价主要参考公立医疗服务机构成本因素，与医疗机构级别和服务专家层次挂钩项目较少。制定价格时虽然以医疗服务成本变动为主，但受公益性，地区物价总水平，患者的支付能力影响，成本不是全部因素。医疗服务价格应与医疗服务项目成本、医务人员技术含量、项目风险程度、财政补助比例之间确定模型与精准测算。

（2）医疗服务价格定价权限各省高度集中。定价权高度集中，全国各省的医疗服务定价权都在省一级，各省所属地市的经济发展水平不同、财政级次及补助比例不同、设备的档次不同，使用频次不同，各地群众的支付能力不同、医保的支付标准不同，用统一标准定价，各地的适应差异较大。医疗服务价格扭曲导致了医疗服务行为的偏移。

（3）医疗服务价格调整依据缺乏与时俱进。医疗服务价格调整的依据是成本因素。

用医疗服务成本的构成状况和相关人员、材料、设备等的物价指数，对医疗服务的成本进行预测，并结合医疗服务项目当量点及医院提供的技术效率对医院服务项目成本进行预测，为医疗服务项目价格调整提供依据。医疗服务项目收费标准的调整滞后于实际成本的变化，部分项目收费标准过低，不能体现实际消耗。特别是医疗服务成本中的劳务技术成本、风险成本、管理成本不能得到真实的体现，导致医疗服务价格扭曲。

（4）医疗服务价格调整政策缺乏联动机制。医疗服务价格调整缺乏联动机制。卫生部门是实施技术管理的部门，应该专心研究提供技术服务。而现实是却要研究价格调整，而价格调整与资金支付管理部门医保部门、项目经济补偿平衡部门财政部门对价格的调整采取回避的态度，导致医疗服务价格调整十分困难。

4. 医疗服务价格动态调整路径与办法

（1）强化部门协调，发挥联动机制。医疗服务价格的调整首先要建立部门间协调机制和第三方参与机制。由定价权力所属区域的价格、卫生、医保、财政主管部门，按照省级统一的项目及价格政策规定，结合当地财政补助情况制定实施方案，报同级政府批准后执行，并抄送省价格、卫生、医保、财政主管部门。明确分工，密切配合。物价部门牵头测算，卫生、财政、医保部门配合；卫生部门制定规范医疗机构诊疗行为和控费措施，优化收支结构；医保部门及时调整医保支付政策，发挥基金对医疗服务行为调控、引导与监督作用；财政部门落实政府对公立医疗机构各项投入政策，发挥财政对医疗服务成本补偿与服务价格的杠杆作用；价格部门要会同相关部门加大监督检查力度，从严查处违法行为。调价整个环节在测算成本、价格监督执行过程都应聘请第三方机构参与，以保证公平公正和增强社会信誉度。

（2）把握调价时机，确定调价依据。调价的依据为：①医疗服务成本变动达到10%以上时启动调价程序；②从上次定价截至目前，CPI累计上升8%～10%时应该启动调价程序；③财政补助方式、标准发生变化时应该调整；④技术难度和风险系数增加时应该调价；⑤国家政策影响医疗机构收入或支出结构发生变化时应该调整。如医药分开核算，取消药品及卫生材料加成时；⑥医疗服务价格调整受群众支付能力、医保支付能力、社会价格水平控制等方面影响，应选择适当的时机与方式，以及恰当的执行时间。

（3）遵循统一规制，确定调价范围。①遵循规制原则。医疗服务项目技术规范，项目名称和服务内容与国家规定相统一。避免同一项目各地名称不统一，技术标准、项目服务内容不一致，一个项目以多种名称定价或技术内容交叉导致项目混乱。②确定调价范围。总量控制、结构调整。总量控制主要是从医疗服务项目整体把握好，费用总额，费用结构。结构调整就是该增的增、该减的减，该升的升、该降的降，升降幅度受总额控制。

调价范围主要是三个方面。一是新增的医疗项目。及时调整新增医疗服务项目，特别是创新与使用适宜技术相结合项目。二是需要调高收费标准的项目。体现医务人员技术劳务价值的诊查费、护理费、手术费、治疗费、床位费、中医及民族医诊疗费、有创活检及探查费；高风险的医疗服务项目，如高精尖和复杂的技术项目，精神病人、传染病人高风险的诊疗和护理项目；政策引导和保护的项目，如儿科诊疗服务、中医服务、康复服务等。三是需要调低收费标准的项目。取消药品或卫生材料的加成，降低检验和大型设备检查治疗价格，科技含量降低或成本消耗明显减少的项目。

（4）成本的确定与定价方法的选择。

①适应医疗服务成本变化过程。体现医疗服务成本由传统向现代转变：由传统的人力、物力和管理成本向现代的人力、物力、管理、技术和风险成本组合转变。医疗服务项目的"技术难度"和"风险程度"成为项目定价的基本因素，扭转医疗服务价格与实际价值的扭曲，以利于形成新的补偿机制和分配机制，充分调动医务人员积极性，促进公立医院回归公益性。医疗服务病种费用中体现技术复杂程度、风险系数及相应人员经费所占的比值要逐步调整到4成至5成，药品、卫生材料、固定资产折旧、低值易耗品、水、电等物质资源消耗占比及实际控制要降到5成至6成，长远来看还要降到5成以下。理顺医疗服务价格中成本的比值，降低物资消耗占比，提高技术含量占比。在现实执行中，努力降低物化消耗，逐步形成降低卫生服务成本，提高医护人员待遇，形成良性循环局面。

②选择适宜的定价方法。医疗服务的定价历来都是以项目为基础，首先对服务项目进行定价，随着信息化程度和成本归集技术手段的提高，以及医保结算支付方式的改变，逐渐过渡到病种和病例组合定价。关于医疗服务项目成本的测算方法，文献研究的很多，其中提到采用成本定价、价值定价和参考定价三种方法。公立医疗卫生机构应以成本定价为主。运用当量法计算医疗服务项目成本有三种：综合成本当量系数法、分项成本当量系数法、作业成本法基础上的当量成本法。不同的方法应用于不同的类型科室，使本方法体系更加科学合理，计算结果更加准确。以卫生部门规定的医疗服务项目当量点为依据，根据当地实际情况做适当调整。

（5）确定调价幅度。当医疗服务项目或病种或病例组合的成本确定后，价格调整幅度也是很重要的一环，首先是考虑成本与价格的比值；成本结构的比值，是根据成本测算结果完全调整到位，还是要考虑优化医疗结构，收费调整对地区物价水平的拉动程度，医保的支付能力，患者等各方的承受能力等因素综合加以平衡，适当控制，逐步到位。调增控制额＝可调额度－调减额度＝新增成本－财政补贴－调减额度。当测算成本与政策决策调整幅度一致时，正常调整，测算成本大于调整幅度时，按比例减少或对部分技术、风险、专业方向上项目进行倾斜。

同时，考虑分级诊疗要求，对不同级别医院间的比价关系确定不同的调整标准。医疗服务项目价格之间的比价关系，不同级别医院间同一项医疗技术水平是有很大差距的，越高级的技术和复杂的项目技术差别越大。虽然医务人员的专业技术职务相同，但专业人员的基本素质、进修学习经验、团队协作能力、处理疑难杂症例数、医疗环境、设施都有很大差距，也就预示着成本有很大差距。在不同级别医院间实行差别价格水平的项目包括诊查费、床位费、治疗费、中医诊疗费、护理费、手术费、检验费、物理诊断费等与技术和设施档次和管理协作相关的费用。

表 2 - 1   不同性质医院定价原则

项目	项目价格	项目成本	项目利润	财政补贴
栏次	(1)	(2)	(3)	(4)
营利性医院	(1) = (2) + (3)			
非营利性医院	(1) = (2)			
其中：公立医院	(1) = (2) - (4)			

5. 现行医疗服务价格动态调整改革政策建议

如何把这样一项政策性强，涉及社会多方利益广泛的工作做好。解决医疗服务价格长期偏离医疗服务成本变动，服务价格内容与服务成本结构不符，影响服务成本补偿和医务人员分配利益及价值取向的问题。医疗服务价格既不能简单地理解为纯公益性，也不能单纯理解为经营性，而是坚持具有一定福利的公益性的事业这一前提。做好与财政补助，医保支付，患者需求，医疗服务提供，物价水平，支付能力，三医联动等相关部门沟通与政策因素协调。

（1）建立医疗服务价格动态调整联动机制。由国家卫健委、财政部、医疗保障局制定全国规范和统一政策，做好顶层设计。省卫生健康委、财政厅、医保局制定省级医疗服务价格动态调整机制办法，由各地市组织落实。根据前述的调价依据、原则和办法，地市卫生健康委牵头组织，提出申请和规划，协调医保和财政部门制定调价方案。医保局按方案组织测算，可委托第三方做技术支撑和承担具体事务。财政部门在平衡中摆中与兜底，根据成本上涨、价格调整幅度，确定财政补助标准。围绕公立医院综合改革，统筹考虑取消药品加成及当地政府补偿政策，按照总量控制、结构调整的原则，同步调整医疗服务价格，通过规范诊疗行为，降低药品、耗材等费用腾出空间，逐步建立以成本和收入结构变化为基础的价格动态调整机制，基本理顺医疗服务比价关系。

（2）建立医疗服务价格分级管理权限与责任机制。根据各地经济发展水平、财政级次与补偿比例、提高定价效率等因素，按照价格法的规定，省政府应该授权设区市和有条件的县（市）对医疗服务价格进行调整，并做好协调指导和监督管理工作。对公立医院在保证基本医疗服务需求的前提下，为满足患者不同层次需求，放开公立医院提供的特需医疗服务和市场竞争比较充分、个性化需求较强的医疗服务项目价格实行市场调节价，由公立医疗机构自主定价，报卫生、医保、财政部门备案。

（3）建立适合医疗服务行业特点定价机制。在成本范围上，既要考虑物化成本，又要考虑技术成本，同时还要考虑对风险的补偿。实行分级定价，根据医疗机构等级、医师级别和市场需求等因素，对医疗服务制定不同价格，拉开价格差距，引导患者合理就医。推进医疗服务定价方式改革。扩大按病种、按服务单元收费范围，逐步减少按项目收费的数量。结合公立医院平均运行成本和服务项目提价后的收入情况，确定不同级别和不同类型医院通过同级财政差别化补偿政策进行平衡，重点向精神卫生、传染类、儿科等专科类公立医院倾斜，适当向中医类公立医院倾斜。同时要建立与居民消费价格指数挂钩的增长机制。

（4）建立管委会与第三方协作机制。建议成立医疗服务价格管理委员会，由两方面利益方组成。即政府各部门代表，卫生、医保、财政等对调价方案把关；各类医疗服务专业学科代表，对专业分类、技术难度、风险程度提出建议。引入医学会、卫生经济学会、价格学会等第三方行业与专业研究机构，在专业技术分类、成本测算方法学方面提供专业技术与劳务服务，促进医疗服务价格管理更加客观、公正、规范、透明。

在卫生部门、医疗机构经成本核算，项目、病种、病例组合价格模型测算基础上，经第三方中介部门技术确认，卫生、医保部门确定调价医疗项目范围和调价空间幅度，卫生部门、财政部门、医保部门建立协商谈判机制，根据医院目前项目成本与价格偏离程度、医院的效率、价格指数、财政补助支持幅度、医保资金承受能力确定最终调价幅度，实现动态调价。

六、医院内部控制制度体系的建立与组织实施

1. 公立医院内部控制适用范围及概念内涵

医院内部控制以规范经济活动及相关业务活动有序开展为主线，以内部控制量化评价为导向，以信息化为支撑，突出规范重点领域、重要事项、关键岗位的流程管控和制约机制，建立与本行业和本单位治理体系和治理能力相适应的、权责一致、制衡有效、运行顺畅、执行有力的内部控制体系，规范内部权力运行、促进依法办事、推进廉政建设、保障事业发展。国家卫健委《医院内部控制管理办法》适用于全国各级卫生健康行政部门、中医药主管部门举办的各级各类公立医院。其他部门举办的公立医院参照执行。

医院内部控制"是指在坚持公益性原则的前提下，为了实现合法合规、风险可控、高质高效和可持续发展的运营目标，医院内部建立的一种相互制约、相互监督的业务组织形式和职责分工制度；是通过制定制度、实施措施和执行程序，对经济活动及相关业务活动的运营风险进行有效防范和管控的一系列方法和手段。也就是说，内部控制既是一种业务组织形式和职责分工制度，也是防范风险的方法和手段"。

2. 公立医院内部控制目标及实施要求

提出医院内部控制应当以规范经济活动及相关业务活动有序开展为主线，以内部控

制量化评价为导向，以信息化为支撑，突出规范重点领域、重要事项、关键岗位的流程管控和制约机制，建立与本行业和本单位治理体系和治理能力相适应的，权责一致、制衡有效、运行顺畅、执行有力的内部控制体系，达到规范内部权力运行，促进依法依规办事，推进廉政建设；保障资金资产安全和使用有效，提高资源配置和使用效益，保障事业发展的目标。

3. 公立医院内部控制管理职责

明确医院内部控制主要包括风险评估、内部控制建设、内部控制报告、内部控制评价四部分内容。提出医院党委要发挥在内部控制建设中的领导作用；明确主要负责人是内部控制建设的首要责任人，对内部控制的建立健全和有效实施负责。医院领导班子其他成员要抓好各自分管领域的内部控制建设工作。

医院应当设立内部控制领导小组，主要负责人任组长；医院应当明确本单位内部控制建设职能部门或确定牵头部门；医院内部审计部门或确定的其他部门牵头负责本单位风险评估和内部控制评价工作；医院内部各部门（含科室）是本部门内部控制建设和实施的责任主体，部门负责人对本部门内部控制建设和实施的有效性负责。

4. 公立医院内部控制风险评估重点关注内容

要求医院每年至少进行一次风险评估工作，单位层面风险评估应当重点关注"五个机制"建设情况，即内部控制组织建设、内部控制机制建设、内部控制制度建设、内部控制队伍建设以及内部控制流程建设；业务层面的风险评估应当重点关注 12 大业务：即预算管理、收支管理、政府采购管理、资产管理、建设项目管理、合同管理、医疗业务管理、科研项目和临床试验项目管理、教学管理、互联网诊疗管理、医联体管理、信息系统管理等。

5. 公立医院内部控制建设的主要内容

医院内部控制建设包含两个层面：单位层面和业务层面。单位层面内部控制建设主要包括单位决策机制，内部管理机构设置及职责分工，决策和执行的制衡机制；内部管理制度的健全；关键岗位管理和信息化建设等。业务层面的内部控制建设主要包括预算业务、收支业务、采购业务、资产业务、基本建设业务、合同业务、医疗业务、科研业务、教学业务、互联网医疗业务、医联体业务、信息化建设业务等 12 项具体内容。

6. 内部控制报告编制原则和报送方式

医院是内部控制报告的责任主体，应当遵循全面性原则、重要性原则、客观性原则和规范性原则编制内部控制报告，逐级上报。

7. 内部控制评价工作实施主体及内容

公立医院内部控制评价由内部审计部门或确定的牵头部门开展，医院内部控制评价工作可以自行组织或委托具备资质的第三方机构实施。已提供内部控制建设服务的第三方机构，不得同时提供内部控制评价服务。医院内部控制评价主要针对内部控制设计和内部控制运行有效性进行评价。

七、全面推行医院绩效管理制度

医院绩效管理是对医院绩效实现过程各要素的管理。它是基于医院战略基础之上的一种有效管理活动。通过对医院战略的建立、目标分解、业绩评价，将绩效管理的方法应用于医院日常管理活动中，以引导和激励员工的业绩实现、持续改进并最终实现医院的战略目标。

医院应建立包括财经管理在内的全面绩效考核制度。财经工作绩效管理是达到既有业绩又有效益的标志性工作，绩效考核是对经济管理指标验证的最有效手段。从财务管理角度进行绩效考核应该包括：预算执行的力度、投资的决策程序及实现的方式、工作量指标的实现程度、净资产的保值增值状况、床位使用率、人均门诊量、平均住院天数、收消比等关键指标。财经管理人员只有从对上述指标的考核入手，才能保证医院经营工作科学发展，探索一条适合公立医院发展建设的财务管理新路子。

 八、利用信息化建设促进医院经济管理

信息化建设是医院经济管理的基础。现代医院要建立全面覆盖、实时记录、实时汇总、实时分析、相互配套，接口顺畅的信息化管理系统。医院要组织开发，相关部门要配合进行记账、算账、管理、分析的信息化到智能化软件。研发包括改善基础设施、提高设施运营能力与服务能力、现代化管理所需的经济管理软件，将医院的经济工作从记账、算账、报账提升到科学管理，延伸服务领域，推动医院成本核算工作与其他各项经济工作全面发展。

建立一个涵盖会计核算、全面预算、成本核算、工资薪金、科研经费和资产管理等内容的医院经济管理信息系统，形成医院财务和资产管理数据共享、操作同步的管理模式，各系统独立完成各自工作，又互相监督牵制，构成医院完整的经济管理网络化体系。医院的财务等经济管理信息系统应达到事前计划、事中控制和事后分析，保证全院经济信息科学集成，实时上传记录，避免经济信息延误、不准、不足的问题，为全院经济工作提供科学准确的运行与决策信息。

第四节　现代公立医院经济管理理念创新

 一、树立科学的筹资与理财理念

（1）医院要科学决策投资方向及额度。根据医院发展规划，结合国家医改政策及医院的潜在市场资源，做好投资项目可研，确立最适合医院发展的资金使用方向；

（2）充分了解医院的各种筹资的渠道：申请国家专项补助，医院自身增收节支产生结余以及提取的事业基金，单位之间拆借，延缓药品及卫生材料经营公司的应付账款，财政贴息贷款，银行商业贷款，向融资公司融资等多种渠道；

（3）筹资成本，要考虑不同筹资渠道的筹资成本以及同一筹资渠道的不同时间价值。目前，医院领导首先往往考虑的是融资，然后才是银行贷款，因为融资比银行贷款手续好办得多。但融资的成本要比银行贷款高20%～30%，多付出的成本相当大；

（4）强化各种应收账款的力度。财务管理人员要加大各种应收账款的催缴力度，特别是想尽一切办法加快医保及新农合结算资金的回收时间，因为这是资金回流比较大的经常项目。

 ## 二、树立全员成本核算理念

医院的成本核算包括院级成本核算、科室成本核算与项目成本核算。公立医院的浪费现象一直比较严重，投入不计成本，产出不计效益，医院处于一种低水平的运行状态。只有树立成本观念，研究医疗项目的投入与产出，深入分析医院的成本结构，人力成本、基本建设、设备购置、材料消耗是医院最大的成本控制点，寻找节约成本的路径，在全员中树立成本核算理念，遵循科学的收消比，不断提高医院的综合效益。使支出趋于科学化、合理化，减少资源浪费，避免不必要的成本。

一是所有物资采购与基本建设严格实行政府集中招标采购制度，规范运行程序，公开透明，降低采购成本；

二是要严格控制基本建设规模。公立医院的基本建设规模应该遵循区域卫生规划的设置要求，由当地卫生、发改部门审批；

三是适应医药分开核算政策，逐步摆脱对药品加成的依赖；

四是实行临床路径管理，规范医疗行为，严禁过度医疗；

五是节约管理成本。包括节约医院公共管理成本与科室管理成本。人力资源配置浪费是最大的浪费。医院的人、财、物按财务制度要求应该合理配置，科学管理，减少损失浪费，降低医疗成本。

 ## 三、树立财务风险防范理念

当前，医院的筹资与投资、正常经营都存在较大风险。这些风险包括投资决策失误、资金使用中监管不力、国家金融政策调整导致筹资成本上升、医改政策调整影响医院发展方向、医改政策调整影响大型医疗设备收费标准、医保政策调整导致医院收益能力下降还款期延长成本上升、竞争对手增加市场变化份额减少等。面对这些风险，从决策及管理角度都应该加强防范。

（1）加强经营中的风险防范。加强内部控制制度建设，发挥财务、审计、核算各职能部门监督管理作用，保证资金运行安全，防止资金外盗、内盗，监督各信息化管理环节运行安全，不相容业务分管，特别是对重大项目资金运行过程进行严密监控。

（2）正确执行国家卫生经济政策。坚持预算制度，不搞超支预算。执行卫生资源配置政策，优化资源配置，不冒违反政策的风险，导致决策失误；及时了解并遵循国家的宏观调控政策。目前，公立医院的业务收入占总收入的95%以上，而这种收入的取得受国家政策调整、医院信誉升降影响很大，医院间性质不同，也会出现不同效果。

参考文献：

［1］国务院办公厅《关于推动公立医院高质量发展的意见》。

［2］邹俐爱，等．基本医疗服务价格动态调整机制总体方案设计［J］．中国卫生经济，2017，11：37-40.

［3］于丽华、常欢欢、赵颖旭．我国医疗服务价格项目技术难度和风险程度赋值的设计与应用［J］．中国卫生经济，2013，2：16.

［4］陆正洪．我国现行医疗服务价格成本补偿结构研究［J］．中国卫生经济，2014，12：63.

［5］英建青、郑燕娜．医疗服务价格调整的成效分析与探讨［J］．中国卫生经济，2007，12：66.

［6］王晓佳、谢金亮、罗婷婷，等．基于成本的病种定价模型构建与实证检验［J］．中国卫生经济，2014，7：65.

［7］方鹏骞、韩仕龙、冯珊．医药服务价格体系调整：县医院改革的关键［J］．中国卫生经济，2013，1：68.

［8］《关于印发〈公立医院内部控制管理办法〉的通知》。

第三章　现代公立医院全面预算管理实务

摘要：伴随医疗体制改革的深入推进，要求医院管理逐渐走向精细化、科学化、具有战略性和前瞻性。全面预算管理理念作为先进管理方法，它能把医院重大战略决策具体化和数量化，它的实质是医院管控的核心手段，以医院整体战略为导向，以医院运营目标为基础，可以起到激励员工、过程控制及有效奖惩的重要作用。可以降低隐性成本，优化医疗流程从而做到医疗资源合理配置及整合，真正达到有效地、全面地降低运营成本，提高经济效益和社会效益。

医院引入全面预算管理考核体系后，可以由单纯的财务控制，转化为整合与优化财务流程，提高医院的核心竞争力，夯实战略发展平台，促进医院良好的经济效益和社会效益的取得。

第一节　全面预算管理

随着我国医疗体制改革的不断推进，医院所面临的政策变更和激烈竞争日新月异，国家不断出台政策改革医保支付方式，取消药品耗材加成，DRGS病种限价一直是医保付费要实现的方式等，旨在解决老百姓"看病贵"和"看病难"的问题，

面对现代医院日趋激烈的竞争，归根到底还是对于医院能走向精细化管理的竞争。通过预算编制、审批、执行与控制、调整、分析考核等管理活动，确保单位经营目标实现，实现收入有目标，支出有计划的全过程、全员的控制体系，来提高医院核心竞争力。

 一、全面预算管理的概念

预算简单地说是用货币和数字表示的各类计划。预算是一种系统方法，用来分配医院的财务、实物和人力资源，以实现医院既定的战略目标。医院可以通过预算来监控战略目标的实施进度，有助于控制开支，并预测医院的现金流量与结余。

预算管理是利用预算对医院内部各部门、各科室的各种财务及非财务资源进行分

配、考核、控制，以便有效地组织和协调医院的经营服务活动，完成既定的经营目标。

预算的一般解释是：

（1）预算是医院未来组织经济运营的准绳，并用以控制医院可持续发展的一种财务计划；

（2）预算能对医院运营过程中任何成本消耗进行预估；

（3）预算是关于所有人力、物力及其他资源运用的有系统的规划和预计。

现代医院全面预算管理，是医院内部集控制、激励、评价等功能于一体的一种综合贯彻医院经营服务战略的管理机制，处于医院内部控制的核心地位。以医院的战略定位为出发点，以满足患者需求为导向，以医院按照规范的流程编制的全面预算为基础，主要用于衡量和监控医院和各部门的经营服务绩效，以确保最终实现医院战略目标。全面预算管理是预算体系在资源分配基础上，正如美国管理学家戴维·奥利所说的：全面预算管理是为数不多的几个能把组织的所有关键问题融合于一个体系之中的管理控制方法之一。

预算是医院法人治理结构下的管理工具，是与医院战略相配合的战略保障体系，是与医院业务流、资金流、信息流以及人力资源流的要求相一致的经营指标体系。

二、全面预算管理的特点

现代医院全面预算管理如图3－1所示，具体有以下特点：

（1）是医院战略导向的体现。现代医院的长期生存发展一定要形成自有的核心竞争力，医院的战略体现在医院的使命、愿景和核心竞争力上，表现为医院长期和短期发展目标，因此编制以医院战略为导向的医院全面预算尤为重要。

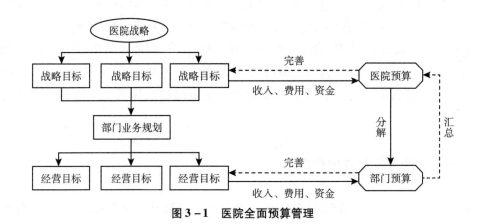

图3－1 医院全面预算管理

（2）是医院财务管理全面性的体现。全面预算管理由单纯固化管理形式转变为动态可控的管理形式，关注预算完成情况，涉及医院全面管理、全过程监督、全员参与，集编制、审批、执行、控制、考评、激励于一体的，涉及医院服务运营活动全部内容的医院综合管理控制系统。

（3）是医院财务管理系统性的体现。医院全面预算管理的预算体系包括收入预算、支出预算、资本购置预算、筹资和投资预算，既要反映医院日常经济业务活动，又能反映医院资本性经费的筹措和使用。推行全面预算管理与医院的服务经营环境变化，和对医院服务经营管理要求是密不可分的，形成从上到下的系统性。

（4）是医院经济业务全过程监督的体现。全面预算管理控制医院经济活动的全过程，并对医院经济活动的结果进行考评和激励都是全过程监督的体现。

（5）是医院全员参与的体现。全面预算管理的编制、执行、考核、评价不是一个部门完成的，是需要上下配合全员参与的过程。

（6）是医院短期目标的体现。全面预算管理的收支和运营目标非常明确，体现医院短期目标的完成情况。

（7）是医院管理机制性的体现。全面预算管理是医院日常业务、财务收支活动的控制标准，显著特点是控制机制，医院日常运营过程中一切成本费用支出和现金流量都必须纳入预算管理，不允许超出预算运行，预算一经确定，一般不轻易调整。预算委员会是全面预算管理的核心领导机构，具有权威性。

医院要生存和发展，需要管理理念的更新，也必须借助管理会计的工具来完成，科学合理的全面预算管理是完成这个使命非常好的管理工具，它能够让员工认知医院的战略目标，形成向心力和凝聚力。

结合全面预算管理的概念和特点，应该对医院实行全面预算管理有新的理念认识：医院通过实行全面预算管理实现资源整合，提高资源匹配和效率；医院由单纯预算编制转变为优化管控模式，实现战略发展平台；由财务控制转变为财务流程控制，规避风险完成目标；医院由制度管理转化为全员参与的管理模式，提升核心竞争力，提升医院竞争力。

第二节　预算管理的理论基础及发展历程

预算管理起源于英国，后来在美国空前发展，1921 年，美国政府颁布《预算与会计法案》。二战后美国工业发展迅速，一些大集团公司如通用电气、杜邦化学公司等企业管理引入预算管理。1922 年美国学者麦金西出版了预算管理理论和方法的著作《预算控制》，在美国企业中普遍应用，随后日本、英国、德国效仿。

20 世纪 70 年代，零基预算在西方国家兴起。

20 世纪 60 代西方国家的一些企业开始推行全面预算。

20 世纪 80 年代哈佛大学罗伯特·S. 卡普兰和戴维·P. 诺顿创造的平衡计分卡和

作业成本制度使预算管理更加成熟。到 90 年代全面预算在西方国家的大多数医院得到全面推广。

我国预算管理的发展追溯到春秋时代，发展到 1932 年 9 月，国民政府颁布历史上第一部《预算法》，20 世纪 50 年代到 80 年代全面预算管理作为管理会计的基本工具和方法应用于企业。

2010 年财政部会同多个部门制定了《企业内部控制应用指引第 15 号——全面预算》等应用指引，全面预算管理步入成熟阶段，既提升了各行各业的管理水平，也提升了其在企业管理工具中的地位。

根据《中华人民共和国预算法》和新《医院财务制度》，以及黑龙江省财政厅、省卫生健康委等有关规定，都对医院实行全面预算管理提出新的要求，使之服务于医院的战略规划和发展目标。

第三节 医院传统预算管理存在的问题

医院传统的预算编制是由财务部门概算下一年度的收支、购置等数据的罗列，按照资金来源分列，同时完成财政预算编制口径要求。预算往往与医院的发展目标没有关联，领导层的注意力多集中在短期经营细节上，预算不能明确地反映医院的战略而饱受诟病。

医院传统预算管理存在以下不足：

1. 医院传统的预算管理一直停留在财政预算的层面

传统预算管理停留在财政预算阶段，没有完整的全面预算指标体系，编制是单一的计算和计划，以上一年的完成数为编制下一年预算的依据，不能优化资源，只是财务部门单独完成，没有体现出全员参与、全过程控制、全方位考评的全面预算管理。

2. 预算管理缺乏组织保障

医院没有设置预算管理机构来履行和监督预算的执行和完成情况，各个部门缺乏沟通，没有主控科室监管预算情况，不关注过程控制，只关注控制结果，预算没有发挥作用。

3. 预算编制数据由财务部门主观估计

预算数据没有深入考察医院的实际情况，没有从医院战略出发，只是简单化主观估计预算数，与经济活动中不合理、不经济的因素背离，通常关注表象，不能深挖掘原因和隐形因素，预算执行乏力。

4. 预算管理的目标与战略脱节

医院预算管理导向不明确，与医院战略脱节，价值管理主线不突出，脱离实际不重视过程。

5. 有效控制制度匮乏，导致预算松弛

预算没有实现医院规划的具体化和数量化，预算执行没有建立有效的控制制度，而是实行随意性较大，预算调整不严谨，预算失去权威性和严肃性。

6. 没有预算完成激励机制

医院预算的完成对领导层来说是业绩，对员工来讲意味着更多的付出，但是在实施预算时没有健全的激励机制，变得医院的好坏和员工工作业绩没有关联，调动不起来员工参与的积极性。

7. 预算管理和业绩评价相脱节

预算是预算管理活动的工具，应该重视过程和结果，但是医院原来的预算没有与绩效评价有机地结合起来，因而没有取得良好的成效。

医院一定对预算执行情况进行分析、监测、控制、督促预算的完成，特殊情况要按照严格规范的程序调整变动，应用医院外在和内在的变化，保证预算是为了控制这一目的。

第四节　全面预算管理在医院管理中的地位

全面预算管理已经成为现代化医院不可或缺的重要关联模式，医院的每个员工都应该懂得全面控制的理念，专业管理人员更应该掌握和应用这一管理工具，为医院高效发展服务。

一、全面预算管理在医院管理中的地位

凡事预则立，不预则废。全面预算管理通过战略驱动的业绩评价，真实地反映医院的时间需要，实现资源合理配置，通过医疗业务、资金使用、政策信息及人才培养等的整合或适度授权分工，为医院战略、院景、经营状况和发展成长等方面的决策提供支持和依据。

正如美国著名管理学家戴维·奥利对全面预算管理的评价。因此，全面预算管理一定是医院奋斗目标的具体化、协调各个部门的重要工具、是控制日常经营活动的抓手、是医院整体业绩考核的标准。

二、全面预算管理与其他医院管理工具的关联

1. 全面预算管理与财务管理的关系

财务管理是在一定的整体目标下，对资产的购置，资本的筹资和经营中现金流量，

以及利润分配的管理。全面预算管理超出财务管理的范畴，涉及医院经济运营多个环节，影响医院经营目标的实现，控制核心需要财务指标体现出战略目标和其他管理指标的实现。全面预算管理更加重视过程的控制和管理，是领导层和财务部门加强业务过程管理的工具。

2. 全面预算管理与计划、预测的关系

计划和预算都是医院要面对的未来。二者不同的是：预算把医院未来一段时期的运营活动转化为数据或者价值来描述；计划是医院运营成果的规划。没有计划无从谈起预算，预算可以把计划数字化、价值化并纳入管理体系，预算和计划是融合的关系，它们的目标具有本源一致性，预算管理的目标需要分解到科室单元，各个环节紧密结合，用财务管理的职能衡量计划的可行性，通过数据汇总、收集、分析来科学决策。

预测则是对事物的发展趋势理性预期，预算是对预测进行量化，对收入、支出和现金流的预测量化。

3. 全面预算管理与管理控制的关系

作为内部控制重要组成部分的全面预算管理，基本的职能就是对经济业务的控制。

预算编制过程的控制是判定经济活动的发生或不发生；预算实行过程的控制是允许或不允许经济业务的发生；预算考核过程的控制是了解经济业务的已发生或未发生；预算评价过程的控制是知道经济业务应该或不应该发生；预算奖惩过程控制是可以激励或约束经济业务的发生。

4. 全面预算管理与医院战略的关系

战略是为了实现医院长远目标而确定的整体规划，要实现战略必须利用相应的管理工具。全面预算管理具备这种集战略化、系统化、全面化于一体的现代管理手段。

通过战略驱动业绩评价、适度分解和授权实现资源整合和经营活动的预算控制，支撑战略的实现。战略是引领全面预算管理的目标，有利于提高医院核心竞争力。预算既可以解读和修正战略，细化战略实施方案，也可以动态调整、优化和落实战略目标。

全面预算管理是医院运营管理的重要内容，在编制过程中，一定要处理好上述的关系，才能发挥全面预算管理完成医院战略的重要使命。通过细化分解目标有计划、有步骤、有分工、全员、全过程明确职责、共同努力，形成医院发展的合力。

第五节　实施全面预算管理的效能和目标

面对医院存在的现实问题，提升精细化管理水平，提高核心竞争力，重新设计医院发展战略是十分必要的。发动全员的力量，做到收入有目标，支出有计划，并进行全过程的监管控制，以不断提高医疗服务理念和服务质量来增加患者量，同时控制好成本，增加经济效益和社会效益，推行全面预算管理这一管理工具势在必行。

 一、实行全面预算管理预期达到的效果

全面预算管理是服务经营管理和财务管理的"纲"，它的应用有以下作用：

（1）为医院战略贯彻和经营状况等决策提供支持依据。度量目标完成情况，有效保证经营目标的具体化，落实目标规划，有效保证经营目标的实现。

（2）通过战略驱动的业绩评价实现资源合理配置。编制预算的过程是根据医院的服务经营目标，合理地安排人力、物力、财力，进行综合平衡，使医院的经济资源得到合理配置的过程。预算被认为是使医院的资源获得最佳服务率和获益能力的一种方法。

（3）成为考核各个部门的业绩标准。通过编制预算，将医院的各项目标分解为各个部门的责任和指标，成为衡量医院各部门服务业绩的具体标准，起到激励作用。

（4）全面预算管理可以成为对经济业务控制的依据。通过预算控制医院日常经济活动，防范风险，提供预算执行的客观基准，促进责任落实。

 二、全面预算管理预期达到的目标

（1）全面预算管理可以统一员工的思想行动。通过预算管理，使医院各部门和全体职工明确医院的服务经营目标和实现目标的具体措施，统一医院全体人员的思想认识和行动准则。

（2）全面预算管理能够更好地规范服务流程。通过预算管理，使医院各部门和全体职工，按照预算规定的要求，有序地开展工作，有利于医院建立医院良好的服务秩序。促进沟通和协调，减少部门之间操作隔阂，上下联动保证医院目标和科室目标的协同实现，提高运作效率。

（3）全面预算管理能较好地提高资金利用效果。通过预算管理，使医院在遵循资金运动规律的基础上，应医院的实际需要，提高运营效率合理地安排和使用资金，把医院有限的资金充分运用好，发挥出最大的效用。

（4）全面预算管理可以降低成本费用。通过预算管理使医院各级管理者形成"先算账后花钱"，精打细算的习惯，有效地降低成本费用。

（5）全面预算管理较好地应对服务环境的变化。通过预算管理，促使医院各级管理人员养成预见性工作的能力，认真分析医疗市场需求和资源供给的变化，在编制预算时，提前提出应对措施，从而能够主动地应对环境变化。

三、全面预算管理的内容及分类

1. 全面预算按照内容分类

预算体系分为业务预算、财务预算和专项预算。医院业务预算包括临床业务预算、成本预算和费用预算。医院财务预算包括资本预算、现金预算、预计资产负债表、预计收入支出总表和预计现金流量表。三项预算互相影响，相辅相成。

业务预算又称经营预算，是反映医院预算期间日常运营、业务收入、费用支出和医院管理等诊疗活动和经营活动所编制的，与日常业务直接相关，主要包括临床业务预算、成本预算、费用预算等。

财务预算综合反映各项业务对医院现金流量和运营的影响，从而规划医院的现金流量和经营成果，财务预算实际上是业务预算和专项预算的综合体现，落脚点就是现金流量预算，最后形成预计收入支出表、预计资产负债表和预计现金流量表。

专项预算是指预算期医院涉及长期投资的、非经常发生的、一次性业务支出的预算。它包括资本支出预算和一次性专门业务预算。

2. 全面预算按照时间分类

在一些医院的实践中，通常把预算按时间划分成年度预算和月度预算。

年度预算也称作总预算，或年度服务经营计划，它是一个年度服务经营目标的指标体系，规定了年度服务经营活动应达到的目标和具体指标，并将目标和指标在各部门、各科室进行分解，在时间上细分成为季度、月度指标。年度预算是医院年度服务经营活动总的框架和纲领。年度预算编制过程是年度服务经营目标和指标的论证过程，同时也是对医院职工的动员过程。

月度预算也称月度计划，月度预算是从业务预算开始，编制月度业务预算，月度成本预算，月度费用预算，月度现金收支预算，从而指导月度服务经营活动，月度预算是年度预算的执行预算。月度预算重要内容是现金预算。可以通过月度预算的编制、评价、控制来完成年度预算。

第六节　全面预算管理的组织架构与职责分工

 一、实行全面预算管理的前置准备工作

为了掌握全面预算管理的本质和内涵，提高全面预算管理的执行水平，需要在医院层面进行全员培训，开展提高领导层和职工对全面预算管理认知的培训，提高医院领导层对全面预算管理的认知，尤其强调"一把手"工程，倡导激励大家学习，提高全体职工对全面预算管理的理论认知，排除负面情绪，坚定地将这一科学的管理模式应用到医院管理中。

 二、选择适合医院现状的全面预算管理方法和编制原则

1. 坚持重点发展的原则

如果医院处于成长期，业务收入增幅小，现金流为负且处于较低水平，应该因此关注医院经济收入，以收定支，编制以收入为起点的预算。

2. 坚持目标和计划一致性原则

预算目标必须与医院目标相一致，必须服从于医院的战略目标和年度经营目标。年度预算是医院年度目标的数字化和价值化，科室预算是科室运营管理的数字化和价值化。

3. 坚持全面性原则

全面预算应做到横向到边纵向到底，院领导引领，全员参与执行控制。把一切经营活动均纳入预算管理，做到全面覆盖，并进行事前、事中、事后相结合的全程监控。全面预算管理的范围：应包括所有医疗及行政科室；预算编制内容应包括所有的收支业务；预算管理应包括经营目标、财务预算、业绩预测、预算执行情况分析、业绩考核等各个环节；预算指标应分解到科室和个人。

4. 坚持差异化原则

科室预算目标的制定采取不同口径，不同要素，把要激励和考核科室的重点指标定为主要指标。不同性质的科室，预算管理方法也不同，应保持差异化因素，但要设计统一的预算表格体系、表样模板、指标及含义等。

5. 坚持权责对等原则

全面预算管理应做到明确责任分工，谁干事、谁花钱、谁编预算；谁管事、管什么事、编什么预算。医院要完善制度流程，各项管理制度应体现预算的要求，落实预算管理措施。有预算花钱，没预算不花钱，先预算，后做事。预算主管部门对预算的编制落实和实际执行情况负责。

6. 坚持统筹兼顾、保证重点的原则

根据医院发展目标和现有资源的配置情况，按照先保人员开支、有保有压、确保医、教、研重点需要和保证医院正常运转的原则，分清轻重缓急，统筹安排。

7. 坚持实事求是的原则

科室预算立足于严格经营分析和市场调研，防止低估或高估预算目标，保证预算在执行过程中切实可行。医院层面的战略目标和年度目标的确定和分解更需要精准实际，根据资源配置能力和外部环境变化等因素，建立适度的弹性预算机制，根据经营状况的变化适时对预算进行调整。

8. 坚持收支平衡、略有结余原则

全面预算的编制必须以收定支，即以收入为起点编制预算，再根据收入安排支出，并留有结余，以保证医院的可持续发展。

9. 坚持预算适应发展的原则

根据上期预算完成情况，调整科室控制指标，以适应当前医院管理和发展的需要。

10. 坚持节能增效原则

全面预算管理的终极目的是严格控制成本费用支出，关注运作效率，推进精细化预算管理，旨在提升医院总体盈利能力。

 三、建立全面预算管理委员会，保证管理工作开展

医院全面预算管理的落实，必须有一套完善的组织系统。

预算管理委员会负责预算管理的全面领导工作，预算管理委员会也是医院实施全面预算管理的最高决策机构，由医院书记、院长担当第一责任人，全面预算管理委员会居于预算体系的核心领导地位，以预算会议的形式审议重大预算事项。

实行全面预算管理要经过三个实施阶段：第一阶段建立医院预算管理体系；第二阶段业务收支实现全面全过程管理；第三阶段实现预算控制达到精细化管理。预算不再由财务部门一手包办，解决谁组织、谁实施、谁信息反馈、谁分析、谁考评等问题，把工作落到实处。全面预算管理日常工作机构落到总会计师和财务部门，负责编制、协调、分析和信息反馈等。

1. 预算管理委员会的具体构成

组长：党委书记、院长。

成员：院班子其他成员、总会计师、财务科长、医务科长、护理部主任、人事科长、办公室主任、后勤管理中心主任、科教科主任，纪检科科长。

组长是全面预算管理工作第一责任人，对医院全面预算管理工作负全面领导责任。

预算管理委员会具体管理职责如下：

（1）审议决定医院预算目标、预算政策及预算管理制度；

（2）领导组织医院年度预算的编制，审核预算编制方法和编制程序；

（3）根据医院战略规划目标，确定医院年度服务经营目标；

（4）审核批准医院年度预算编制大纲；

（5）审核批准医院年度预算的主要指标；

（6）组织对医院预算指标在各个科室和各个职能部门的分解；

（7）听取各科室、各职能部门关于医院年度预算指标的反馈意见，审查各科室编制的预算草案，并就必要的改进对策提出建议；

（8）组织对预算执行的检查考核工作；

（9）审核批准年度预算的修改，根据医院事业发展和业务变动的需要，调整、修订当年预算指标；

（10）听取、分析有关预算与执行的业绩报告，制定相关控制政策和奖惩制度；

（11）对全面预算管理过程中出现的矛盾或问题进行调解和决策。

2. 成立预算工作小组

预算工作小组负责预算编制管理的具体事务性工作。组长由总会计师担任，财务部门是全面预算归口管理部门，负责全面预算管理具体工作的牵头组织与实施。

预算工作小组主要承担以下职责：

（1）负责拟定全面预算管理的总体方案，制定预算管理的具体措施和方法；

（2）负责制订医院的预算管理制度；

（3）负责编写医院年度预算编制大纲；

（4）组织医院年度预算指标的测算工作；

（5）组织医院年度预算指标的可行性论证；

（6）具体进行医院年度预算指标在各科室、各职能部门的分解工作；

（7）收集各科室各职能部门对年度预算指标的反馈意见；

（8）收集汇总医院专项预算和分解预算草案，进行年度预算指标的综合平衡工作；

（9）预算编制过程中的各种数据资料的收集、传输，保管工作；

（10）预算委员会交办的其他工作。

3. 医院各科室是医院全面预算管理的执行机构

具体职责：

（1）依据预算下达的各项指标，严格执行预算标准。

（2）高度重视预算各指标的执行情况，实现预算管理与其他基础管理的有机结合。

（3）及时提供预算管理所需的各种数据的反馈，及时为预算管理职能部门进行预算编制、预算跟踪提供基础数据。

 四、确立主控部门及职责范围

预算归口分级管理即医院根据批准的预算，对支出项目按性质和重要性进行预算支出的控制方法。以各科室为预算责任单元的分级管理与部分项目由职能管理部门横向归口管理相结合。因此，要对成本费用预算归类、归口到主要控制部门，制定职责范围和权限约束，目的是降低预算执行的成本和控制预算执行的风险。

表 3 –1　　　　　　　　　　　　医院主控部门及其职责范围

主控部门	职责范围
办公室	负责党费、宣传费、报纸杂志费、会议费、电话费、邮寄费、租库费、燃料费、过桥过路费、保险费、制作费等项目的预算编制
财务科	工资、资产折旧费、洗涤费、印刷费（票据购置）等项目预算编制
医务科	检验外送费、法律服务费、医疗纠纷赔付等项目的预算编制
科教科	科研费、教学经费、奖励费等开展科研、教学活动发生的支出项目的预算编制
护理部	负责护理人员进修培训费用、护理工作业务经费的编报
后勤管理中心	材料器械购置、印刷费、水费、电费、设备维修费、房屋维护费、保洁费、物业管理费、垃圾处置费等项目的预算编制
医疗医技科室	负责科室收入、进修费、培训费的编列
……	

　　全面预算编制应以收支预算为基础，以现金流或结余为核心，将医院整体经营活动和各种资源纳入预算编制范围。

第七节　全面预算管理的编制

 一、预算编制需要注意的要点

　　1. 科学地理解和把握预算管理的内涵

　　预算管理是医院内部控制的一个工具，且服从和服务于医院的战略目标，通过医疗服务的预算运行和管控，来实现预算管理与医院战略的有效衔接。预算管理联结绩效考核方案，将医院发展与科室和员工利益有效结合。这样才会建立战略目标、经营计划、预算管理、绩效考核四位一体的全面预算管理体系。

　　因此预算的编制，应坚持目标性、完整性、合理性和可控性等原则。必须得到领导的重视和员工的配合，这也是事先做预算管理知识培训的必要。

　　2. 坚持以战略为导向编制预算

　　预算目标应以落实医院战略目标为出发点。建立监督和激励机制实现医院各科室权利和责任的整合与重新分配。把预算作为落实医院战略目标的重要工具，统领各科室完成医院经营目标，产生战略协同效应。

3. 预算应坚持"二上二下"的编制方法

预算编制应按照自上而下、自下而上和上下结合的方法和程序进行。首先，医院要根据战略规划制定年度经营目标，进行可行性分析，预算委员会研讨主要控制指标和预算方案，分解指标给临床医疗医技科室及行政管理部门。其次，由各医疗医技科室按照医院下达的经营目标，调研编制出本科室的预算目标并上报。再次，预算管理部门对各科室上报的预算草案及目标进行汇总，并与其反复沟通、充分协调，提出初步调整意见由科室予以修正。最后，在修正的基础上编制出医院预算方案，预算管理委员会讨论并上报医院党委审议批准后正式执行下达。

从业务层面上，预算编制应按照先业务预算、资本预算、筹资预算，后财务预算的流程进行，财务预算应在业务预算、资本预算、筹资预算的基础上编制，包括现金预算、资产负债预算和收支总表预算。编制财务预算时，应将现金预算作为重点，平衡控制资金流转，从根源上控制医院的财务风险。

4. 预算编制应有信息化的支持

医院内部信息畅通，是预算编制质量的基本保证。没有一套严密的信息生成与传递系统，是不可能保证预算编制效率和效果的。为了减少各预算主体之间关系的不确定性，保证信息在医院内部各相关主体之间及时、准确传递，保证医院内部各预算主体的行为与整体目标和谐一致，必须重视企业信息生成和传递系统的建立，形成一套横向、纵向都顺畅、及时的信息沟通渠道和网络。

5. 预算编制要与医院的实际管理水平和发展状况相匹配

医院预算的编制要顾及现实基础，不急于求成。要本着循序渐进的思路不断完善和改进预算编制工作，不能盲目追求精细和过分准确，预算编制应按照先易后难、先简后繁、编制与控制并重的原则，注重效果和持续改进。通过编制、执行、调整、分析、考核、评价等预算过程，不断循环改进，提高预算编制和管理水平。

 二、制定医院战略目标和年度目标

全面预算管理的五个管理过程：战略规划、年度目标、编制预算、控制调整、考核评价。通过管理过程的控制将医院价值与各级组织的具体目标、岗位职责联系一起，来保障医院战略的实现，通过对预算执行过程和结果分析监控，掌握战略的落实进展情况从而规避经营风险。

1. 制定医院战略规划

战略规划是全面预算管理的起点，规划医院愿景，寻求学科的发展方向和学术定位，制定学科建设的顶层和标准设计，以强化学科来引领医院教学科研的发展和医疗技术的提升。

通过对医院生存环境分析、市场竞争的冲击、医院资源和能力的分析，明确医院的优势，采取市场开拓的策略，内部如何提升医护服务质量，完善管理内涵，突出要发展壮大的学科医院的自我定位来规划战略目标。医院战略规划的制定同时概括战略目标及达成战略目标的可行性步骤。

2. 设立年度预算目标

医院战略决定采取的市场开拓策略和成本控制方法，医院的收入支出费用目标也应该是预算的年度目标，对医院战略目标进行更精确的、量化的描述。

年度预算即年度服务经营计划，也是医院年度服务经营计划指标体系，是在医院年度服务经营总目标的要求下，确定年度的各项指标，并将这些指标分解落实到各个部门。

年度预算编制一般是从确定服务经营目标开始，经营目标是医院未来服务经营活动预期达到的服务经营成果，作为医院服务经营活动的奋斗目标。

医院党委确定医院战略和年度目标，预算管理委员会作为预算的执行、落实、管控机构进一步分析、探讨、权衡、调研目标的分解依据。

3. 医院经营目标确立的思路

经营目标是医院在未来年度预期达到的服务经营成果，作为医院服务经营活动奋斗的目标。经营目标决定医院必须从事的主要服务经营活动以及医院各部门要进行的工作和要达到的成果，即决定医院干什么，怎样干，干到什么水平。

（1）医院年度经营目标的预算指标预期比例：

常见的有：运营收入预算，较上年增长 X%；运营支出预算，常规费用（管理类和非业务类项目）较上年度递减 X%；门（急）诊人次较上年度增长 X%；出院人数较上年度增长 X%；手术例数预计 X 例；平均住院日预计 X 天；药品收入占医药收入比例预计下降 X%；材料比下降 X% 等预算指标。

（2）确定年度服务经营目标的思路有多种情况：

以收入为导向的预算，即以预期的服务收入目标为核心来确定年度服务经营目标；以成本为导向的预算，即以控制成本费用为中心来确定年度服务经营目标；以收益为导向的预算，即以追求收益最大化来确定服务经营目标。

从目前大多数医院的现状来看，以收益为导向确定服务经营目标、即以目标收益为核心确定年度服务经营目标、编制年度预算比较普遍。

 三、制定医院年度预算编制大纲

预算委员会确定了年度目标收益及实现目标收益的相关服务经营目标以后，要制订出年度预算编制大纲，作为医院各部门编制年度预算的依据。预算编制大纲是指导医院全面开展预算编制的计划书，内容主要包括以下几方面。

1. 对外部医疗市场环境形势的预测分析

对医疗市场需求趋势的预测和医院在医疗市场中定位；对同级医院及同等诊疗项目

优势竞争的医疗机构经营方式、服务经营策略分析；国家经济政策、财政资金政策、医保政策、物价收费政策、金融筹资政策环境等对医院的影响分析。

2. 对医院核心竞争力和资金能力及经营条件的分析

对医院资源配置及资产物资采购需求与供给情况分析；医院服务能力、竞争优势、竞争劣势的分析；预算期影响医院经济运营主要的瓶颈、障碍、不利因素的分析。

3. 预算年度医院服务经营方针和预期目标

医院预算年度的经济运营指导思想和经营服务方针；预算期医院的总体服务经营目标包括收入目标、服务量目标、成本费用目标以及市场占有率目标、学科建设目标；预算年度医院重大经济运营事项和重点工作；围绕提高医院核心竞争力和实现预算期经济运营目标，医院在预算年度的重大经营活动事项和措施；年度预算编制的指导思想和基本原则。

预算编制指导思想与基本原则，主要是明确年度经营目标和指标的标准水平，预算目标和指标的分解落实的原则，以及如何引导全体员工参与预算编制的操作原则等，总预算与专业预算和分解预算的综合平衡遵循的原则和指导思想。各职能管理部门的专业预算和各业务科室的分解预算编制的内容和要求。年度预算编制的时间进度安排。

年度预算编制组织得当和各部门的责任要求、质量标准等。

四、测算预算年度目标的方法

1. 医院预算年度目标的测算使用的方法

制定医院年度收入预算目标，通常使用以下四种测算的具体方法：

（1）增长百分比法：根据上一年度业务收入水平，预计预算年度业务要增长的百分比，计算出预算年度的业务收入额度。

（2）量本利分析法：根据上一年度的门诊量和住院量或医疗业务收入确定预算年度需要增长的百分比，控制固定成本和变动成本确定降耗的百分比，利用量本利公式测算出预算年度业务收入额度。

（3）资产报酬率法：根据资产报酬率应达到的水平，预估医院预算年度业务收入水平。应注意两个比率：参照的净资产报酬率一定不能低于10%；总资产报酬率一定不能低于银行利率或资本成本。

（4）战略目标分析法：根据医院长远战略规划所规定的各年业务收入增长幅度，以及预算年度预计达到的收入水平，预估医院预算年度业务收入水平。

（5）可行性分析法：医院根据历史业务收入数据，医保、物价政策及外部环境的变化，对预算年度业务收入进行可行性分析，确定预算年度业务收入水平。

医院预算委员会领导预算工作小组，必须对医院党委会提出的目标业务收入进行可行性分析测算。采取多种方法分析预算目标实现的可能性：与历年的指标数据进行对比，判断目标收入及其相关指标增长幅度的可能性；与同级别、同规模的医院横向比较，判断目标收入及其相关指标增长幅度的可能性；在医院内部做调研，通过与医院医疗医技科室人员座谈，讨论实现目标业务收入的预计门诊量、预计住院量的可能性；研讨实现预计门诊量和预计住院量，相对应的药品、材料采购供应等成本费用的资金支撑能力；调研、研讨影响医院经济收益的其他因素或人员，判断目标业务收入及其相关指标实现的可能性。

根据这些程序和方法，需要多次反复地调研、研讨、分析测算，确定预算目标业务收入总额能实现或无法实现的影响因素，判断并修改预算目标值，上报医院党委会重新调整预算目标收益指标。

2. 利用量本利分析法测算预计年度目标经济收入和服务量

（1）利用量本利分析法，根据目标收益来计算预计的经济收入。

$$实现目标收益的经济收入额 = \frac{固定成本 + 目标收益}{1 - 变动成本率}$$

例如：医院上一年度的经济收入 10 000 万元，固定成本 3 500 万元，变动成本 6 000 万元，预算年度目标收益 1 500 万元，计算预算年度经济收入额。

$$预算年度经济收入 = (3\ 500 + 1\ 500) \div (1 - 6\ 000 \div 10\ 000)$$
$$= 5\ 000 \div 2/5 = 12\ 500（万元）$$

量本利分析说明：通过预算年度目标收益，与固定成本和变动成本及单位价格之间的关系，计算出预计经济收入，并且测算出损益保本点，预测出预算利润值和预算成本费用额，从而规划医院经济运营。

（2）利用量本利分析法测算预算年度服务量。

损益保本点：当利润为零时，收入与成本持平。

即：工作量 × 次均费用 = 固定成本 + 工作量 × 单位变动成本

$$工作量 = \frac{固定成本}{次均费用 - 单位变动成本}$$

这样可以导出保本工作量，如果利用量本利分析法测算贡献毛利，那么就应该等于业务收入减掉变动成本。

$$保本工作量 = \frac{固定成本}{次均费用 - 单位变动成本}$$

例如：某项口腔修复治疗收费 3 500 元/每颗牙，科室固定成本 30 000 元，变动成本 2 500 元/每颗牙。

贡献毛利 = 3 500 - 2 500 = 1 000（元）

保本工作量 = 30 000 ÷ 1 000 = 30（颗）

变动成本是指成本总额中与业务量呈正比例变化的那部分成本。如卫生材料、药品费等，它的特点是成本总额随业务量的变动呈正比例变动；单位变动成本不受业务量的影响，保持不变。

固定成本是指成本总额在一定时期和一定业务范围内，不随业务量增减变化的影响而固定不变的那部分成本，如工资、房屋和设备的固定资产折旧等。它的特点是在一定时期和一定服务量范围内，成本总额保持不变；单位服务量所负担的固定成本是随业务量的变动而呈反比例变动。

医院预算年度收入目标的实现，一定要提高门诊量和住院量，控制降低变动成本。

3. 经营结余率法

利用经营结余率计算出预算年度业务收入的方法。

$$经营结余率 = \frac{结余总额}{收入总额}$$

$$实现目标结余的收入总额 = \frac{目标结余}{经营结余率}$$

例如：医院上年业务收入10 000万元，业务收支结余500万元，预算年度目标结余1 000万元，测算预算年度业务收入。

业务收支结余率 = 500 ÷ 10 000 = 5%

预算年度业务收入 = 1 000 ÷ 5% = 20 000（万元）

4. 利用毛利率法测算经营成本

$$预算年度业务成本 = 预算年度业务收入 × （1 - 毛利率）$$

运用以上任何一种方法测算出的预算年度业务收入指标后，一定由预算管理委员会或是预算工作小组，召集各科室人员进行分析和论证，找出预算目标实现或不能实现的影响因素，有理有据，如果不能实现的可能性很大，必须修改预算目标，如同踮脚摘苹果原理既有可操作性又要摘得到。

成本费用指标也是同理，预判和分析业务成本和管理费用指标的可行性，以及影响成本费用指标实现的因素和降低成本费用的措施。

五、制定预算目标分解依据

预算目标由战略目标分解确定，设定分解目标的基本依据：医院中长期发展规划及两年滚动战略规划分解的年度规划指标；医院年度经营目标；医院上年度预算执行情况；上级单位分解下达的年度预算项目；医改政策及其他预计出现的重大变化等要考虑的因素。

各个职能部门、医疗科室应承担的经济责任和要实现的主要服务经营指标及费用成本目标，在年度预算编制大纲中已经明确。各业务管理部门将年度业务预算中涉及的相关指标进一步分解明确，编制本部门的收入、成本费用预算，形成分预算草案。分预算的编制过程，是一个进一步对医院年度预算的总体目标的论证过程，也是年度预算指标的分解落实过程。各部门在编制本部门的分预算时，要动员本部门的员工，在明确本部门承担的各项预算指标和相关责任的基础上，认真分析实现预算指标的可行性。

预测可能出现的问题和困难，提出解决这些问题和困难的应对措施，研究如何挖掘各种潜力，保证完成各项预算指标。

医院年度预算指标在各个科室、各职能部门等部门之间的分解是一个反复讨论，反复统一思想的过程，上级要允许下属各科室和各职能部门提出完成指标可能出现的问题，并认真地研究分析问题，同时各个科室和各个职能部门也要从保证医院总体目标出发，千方百计地挖掘潜力。

六、全面预算编制的内容体系

全面预算的编制是基于医院经营目标的实现，通过定位医院的发展建设目标，预测业务收入为起点，延伸到成本费用及资金收支等各方面的预算，最后编制预计财务报表的一种预算体系。

全面预算的基本内容主要由业务预算、专项预算和财务预算三部分组成。

业务预算又称经营预算，是反映医院预算期间日常运营、业务收入、费用支出和医院管理等诊疗活动和经营活动所编制的，与日常业务直接相关，主要包括临床业务预算、成本预算、费用预算等。

1. 收入预算的编制

收入预算包括财政补助收入、上级补助收入、医疗服务收入和其他收入。

（1）财政补助收入：根据财政部门核定的数额编制；

（2）上级补助收入：根据主管部门和主办单位分配此项补助的意向或计划预计列填。

（3）医疗服务收入：包括医疗收入和药品收入，根据医院目标、预计服务量等进行编制。

（4）其他收入：根据具体收入项目、业务计划等逐项目计算汇总编制。例如：培训收入、利息收入等。

医疗服务收入包括门诊医疗收入和住院医疗收入，同时分医疗收入和药品收入。

$$预算门诊收入 = 预算门（急）诊人次 \times 门诊次均费用$$
$$预算住院收入 = 预算住院实际占用床日 \times 每床日服务费用$$

2. 医疗服务收入编制原则

（1）医疗服务收入的主要内容是服务量、次均费用和医疗服务收入。服务量是根据医疗服务市场预测并结合医院以前年度服务量科学预测确定的。

（2）确定医疗服务收入后，根据医院年度工作计划中，药品收入占医药收入的比例，确定预计医疗收入和药品收入。

（3）具体医疗收入明细预算，参考历史发生比例予以确定。

3. 深入科室调研医疗服务收入预算目标分解依据

在确定预算目标之后，接下来要把确定预算目标分解到医疗、医技科室。

根据医院的年度收入目标，调研科室往年的业务收入、门急诊量和住院量、科室人员情况、床位使用率、收费水平、科室的发展潜力、工作量饱和度、国家政策影响、人均业务收入等信息数据，把年度收入目标下放分解到科室。制定出以业务收入，非药品材料收入、门诊量、住院量等指标考核体系，确定科室经营目标。

收入是指医院开展业务及其他活动依法取得的非偿还性资金。

收入预算反映预算期内以医院的收入目标为依据，结合门诊量、住院量、次均费用、收入成本率、药占比等量化指标，参照前两年科室收入数据分解到各个医疗、医技科室，作为科室预算期内的收入预算目标。

科室收入指标编制考虑因素和依据：医院的年度收入、非药品收入的工作目标；科室往年的工作量（门急诊量、出院人数）；科室人员增减变动情况；科室床位使用率；收费水平（每门诊人次费用，每住院人次费用）；科室的发展潜力、工作量饱和度；国家政策影响：例如医保政策、医改政策、调价；科室的布局变化：规模变化（床位、诊室）；不能自负盈亏的科室政策影响因素，考虑科室只创造社会价值而没有盈余的政策导向；考虑医疗科室和医技科室的不同性质，医技科室被动创收的因素；全院人均业务收入、科室人均业务收入；科室前两年收入与工作量情况等因素。

4. 支出预算的编制和目标分解

支出预算是指医院预计在开展医疗服务及其他活动过程中发生的资产、资金耗费和损失的预计数。支出预算按费用性质归口管理，按授权制度分级控制。

预算支出先归口到相关预算单元，再分级落实到有关职能部门负责管理，按有关授权制度规定及支出数额（定额标准），实行目标控制。对预算内的支出，事先要提出资金使用计划，交预算管理和财会部门审核，作为办理支出的依据。

预算的编制要细化明确，有利于归口分级管理，可加强预算的可操作性和预算的硬约束。为了使全面预算管理有效执行，首先要细化预算，将预算的制度、责任、指标、定额和费用等各方面进一步细化，分解到管理的各个层级与个人，使他们具有明确的目标并进行过程监控，从而减少麻烦，提高预算执行效率。

财务部门协同相关部门编制成本预算草案，现在多数医院的成本预算是由财务部门编制，从加强成本管理的角度，成本预算最好由相关部门编制，财务部门协助为好。

人员支出预算：参照前一年度人员支出作为医院和科室的预算数，包括工资、绩效工资、医院负担的养老保险、医院负担的公积金、医院负担的医疗保险、医院负担的工伤保险、职工热化费、夜班补助、抚恤金和丧葬费、伙食补助及其他职工福利费，以及离退休人员支出等。由财务科依据上年数计算填列。

业务费支出预算：办公费、差旅费、招待费、印刷费、宣传费、水费、电费、邮寄费、电话费、保洁费、租库费、燃料费、过路过桥费、保险费、进修培训费（院外）、设备维修费、房屋维修费、光纤费、软件维护费、医疗减免、医疗赔偿、检验外送费、洗涤费、科研费、教学经费、奖励费、燃气费、医保超限罚款、法律服务费、资产折旧费、消防监控费、女职工生产费及其他项目支出。

为有效推动全面预算管理，各职能科室应对归口管理费用、应收应付款等项目进行专项预算。

办公室负责党费、宣传费、报纸杂志费（含图书）、会议费、电话费、邮寄费、租库费、燃料费、过桥过路费、保险费、制作费等项目的预算编制；

医务科负责检验外送费、法律服务费、医疗纠纷赔付、新技术新疗法奖励等项目的预算编制；

护理部负责护理相关项目的预算编制；

后勤部门负责印刷费（需印制的表格）、水费、电费、设备维修费、房屋维护费、保洁费、特种垃圾处置费、设备购置费等项目的预算编制；

医保科负责医疗保险预算及各类医疗保险金的超限扣款项目的预算编制；

财务科负责工资、资产折旧费、洗涤费、印刷费（票据购置）等项目预算编制；

科教科负责科研费、教学经费、教学奖励费、规培支出等开展科研、教学活动发生的支出项目的预算编制；

保卫科负责消防监控费等的预算编制；

工会负责职工福利相关费用的预算编制。

医院根据全面预算管理的费用关注点，将招待费、差旅费、进修培训费等预算项目，要求各科室自行计划填列。招待费要求根据年度业务收入的一定比例进行总量控制，差旅费、进修培训费则要求科室列出明细预算。

费用归口分级管理的原则：有预算不超支；无预算不开支；预算项目间不允许串项使用；不允许"先斩后奏"。

5. 资产物资购置预算的编制内容及分解

资产物资购置预算是医院在预算期内进行资本性购置活动预算，包括固定资产、卫生材料、药品、库存物资、备品材料、低值易耗品等资产物资购置。

资产物资购置预算（除药品）由科室经过研讨、论证购置需求，附带论证报告申请上报年度预算数给后勤部门，并由后勤部门汇总上报到全面预算管理委员会核准。

房屋修缮等项目如果会对医院的现金流造成重大影响的，必须单独列出详细投资预算，并配合工程进度做好资金筹措工作。

药品采购根据预算年度内的业务收入预算的药占比计算填列，执行科室为药剂科。

作为直接成本的药品、卫生材料、高值耗材等直接成本按照科室成本率，参照科室收入目标预测并数字化、价值化。

全面预算管理是对现代医院成熟与发展起过重大推动作用的管理系统，是医院内部管理控制的一种主要方法。医院把所有收支全部纳入预算统一管理，以医院发展规划和年度计划目标为依据，综合近几年收支情况，设立发展目标并分解到各个科室，通过建立预算编制、审批、执行、监控、调整、决算、分析和考核等制度和流程，以此提质增效。

6. 财务预算的编制内容

财务预算综合反映各项业务对医院现金流量和运营的影响，从而规划医院的现金流量和经营成果，财务预算实际上是业务预算和专项预算的综合体现，主要包括现金预算和预计财务报表，落脚点就是现金流量预算，最后形成预计收入支出表、预计资产负债表和预计现金流量表。

财务预算是依赖于业务预算和专门项目预算的汇总，是整个预算体系的主体，是全部预算的综合反映。

资本预算也叫资本支出预算，是医院投资于固定资产、无形资产等长期资产项目的支出预算。资本预算依据医院战略规划和技术改造计划，由医院的基建部门、医务部门和设备管理部门分头编制、财务部门进行汇总。

编制现金预算是财务部门依据业务预算、成本预算、费用预算和资本预算，预测估算全年的现金收入，现金支出，以及现金结余或不足，编制年度现金预算。

7. 现金收支预算的编制

首先让我们了解现金收支在医院运营中的作用：①现金收支状况影响医院资金周转和经济运营状况。医院资金周转都是从现金支出开始的，现金的储备和支出直接决定资金周转的好坏。②现金收支状况决定和影响医院成本费用的高低。现金支出是医院的成本费用的开始，又是医院资金的源泉。现金储备和使用不足势必影响医院运营周转。

现金收支预算编制的原则：①收入和支出分开编制原则。支出预算不能大于收入预算。不能编制赤字收支预算。现金收入归口财务管理，任何部门不得截留使用；现金支出必须按照预算规定的项目，由财务部门划拨，其他部门无划拨直接使用权。②刚性预算原则，刚性预算是弹性要小，执行要严格。医院全部现金收支必须全部纳入预算范围，预算下发执行，任何人不得随意修改，包括院长也不能随便修改。在预算执行过程中，没有预算不开支，杜绝一切超预算开支的现象。

现金支出预算一般都是月度预算，医院各部门、各科室在制订经营计划和各项工作计划的同时编制现金支出预算，报到医院财务部门（见表3-2）。要按标准定额逐项核算编制，现金支出预算编制关键要细。各部门的现金支出总额一般不得突破年度预算即成本费用预算规定的指标。

表 3 - 2 现金支出预算表

年　月　　　　　　　　　　　单位：元

序号	支出项目	明细项目	数量	价格	支出金额	支出时间	备注
	合计						

　　财务部门对各部门上报的现金支出预算进行初步审核，对不符合预算编制要求的，有权要求相关部门重新编制，对预算金额超过年度服务经营计划指标的，要求该部门说明理由，并由该部门报送院长，审批后，方可列入预算。

　　财务部门根据医院业务收入状况编制现金收入预算，和各部门的现金支出预算，审核后形成月度现金支出预算表，汇总编制现金收支预算汇总平衡表。进行初步平衡，计算出收支差异，在支出大于收入的情况下，财务部门先与各部门协调，要求各部门自行调整调低支出金额。

　　由于现金支出预算的刚性原则和现金收入的弹性比较大，致使现金收支往往很难平衡，因此，建议现金收支预算编制弹性预算，以防现金收支预算难以推行。现金收支预算编制要明确支出方向、支出重点、支出原则。最好把现金收支预算方案交院长办公会讨论通过后，交由财务部门控制执行，以赋予预算法律效力。

　　预算内的现金支出，哪个部门花钱，哪个部门领导签字，谁签字谁负责。对于预算外的现金支出要编制临时性预算表。

　　编制临时性预算的部门要说明支出的原因，并根据支出明细项目，逐项核算编制，报院长批准后列入预算。

　　现金收支预算的执行：现金收支预算编制下发后医院各部门各科室，凡是有现金支出的必须按照预算规定的项目、金额、时间由财务部门划拨执行，对没有列入预算的项目，财务部门有权拒绝开支。

　　购置固定资产、无形资产等长期资产的支出，作为资本性支出在编制预算时要进行可行性研究。在预算执行时，院长还要检查签字预算期末对预算执行情况进行检查考核，对超预算开支的要追究当事者责任。

8. 专项预算的编制内容

　　是指预算期医院涉及长期投资的、非经常发生的、一次性业务支出的预算。它包括资本支出预算和一次性专门业务预算。直接反映相关决策的结果，是实际中选方案的进一步规划。主要包括：根据长期投资决策结论编制的与购置、更新、改造、扩建固定资产决策有关的资本支出预算，以及医院根据业务需要投融资行为。

七、全面预算的编制流程

医院按照"目标设定—编制—执行控制—分析—考评—改进"的程序推进全面预算管理。

医院预算目标设定采用自上而下与自下而上相结合的方法（按照下—上—下的流程进行），预算目标由战略规划分解确定。首先由后勤部门负责汇总各科室购置资产年度预算数，财务部门负责汇总各科室收支预算数，在此基础上，医院预算管理委员会根据医院战略目标及本年度分解目标，提出医院资产、收支预算参考性目标，并分解下达到各个科室，然后各科室依据医院参考性目标，编制本科室年度预算，上报到财务部门进行汇总，最后根据预算管理委员会重新核定的科室预算数为科室年度预算数。确定分解到各科室的预算目标由科室执行完成。

八、预算编制的操作技术

1. 设计预算编制表格

以 Excel 表格形式设计全院汇总的预算表格，制定出以收入和费用两列的格式。收入列为收入预算考核指标；费用列为所有支出和购置项目。财务部门把表格设计得越详细越有利于科室看得懂，填得明白，并备有填表说明（见表 3 - 3）。

表 3 - 3　　　　　　　　　　　2019 年 X 科预算下发表　　　　　　　　单位：万元

序号	收入及工作量预算项目	金额及数量		支出预算项目	金额		预算说明
		2018 年实际数	2019 年预算数		2018 年实际数	2019 年预算数	
1	毛收入	63	152	科室工资总额	52	52	科室全员工资
2	非药材收入	53	122	医院负担的医保	4	4	医院负担 7% 医疗保
3	药占比			医院负担的公积金	2	2	医院负担的公积金
4	门诊量	6568	9607	医院负担的养老保险	13	13	医院负担的养老保险
5	住院量	59	150	医院负担的工伤保险	0.1	0.1	医院负担的工伤保险
6	收入成本率	19.02%		绩效工资	4	4	2018 年绩效工资
7	门诊非药材次均费用	68		伙食补助	1.3	1.3	食堂餐票
8	住院非药材次均费用	3792		夜班补助	0.7	0.7	夜班补助及过餐

序号	收入及工作量预算项目	金额及数量		支出预算项目	金额		预算说明
		2018年实际数	2019年预算数		2018年实际数	2019年预算数	
9				职工取暖费	0.6	0.6	科室全员热化费
10				退休费		0	财务科填列
11				离休费		0	财务科填列
12				税费	0.3	0.3	财务科填列
13				抚恤金及丧葬费			财务科填列
14				其他人员支出			财务科填列
15				卫生材料购置			后勤管理中心汇总填列
16				设备购置			后勤管理中心汇总填列
17				……			

2. 下发各科室预算表格

设计好的预算表格，填好医院分解后的预算目标数据，下发到科室自行审核或自行填报数据项目，附带设备等购置论证报告，在时限内上报到预算工作小组，预算工作小组根据分工完成数据汇总。

3. 上报预算管理委员会审批

预算管理委员会根据年度目标，核定各科室所上报预算的可行性和资金承受能力，重新按照轻重缓急的执行原则，核定科室预算数据和执行时间。预算工作小组根据预算管理委员会的审批重新下发到科室研讨。

4. 下发最终预算数据

各科室研讨认可后的预算数据，重新修改，上报预算工作小组，经过主要院领导签批，作为科室预算执行的依据。

5. 生成医院年度预算数据

经过预算管理委员会通过主要领导签批的预算数据，由预算工作小组汇总为医院年度预算数据，通过预算编制模式汇总为预算收支总表、预算现金流量表和预算资产负债表三张财务预算报表，根据预算变量和预算假设的变化相应实时联动，形成全面预算管理中预算年度报表体系。

预算部门的费用预算汇总表仅仅是一张部门费用预算的汇总表，对每一明细预算科目如工资、差旅费、培训费等都应下挂更加明细的预算表格，根据其性质设定相应的合理明细表格，以方便预算的编制。

九、预算编制的审核

单一的预算编制完成后，需要进行预算的汇总和审核，形成医院年度预算数据；再经过医院预算管理委员会的审核；最后报医院党委会批准通过，形成医院年度预算文件即可以下达执行。

预算经过批准和下达后，即进入执行状态。预算执行中的控制主要在于实际运营中的各医疗医技科室和行政机关主控科室，严格按照预算执行。实践中在各部门设置预算兼职控制人员，与预算工作小组进行配合，实时记录业务实际数据、并与锁定的预算相比较，实时监测预算实际完成情况与预算的偏差，并分析偏差原因，能够控制偏差在容许的范围之内，促进预算目标的实现。

第八节　全面预算的执行监控和调整

预算的编制只是预算的第一步，如果编制再好的预算不执行，也发挥不出管理效率。为了保证预算的权威性和严肃性，要求各部门必须严格执行预算，预算管理委员会根据预算执行情况定期滚动，审定预算任务。定期召开经济分析会，对预算执行中反馈的问题予以解决整改，并分析和考核，提高预算的控制力和约束力，还必须硬化预算约束，在预算执行过程中严格按制度与程序办事，坚决杜绝违规操作。

 一、全面预算执行与监控的关系

全面预算执行是指以预算为标准，组织实施医院运营活动的行为，包括从预算审批下达到预算期完成的全过程。全面预算的监控是指医院以预算为标准通过过程监督、信息反馈与预算调整等方法促使预算执行不偏离预算标准的行为。

预算从编制到审批，一般经过自上而下和自下而上的多次反复，也是预算编制与审批各预算单元之间相互交流和沟通的过程。只有经过一个上下反复的过程，才能提高预算的合理性和准确性。

全面预算执行监控是根据医院发展战略，逐层分解，针对经营目标，全程管理医院运营活动，并对实现的业绩进行考核与评价的内部管理机制。通过全面预算执行监控，领导层可以及时发现和解决医院运营过程中遇到的问题，适时制定出强有力的经营策略，提高管理水平，构筑医院的核心竞争力。

全面预算执行监控的目的在于以一系列的预算、控制、协调、考核为手段，管理医院经济运营活动全过程，最终实现医院的战略目标。全面预算管理体系是由一系列预算及差异分析表格、相应制度和说明组成的，根据医院经济活动前后衔接、相互关联、有序排列形成的一个完整的报表体系，它完整地体现了医院对未来经济活动的预期，通过将运营结果与预算进行分析、比较，可以在医院经营活动中实行过程监控，因此促进年度经营目标的完成。

二、预算监控的原则和特征

预算监控是按照一定的程序和方法，确保医院及各预算执行部门全面实现预算的过程。

1. 全面预算监控原则

（1）建立全面预算监控标准或监控目标，没有监控标准或监控目标全面预算监控也就无从谈起；

（2）全面预算的监控指标体系必须有多种发展的可能性，如果被监控的指标体系执行时发展方向和结果单一，就没有必要预算监控了；

（3）全面预算监控的执行部门，一定根据预算执行科室执行预算过程中的，不确定因素能够掌握，并通过一定的控制方法解决，如果没有解决的方法，全面预算的监控目标就不能实现。

2. 全面预算监控的特征

全面预算监控是一种目标控制，具有很强的目的性。全面预算监控是实现全面预算目标的方法和手段，目的是实现医院价值的最大化，通过对医院运营的各个环节的管控来不断增加医院价值的过程；全面预算监控也是一种控制制度。预算一经确定，在医院内部已具有法律效力，全面预算监控所采取的程序、方法都以预算为目标，以严格、规范的预算管理制度为依据，从而提高全面预算监控的权威性，保证预算控制的有效性。

全面预算监控的主体应该是预算管理委员会、预算工作小组、总会计师、财务部门、内部审计部门、医疗质量控制小组等，通过几个层次的监控，充分发挥预算执行部门的自我监控作用，建立以预算目标为导向的激励和约束机制，将预算执行主体的责任与其利益挂钩，激励各预算执行部门在执行预算的过程中对偏离预算的活动进行自我纠正，调动预算执行部门自我控制的积极性。使科室目标与医院整体目标有机统一，医院的利益与个人利益有机统一，从而为实现医院的经营目标而努力。

三、预算编制审批后需要做执行前的准备工作

为了预算得到有效执行，在预算执行前，医院需要将预算目标层层分解，落实到主控业务科室，签订目标责任书的方式建立预算执行激励与约束机制，确保预算有效贯彻执行。

预算的分解是对预算指标的细化和落实的过程，其目的是保证预算目标的实现。需要处理好以下预算分解工作：将预算目标切分给预算执行部门或主控业务科室；将年度预算分解为季度预算和月度预算；各部门、各科室对本部门的预算指标进行层层分解，形成预算执行体系。

为了保证预算分解的科学性，各项预算指标的分解应遵循四个原则：定量、公平、全面、可控。为了保证预算执行的规范，可以与预算执行科室签订预算责任书，以契约的形式将预算目标落实到各级预算执行部门，明确决策管理层与预算执行层的相互关系以及各自的责任、权利和义务，促进责任目标的完成，推出配套奖惩政策，对预算完成情况进行奖惩。

 ## 四、全面预算执行与监控不同阶段的控制措施

预算执行的目标是促进预算各项目标的完成，为此医院各预算执行部门需要严格以预算为标准从事各项运营活动，与此同时，医院需要在预算各个执行阶段采取一些控制方法和措施，来保证各预算部门在预算执行过程中不偏离预算目标。预算执行按进程可分为预算执行前期、预算执行中期和预算执行后期三个阶段，因此预算执行与监控的程序应以预算执行的三个阶段为主线依次展开。

1. 预算执行前期控制要点

预算执行前期是指医院各项预算执行部门落实预算目标的过程。前期预算控制的目的是确保各项预算执行部门从事的各项运营活动都在预算范围内。既要保证实施的运营活动在预算规定项目之内，又要保证实施的运营活动不要超出预算规定的标准。如果准备实施的某项经营活动不在预算范围之内或超出了预算规定的标准，属于必须要做的事项，一定追加预算项目或用预算外指标；如果此项运营活动可以不实施或拖后实施，就应终止此项经营活动的执行。

2. 预算执行过程中控制要点

预算执行过程中是医院各项预算执行部门具体操作执行预算的过程。领导层需要对预算实施过程环节进行事中控制，督促、鼓励、确保各项预算指标如期完成。预算执行部门严格执行预算，及时反馈预算执行情况，预算工作小组通过审批、核算、分析、调整、审计等方法实现对预算执行过程的有效控制。如果预算执行过程出现了预算偏离预算标准的情况，就要及时分析原因，采取行之有效的措施纠正偏差，以确保预算目标的实现。

3. 预算执行后期控制要点

预算执行完成时，预算工作小组及时根据执行结果进行决算、考核、分析等控制活动对预算执行实施事后控制。确认预算完成情况和执行情况，同时根据预算考评结果制定预算奖惩方案，对各个预算责任部门进行奖惩的兑现。

五、全面预算执行与监控的内容

医院对经济运营预算执行情况、资本购置支出情况和财务预算执行情况都要进行监控，监控的具体内容包括：（1）预算执行部门的预算落实情况，是否执行预算指标，是否按照进度分期执行。（2）预算执行是否全面，是否综合地考虑预算目标与经济运营的关联，是否考虑预算任务完成对经济运营的全方位影响。（3）预算执行是否受资金使用状况影响，资金安排得是否均衡，查找预算执行出现偏差时的原因所在，解决预算执行中的问题及措施等。

1. 资本支出预算控制

必须按照年度预算目标的资金承受能力，逐步执行完成预算，应急及特殊资本支出走预算调整追加程序。

资本支出的控制首先控制在资本项目授权上，谁负责、谁报项目计划、谁花钱、谁负责支出资金使用。资本项目授权管控应该手续健全，规划完整，执行到位。其次资本支出的控制是进行成本资料的管控。要对每个阶段的财务资料使用，详细记录、精准核算、及时汇报、岗位分离、相互监督。资本支出成本项目根据使用和进度及时汇报给主管领导，附带最终验收及审计报告，财务作为资产账务处理的依据。

2. 现金预算控制

财务人员直接承担现金预算控制的责任。月初根据各个预算执行部门的现金收支报表，根据医院持有现金的支付能力制订付款计划数，实际的现金收支与预期的年度预算分解后的月度预算数必有差异，这些差异产生的原因可能有：现金影响因素的变化、突然的经营状况影响现金的收入下降、突如其来的现金支付无法控制而使现金匮乏。

因此加强现金控制，就要根据医院运营实际情况适时调整现金政策，同时尽量规避现金短缺的产生因素或降低风险，方式如下：定期规律地催收应收账款，控制减少付现、延迟资本支出、拖延供应商付款、降低药品和卫生材料的库存、提高创收能力来增加现金收入等。

操作层面的现金控制的方法应该是对现金及未来可能的现金状况实时持续的评价，对下一期可能发生的现金流量进行预测；财务相关人员要对现金需求合理计划并作出预判，进行每月、每周或每日的评估，要求领导层按照计划支付款项，收入有目标，支付有计划，编制现金收支日报表，以便控制现金流量。

全面预算管理执行监控要有重点，这样也节约了人力、物力，监控重点主要是医院的临床业务流和资金使用流两个方面，代表着医院经济运营的收入管控和支出管控。临床业务流的管控主要是对临床收入预算目标完成情况进行督促、帮助、激励、评价、考核和分析，从而增加运营服务收入。同时对临床预算科室的支出、成本、费用、资产物资的使用请领等预算指标进行管控，从而降低运营成本。来获得医院最大效益；资金使用流的管控关系到医院的生存和发展，因为资金的运动是医院造血循环，血液循环是否通畅直接关系到医院的可持续发展。现金流又是资金运动的核心，也是预算执行和监管的主要财务风险点，如果现金流出现问题，将是医院经营的财务风险。近几年，医院纷纷建立运营部，负责医院经济运营、绩效考核、物价收费和成本控制等业务，执行医院内部结算中心职能，运用资金监控卡等方式对资金进行监控，都取得了良好的效果。

六、如何提高预算的约束力

（1）坚持重视过程控制，支出预算时时监测。
（2）建立激励机制调动职工积极性。
（3）审核月度和季度预算表。
（4）建立业绩和职务互动的考核机制。
（5）搭建预算信息平台。

七、预算实施过程中遇到的主要问题和解决方法

1. 由于专业性较强，职工对全面预算管理认识不够

虽然实行全面预算管理前期，财务各个层次进行了培训，但由于专业性较强，科室负责人抱怨预算下发的表格看不懂，财务与科室沟通乏力。因此财务逐一科室讲解，完成有疑问科室的沟通。加强理论学习，提高全面预算管理的执行水平。

2. 科室支出预算报的随性，超出以往支出

由于没有约束，科室的支出预算尤其差旅费和培训费容易虚高。预算工作小组深入调研，立足实际，确定客观可行的预算目标。首先要根据科室规模、人员配备、资源占有、服务能力等因素，综合分析确定预算目标，这个预算目标要在广大员工的努力之下是能够实现的。其次，根据科室需求设立定额，要集思广益，全面考虑改进的可能性，使制定的定额尽可能与科室人员、资源、能力相匹配。

3. 主控科室统管的预算项目存在接口和协调问题

主控科室对自己统管的预算项目掌握的不精准，与资金使用部门和物资的消耗额度拿不出预算金额，因此财务修订了预算项目增加了详细的说明，提供历年的消耗数据，需要财务部门支持和协助直接与科室接口和协调。

4. 收入目标预算分解统一不了口径

收入预算目标分解按照科室以往的收入情况和指标基数为依据，使同类科室预算目标有高有低，有"鞭打快牛"的嫌疑，目标高的科室有不满情绪，这样院领导多次解

释和协调，收入预算目标不代表科室的贡献值，年末完成预算奖励方案中考虑到目标高科室的贡献，给以相应的奖励措施。

5. 预算意识不强，"先花后算"情况多

预算执行过程中缺乏管控意识，相互监督制度不完善，执行的随性较大，造成编制的预算与执行的结果偏差大，缺乏一个完整的财务预算控制网络。加强全面预算管理的信息化建设，搭建预算信息平台，通过计算机程序的设计，实现自动控制，使各项收支预算能自动实现匹配，数据收集更加及时广泛，领导层的重视加大预算考核力度，保证预算考核的公平公正。

八、如何提高预算执行的效力

为保证预算的指标能真正落实并实现，要加强预算执行过程中的管理，抓好以下几个方面。

1. 在思想上要树立以预算为中心的认识，医院各部门各单位要认真落实和完成预算的目标和指标

预算是方向，预算是承诺，预算是命令，月度预算确定的各项指标和责任，就是对各个部门各个单位下达的命令，必须坚决完成。

2. 加强预算执行中的核算工作，尤其是统计核算工作

预算执行的核算工作包括会计核算和统计核算，只有加强核算工作才能及时准确地反映预算执行的情况，为预算考核提供依据。（1）完善各项原始记录。（2）健全信息传递系统。（3）完善统计分析工作。原始记录收集的资料经过加工整理，与预算的各项指标进行对照，及时发现服务经营中偏离预算的各种问题。

3. 预算执行过程中的检查督促

医院领导和各部门的管理人员，要经常到服务经营现场进行检查发现问题。检查是管理最简单的方法，又是最重要的方法。检查最好的方式是抽查。

预算经过层层分解，成为各个部门、各个岗位的责任目标。在预算执行中预算执行部门需要关注预算指标并作为科室具体的业务活动事项完成目标。同时为了确保预算在受控范围内执行，各种预算的执行还需要履行申请、批准、执行、反馈、核算、考核等管理程序，而预算管理部门正是通过参与预算执行的各个环节，实现对预算执行的全过程管理。

九、全面预算的调整

加强预算执行过程控制，严格预算执行效力。预算一经确定，各有关部门和单位在生产经营活动中必须严格按预算办事，预算管理委员会要根据实际情况按季、分月滚动下达预算任务，建立预算分析会制度，定期对预算执行情况进行反馈、分析和考核，以提高预算管理的控制力和约束力。

1. 预算调整的原则及流程

当医院内部或外界环境发生变化，预算出现较大偏差从而导致原有预算不再适宜，就要进行的预算修改和调整。具体表现在两个方面：一方面，在预算执行中，由于主观因素、客观因素的变化，尤其是外部环境发生重大变化或医院战略决策发生重大调整的时候，需要对年度预算进行调整；另一方面，预算调整执行严格的规范预算调整制度。

预算调整事项应遵循以下原则：（1）不能偏离医院发展战略和年度预算目标；（2）调整方案应当在经济运营上实现最优化；（3）调整重点应该是预算执行中出现重要的、非正常的、不符合常规的事项。

预算调整的程序需要经过申请、审议和批准三个主要的程序。

首先应由预算执行或编制人员提出申请，调整申请应说明调整理由、方案、调整前后的预算指标差异等情况；其次预算调整通常由预算管理委员会授权财务部门或预算工作组负责并提出调整议案；最后调整后的预算申请由预算管理委员会审批，金额较大或重要的事项须由医院党委会通过方可执行下发。

预算调整需要在调整范围、调整权限、调整程序、调整流程和调整预算的执行等方面进行控制，以保障预算管理的权威性。

2. 预算追加权限及审批

当医院年度预算根据运营状况需要增减时，将进行预算追加。对于重大项目的追加，必须召开预算调整会议，认真讨论项目的可行性和分析报告，确定追加项目的预算额度，并形成书面会议决议，由预算管理委员会审批同意后上报医院党委会通过。

预算追加后均要形成新的追加预算表，注明追加时间、执行时间、编写追加说明。同时增加预算内部控制，积极有效地降低预算风险，进而提高预算的控制力度。

预算是以价值形式反映的医院事业经营计划。全面预算管理是以预算为工具，具有指挥和调控全院各种经济活动的严肃性和强制力。通过预算编制、审批、执行与控制、调整、分析考核等管理活动，确保单位经营目标实现的过程。医院各项经济活动都纳入预算管理，进行预算控制。预算一经确定，未经规定程序，不得随意更改。

第九节　全面预算的分析和预算考核

 一、全面预算的分析

预算分析是指计划期结束时，对预算执行情况的总结分析，通常与医院的财务分析或经济活动分析相结合。事后分析能促使医院提高预算编制的水平，从而提高医院管理水平。

预算差异分析是通过比较实际预算执行结果与预算目标确定差异额及差异原因。当实际执行的结果与预算目标的差异较大时，医院管理层应审慎调查，查明发生原因，并且采取适当的措施进行管控纠正。预算差异分析可以及时发现预算管理中所存在的问题，是控制和评价职能的重要手段。

1. 医院需将预算差异分析定位，了解它的运行机制

预算差异分析的运行机制是以预算管理流程的分析为基础。预算管理可分为预算编制、预算控制和预算考核，年度预算的控制需要落实到月度预算控制上，而月度预算的控制又分为事前控制、事中控制和事后控制三个环节。将通过这三个环节来确定差异分析在预算管理中的位置。

月度预算差异分析结果是调整下月预算差异干扰因素的依据和基础，月度预算事中控制主要是财务部门对预算执行部门日常业务进行审核，保障预算目标的实现，重点环节是支出审批，与差异分析关系不大。月度预算的事后控制，是通过差异分析报告来反映预算执行进度、指标完成情况及分析建议。

2. 月度预算差异分析的实际操作和流程

（1）预算执行部门每月应对预算执行情况进行跟踪、分析。季度终了后15日内，财务部门要对预算执行情况进行分析、比较，找出造成差异的原因，并提出改进措施。季度主要预算指标实际发生值与预算值差额比例在10%以上，各科室的预算目标责任人要向主管院长书面汇报差异原因，并提出跟进预算的措施。

（2）财务部门根据各科室的预算完成情况，及预算差异分析报告向预算管理委员会报送。

（3）预算管理委员会定期召开预算分析会，讨论预算执行情况及偏差，研究并落实解决预算执行中存在的问题和政策措施。

3. 预算差异分析报告应注意的问题

根据预算差异报告的关键作用，预算差异分析报告需要做以下几点：

（1）预算差异分析报告切忌由大量数字堆砌而成，引用财务数据需要能说明问题。

（2）预算差异分析报告不能针对简单的财务数据进行分析，一定附带分析说明内容。从预算差异形成的原因、影响因素、医保政策变化、宏观因素的影响、科室人员结构变化、科室业务开展情况、医疗市场竞争压力、学科建设培养等具体原因，做出相应的判断。

（3）预算差异报告不仅是对预算完成情况的分析，更重要的是对未来预测的分析，给予领导层全年政策调整的参考依据和建议。

（4）预算差异分析报告要突出重点，附带直观的图表分析，具有可读性，言简意赅、通俗易懂，保证预算差异分析报告本身应有的价值。

科学构建清晰的预算差异分析报告框架，既是对一段时期预算完成情况及预算差异的总结，针对预算差异所反映出的重点问题进行分析；又是根据预算完成情况及发展趋势，对未来一段时期的预算执行情况进行预测分析；最后是提出合理解决各项问题建议及措施。让领导层一目了然，易于抓住重点，引起领导层的高度重视。

 二、全面预算的考核

预算的考核分两种情况：一种情况是预算指标完成情况的考核，这与医院的绩效考核可以合并在一起，因此，医院绩效考核的许多指标实际上就是预算指标。

1. 年度预算考核

年度预算考核的对象是各预算执行科室或预算主控部门，年度预算考核实行分季考核和年终总考核。年度预算考核的主要指标是各医院的经济收入指标、服务量指标、成本费用指标、现金收支预算指标以及质量、安全指标等完成情况。

年度预算考核的依据是医院经过内部或外部审计的医院财务报表。年度预算考核结果作为对各医院中层薪酬奖惩的依据，年末医院根据全面预算管理的完成情况，做出奖励额度，再根据预算执行科室进行多维度的评价，制定具体的薪酬奖惩分配方案，作为对预算执行科室的奖惩和鼓励。

2. 月度预算考核

月度预算考核的对象是医院管理人员和全体员工。月度预算实行逐月考核、年终总考核。月度考核的主要指标是服务量指标、经济收入指标、质量控制指标、支出类指标、购置指标等。月度预算考核的依据是服务运营的统计报表。月度预算考核结果作为对管理人员和职工的奖惩依据，具体的奖惩与科室的绩效考核方案挂钩。

另一种情况是对预算编制和执行情况的考核，这项考核主要要求医院各部门要认真地编制预算，并认真地执行预算，这个考核主要是对预算编制的差错率，和预算执行过程的统计反馈情况的考核，目的是使预算真正起到应发挥的作用。

第十节　全面预算管理的评价和取得的成效

全面预算管理作为综合度非常高的财务管理工具，通过完成全面预算管理的体系建设，完善组织架构和流程体系，建立科学严谨的预算准入机制，构建信息化平台，来保证全面预算管理实现"目标统一、权责清晰、流程贯通"，包括前期的数据指标获取、中期的数据分析应用以及后期的绩效考核结果审查，都是发挥管理会计的计算、分析作用，从而保证了整个考核过程和最终结果的科学性，来提升医院内涵建设，提升医院核心竞争力。

 一、自觉形成全面预算管理绩效评价体系

全面预算管理体系在运行过程中，实现了医院全员（院领导、中层干部、员工）树立较强的预算意识，逐渐建立了较为全面、系统的预算管理制度体系，预算控制覆盖医疗、教学、科研所有业务活动收支，成本费用得到合理控制，医院收入得到合理增长，无形中形成了全面预算管理的评价体系。

1. 建立健全员工激励机制，提高员工参与热情

（1）物质层面的激励政策。物质层面的激励是由员工基本工资、绩效奖励工资、员工的福利待遇组成。物质层面的激励机制是最基础的。员工合理的基本工资的提升可以与医院预算考评结果挂钩，并体现医院预算考评的结果；

（2）精神层面的激励政策。物质层面得到满足后，为了满足员工精神需要，结合预算考评，通过评先评优活动、竞赛表彰奖励、职务职称晋升等对员工精神激励。同时设计压力机制，对预算执行不好的部门、个人进行约束和惩罚。做到有功必奖，有过必罚，形成有效的督促。

2. 建立预算考核机制，实现业绩与职务的互动

通过科学的考核，严明奖惩，确保全面预算管理落到实处，将预算编制的准确性、预算执行的能动性、预算结果都要纳入考核体系，做到适时评价、及时奖励，对敷衍了事的部门和个人要严肃处理，突出预算的权威性和指导作用，从而激发各部门、各层次的员工共同为实现预算目标而努力的情绪。

二、全面预算管理取得成效

（1）提高了经济效益和社会效益。

（2）全面预算管理在内部控制中起到统驭作用。

（3）实现了全预算管理与绩效考核体系的对接。

三、全面预算管理应用的经验总结和推广意义

1. 全面预算管理应用的经验总结

全面预算管理实施的基本条件；全面预算管理成功应用的关键因素；正确认识全面预算管理的优势和不足。

2. 全面预算管理的推广具有深远的意义

全面预算管理的实施对医院发展规划的制定和各项业务的开展起到了指导作用。全面预算不是简单的方法，是一种医院习惯，一种医院文化，推行全面预算是改变习惯，建立适应现代医院管理要求的服务经营管理方式和观念习惯。实行全面预算管理所取得的成效，确实证明了该管理模式具有应用优势，它可以灵活地弥补管理的漏洞，单位按照需求自行完善，值得借鉴和推广。

第四章　现代医院财务管理概论

摘要：现代医院财务管理，是以现代医疗卫生服务活动为中心，以资金运动为管理对象，统一财务管理制度和方法，统筹安排资金，加强财务监督，避免决策失误。以建立医疗财务管理体系、侧重于全成本核算和市场营销，利用价值形式进行综合管理的工作。医院财务的本质是医院在从事医疗卫生服务过程中的资金投入与收益活动，并形成的特定经济关系。它是现代医院经济管理的重要组成部分。

第一节　财务管理概述

 一、现代医院财务管理的内涵与基本要求

1. 医院财务管理内涵

医院财务管理是在医院党委的领导下，建立财务管理组织，发挥财务人员专业技术作用，根据财政部与卫健委《医院财务制度》要求，运用财务规则、财务管理手段和会计核算方法，对医院运营过程中，以货币计量的资金、财产、物资等经营活动加以管理，促进医疗等各项业务工作按经济规律达到良性、优质、高效、科学运转的目的。医院财务管理是医院经济活动的一个信息管理系统，也是医院经营管理的重要内容。在医疗市场逐步开放的情况下，医院要对与医疗经济利益直接相关的经营活动承担责任，要对投入的人、财、物、技术等医疗要素和医疗服务、医疗质量、规模效率与效果进行经济分析，这些就构成了医院财务管理的基本内容，也是研究医院财务管理的基本要求。

2. 医院财务管理的基本要求

（1）由医院承担着为广大人民群众提供优质医疗服务的社会服务职能，为满足人民群众日益增长的需要，基本条件是以收抵支力求保持用收入足以补偿支出并提高取得效益的能力，减少破产的风险，使医院能够持续稳定地生存下去，是对财务管理的第一个要求。

（2）医院是在发展中求生存的，医院的发展集中表现在扩大收入、医疗设施及服务水平的提高，而这些就需要投入更多的资源，各项资源的取得都要投入资金。现代医院的发展离不开资金筹集和合理运用，医院发展所需要的资金，是对财务管理的第二个要求。

 ## 二、医院财务管理的指导思想

医院财务管理要树立服务、优质、高效、医疗成本低廉、价格合理、收益最大化的理财理念，掌握医院管理运营的宏观知识。要以资本为纽带，建立产权制度清晰、法人治理结构完整的现代管理体系，运用现代计算机网络技术，建立健全现代医院财务运行模式，严格遵守医院会计制度和医院财务制度，规范医院财务行为，确保医院经济正常有序运行。

 ## 三、医院财务管理的基本原则

医院财务管理原则是医院组织财务活动、处理财务关系的准则。它体现了理财活动规律性的行为规范，是对财务管理提出的基本要求，主要包括以下几方面。

1. 资金合理配置原则

医院财务管理主要是对医院资金循环和运用的管理。所谓合理配置，就是要通过对资金的合理运用、调拨和组织各类资产，以达到最优化的结构比例关系。

2. 收支平衡原则

在医院财务管理活动中，为了使医疗服务正常有序开展，就要根据医院本身现有财力来安排各项开支，做到以收定支，收支平衡，略有结余，防止出现经费赤字。

3. 成本效益原则

医院的医疗服务首先是实现财务平衡，在市场经济条件下，医院要讲求各环节相结合的控制方法，善于在成本控制上抓重点，对金额较大的开支进行重点管控。医疗成本、费用开支要进行合理的开支和配比，进行认真分析比较，在运营方面达到足够优秀，为医疗服务项目合理定价打下基础，并得到相应合理的医疗服务补偿。

4. 收益与风险原则

医院在经营管理过程中，不可避免地要遇到风险。在财务活动中的风险是指获得预期财务成果的不确定性。低风险只能得到低收益，高风险往往能得到较高收益，不同的管理者对风险的看法也有所不同。因此，在经济决策中管理者必须理智、全面地分析和权衡，尽可能规避风险，提高决策的科学性。

 ## 四、医院财务管理的特点

医院管理是全面、系统的管理，在医院的医疗服务活动中必然要进行医疗管理、人事管理、财务管理、护理管理、后勤管理、教学科研管理等多方面的管理，且这些工作是相互联系而且又是相互支持的，但却都有各自的特点。其中，医院的财务管理是处理关于资金与财务活动，以及由资金引起的财务关系的管理活动，它的主要特点可以归纳为以下几方面。

1. 综合性强

医院的管理工作是有分工的专业管理。财务管理则主要利用资金、成本、收入和结余等价值指标对医院的资金运动进行管理。由此可见，除财务管理以外的其他管理都是就本身的职责范围进行管理的。虽然管理工作的内容各不相同，但是都需要资金的支持，这就需要财务管理部门对医院的一切物资、医疗活动过程加以规划和控制。因此，财务管理工作是一项综合性很强的管理工作。

2. 涉及面广

医院中一切涉及资金收支的经营活动都与财务管理有关。基于此要求，医疗财务管理岗位必修管理会计、医疗成本效益分析、金融课程，为执业必需的学识做储备。医院的各部门资金的使用是由财务部门供应。此外，各部门在如何合理使用资金、节约资金支出等方面要接受财务管理部门的指导，并且在整个使用资金的过程中必须自觉遵守财务制度，接受财务部门的监督。因此，财务管理与医院各方面都要有广泛的联系，这有利于提高医院的经济效益。

3. 灵敏度高

财务管理能够迅速直接地反映医院的医疗活动的好坏，因为医院中一切涉及资金收支的业务活动都与财务管理有关，以至于医院在医疗活动过程中出现的各种问题都可以通过不同的财务指标反映出来，如医疗设备的日常使用和维护是否合理、投资决策是否恰当等问题都会促使财务指标变动，因此，医院财务管理部门必须通过对财务指标的分析、比较，及时掌握医院的经营状况，从而迅速地向医院领导汇报医院的运转状况，使医院领导统筹全局进而改进管理工作。这也从侧面说明医院财务管理是与其他管理工作息息相关的，只有相互配合才能更好地完成医院的目标。

综上所述，医院的财务管理是医院的一项重要的综合性管理工作，它与医院内、外各个方面广泛联系，能及时迅速地反映医院的医疗活动状况，并在组织、规划和控制医院资金运动的过程中协调其他管理工作，以便把各部门的工作纳入到提高经济效益的轨道上，共同努力实现医院的经济目标。

五、医院财务管理的对象及目标

1. 财务管理的对象

医院财务管理主要是对资金的运用和与之相关联的各类资产的价值管理。医院财务管理从起点到终点都是资金，其他资产都是资金在流转中的转换形式。因此，财务管理的对象就是货币资金的循环和流转。

从财务的观点来看，收入和结余是资金的来源，支出和费用是资金的耗费。在医疗服务过程中，货币资产转化为非货币资产，非货币资产转化为货币资产，这种周而复始的流转过程称为资金流转。一般情况下，在 1 年以内的资金周转称为短期循环，短期循环中的资产是流动资产，包括应收账款、现金、各种存款、药品、库存物资、加工材料等；循环所需时间在 1 年以内上的流转称为长期循环，主要包括固定资产。

2. 财务管理的目标

医院财务管理是对资金的取得和使用的管理。在市场经济条件下，医院在遵守政府相关卫生政策的前提下，根据医疗服务的需求，为群众提供高质量的医疗服务，同时取得合理的经济补偿，因此，医院财务管理就是充分利用医疗服务、医疗技术、仪器设备、资金等卫生资源，向社会提供优质、高效的医疗服务，从而满足医疗市场的需求，获得最大经济效益和社会效益同样成为管理目标。

（1）结余最优化。收支的结余表标明了医院创造的财富，结余越恰当说明医院的经济效益较好，经济运行质量较高；否则，没有结余，甚至入不敷出。一个经常亏损的医院是很难去谈追求社会效益。

（2）资产要保值增值。公立医院最大的"股东"是国家。作为投资主体，国家开办医院的目的，是要求医院为社会提供公平、价廉、优质的服务。因此，只有树立资产保值的观念，长期保持资产最佳效益，不断增加盈余才能使医院继续生存和发展。

（3）事业基金积累要恰当。医院的事业基金是一种积累，是医院自主支配的资金。事业基金的多少，反映出一个医院的发展潜力。因此，事业基金积累恰当，可以用来改造就医环境、增添设备、扩展规模、进行投资的资金就很丰富。医院发展了，既能提供更多、更好的医疗服务，又能获得结余。所以事业基金是医院发展的原动力，是经济实力的体现。

第二节　财务管理的环节与方法

 一、医院财务管理的环节

医院财务管理的基本环节是指财务管理的工作步骤和一般程序，通常包括财务预测、财务决策、财务预算、财务控制、财务分析 5 个基本环节。这些环节相互配合，紧密联系，形成周而复始的医院财务管理循环过程，构成完整的医院财务管理工作体系。

1. 财务预测

财务预测是根据医院财务活动的历史资料，结合现实的要求和条件，对医院未来的财务活动和财务成果做出相应的预计和测算。其作用在于通过测算各种医疗服务的效益，为决策提供可靠的依据；通过预计财务收支的发展变化情况，确定经营重点；通过测定各项定额和标准，为编制预算提供服务。其工作内容主要包括明确预测对象和目的、收集和整理资料、确定预测方法，利用预测模型进行预测年度财务状况。

2. 财务决策

财务决策是指财务人员（或管理人员）在财务目标的总体要求下，运用专业的方法从各种备选方案中选出最佳方案。财务决策的正确与否关系到医院的兴衰与否。医院管理中的财务决策工作主要有确定决策目标、提出备选方案、选择最优方案等。

3. 财务预算

财务预算是运用科学的技术手段和数学方法，统筹安排资金，加强财务监督，避免决策失误。要求对每一个项目都有明确的预算，具有较强的可操作性。各项开支必须严格按预算项目和金额执行，拟定各项节约措施，协调各项计划指标。财务预算是以财务决策确定的方案和财务预测提供的信息为基础编制的，逐项对预算差异做出分析说明，以保证全年预算的完成。同时也是财务预测和财务决策所确定的经营目标进一步系统化、具体化，是控制财务收支活动、分析医疗活动成果的依据。是医院规划事业发展的过程、是调整资源配置的过程，要在预算和授权范围内从事财务活动。财务预算的工作主要有分析财务环境、确定预算指标、选择预算方法，重视全面、讲求实效编制年度财务预算，并上报医院党委会通过方可执行。

4. 财务控制

财务控制是在医疗服务过程中，以预算任务及各项定额为依据，对各项财务收支进行计算、审核，将其控制在制度和预算规定的范围之内，如发现偏差，应及时进行纠正，以保证实现或超过预定的财务目标。实现财务控制是贯彻财务制度、实现财务预算的关键环节。其主要工作内容包括制定控制标准、分解落实责任、实施追踪控制、及时调整误差、分析执行差异、做好考核奖惩。

5. 财务分析

财务分析是以核算资料为依据，对财务报告中的资产负债表、收入费用表、材料及其他资料报表、现金流量表、工资薪金变化情况表等级相关数据说明进行分析。对资产负债表一般并列三年数据，收入费用表及现金流量表一般会列出当期实际数、当期预算数、全年预算数据实际执行数与预算数差异，这样便于比较分析。对医院财务活动的过程和结果进行深入科室调查了解，评价预算完成情况，分析影响预算执行的因素，挖掘医院现有及未来发展的潜力，提出改进意见和措施。通过财务分析，可以掌握各项财务预算和财务指标的完成情况，不断改善财务预测和财务预算工作，提出改进措施，提高财务管理水平，为院领导决策提供数据支持。

二、财务管理的方法

现代医院财务管理的方法是预算管理、投资管理、筹资管理、财产物资管理、网络财务管理、绩效管理、医疗服务价格与医保管理、审计管理、财务人员管理。

1. 医院财务预算管理

预算是医院管理控制的一种主要方法。以预算管理为主线、为核心，实行全面、全员、全过程预算控制和全面业绩评价。首先，各科室根据需要，编制本科室、本年度支出计划，制成表格上报财务部门；其次，由财务部门汇总上报院领导，院领导按照"量入为出，保障重点，统筹兼顾，留有余地"的财政预算编制原则，压缩一些不合理开支；最后，由财务部门汇总编制年度经费预算。合理有效的预算管理体制，要善于在成本控制上抓重点项目、对金额较大的开支能进行重点监控。同时要压缩行政消耗性开支，堵塞管理上出现的漏洞，实现年度收支综合平衡，较好地保障和促进了医院各项开支，进行全方位的成本控制。

2. 医院投资管理

投资管理主要体现在设备购进以及卫生材料采购上，医院的一项大型设备购进，动辄要用上百万元、上千万元资金，财务部门要对该项目的服务需求、投资回报率以及可能带来的经济效益进行预测，将分析结果提供给院领导，为决策者当好参谋。

3. 医院筹资管理

目前医院筹资主要途径有国家财政补助、医疗服务收费、银行贷款等。医院的管理应该顺应市场经济发展的需要，拓宽筹资渠道，吸引社会上闲置资金，弥补医院的资金不足。申请银行贷款、商业信用、融资租赁大型设备。

4. 医院财产物资管理

财产物资管理是医院财务管理的重要环节，也是薄弱环节。财产物资管理方法包括物流财务管理、物流财务控制、物流财务费分析、物流财务审核等。这些方法相互联系，密切配合，形成了物流财务管理体系。物流财务预算、物流财务控制、物流财务分析、物流财务检查等。

5. 医院网络财务管理

以 IT 技术为基础，在系统上进行整合，降低人工操作可能带来的差错率。网络财务管理依靠网络财务软件完成，网络财务软件将医院财务信息与市场业务动态相联系，随时可以分析医院管理事项中会计核算与在线经济资源管理，实现对分支机构远程财务控制，物资财务管理以及远程算账、报账、查账、审计等远程控制行为。

（1）财务柔性管理。财务的柔性管理是从财务核算、计划、控制、分析的角度，通过网络技术实现财务信息资源的优化，使医院资源具有柔性，提供各种财务信息资源以达到多种方式被使用的程度，从而加强应用的全面经营管理。

（2）财务虚拟管理。财务虚拟管理就是以医院财务部门为中心，以网络技术为基础，对各个虚拟化的部门，通过网络软件与市场信息结合，分析资金需求量、收支成本率，投资回报率等重要财务指标，实现财务信息资源优化。

6. 医院绩效管理

通过技术进步和技术创新提高治愈率，缩短病人住院天数，降低病人的医疗成本和住院费用，是现代医院发展的目标。具体做法：通过业务收入、医疗成本、医疗赔偿、收入成本率、业务收入占收入的比率、床位使用率、病案书写、开展新技术、开展新项目、发表国家级论文、服务态度等指标，考核每个科室、每位医生、护士、机关后勤管理人员的工作态度，并为医院发展提供保障。

7. 医疗服务价格与医保管理

公立医院必须遵循国家相关法律法规，并建立健全内部的医疗服务收费价格和医疗保险管理制度，设置专职或兼职医疗服务收费物价员和医疗保险管理人员，制定部门工作职责、建立管理人员岗位责任制，严格执行国家物价和医保政策，明确内部医疗保险管理制度和监督电话。

8. 医院审计管理

根据《中华人民共和国审计法》《卫生系统内部审计工作规定》为加强医院内部审计监督遵守国家财经法规，促进廉政建设，维护单位的合法权益结合本院实际制定内部审计实施办法。建立健全内部审计制度，合理配备审计岗位和人员，对医院财务收支及其他有关经济活动的真实、合法、效益依法实施内部审计监督。

9. 医院财务人员管理

医院财务管理是医院管理的核心内容，其对象是错综复杂的资金运动和经济关系，需要运用数理统计、定性定量分析模式，将财务管理的基本要素进行全面分析，最终形成决策信息。这就要求配备专业的、高素质的财务管理人才，将计算机信息与财务管理理论相结合，将资金成本价格、流动比率、速动比率、资产负债率等计算出来，供决策者参考，从而发挥财务管理的实际效应。高素质的财务管理人员应当掌握网上报表、网上查询、网上交易、网上审计等基本技能，从而更大限度地延伸财务管理能力，使医院财务管理更系统、更科学、更有效。

第三节　医院财务管理的任务

一、编制全面预算，合理安排资金

编制预算的过程是医院规划事业发展的过程、是调整资源配置的过程。医院财务人员应根据医院财务制度的规定，认真做好预算内资金、预算外资金和各种专项资金、专用资金的计划编制工作。为了能够提升经济效益，获得良好的发展前景，医院需要重视财务管理工作，充分利用全面预算管理的重要作用，确保医院各个科室部门正常运营的前提下，降低不必要的成本费用支出，提升经济效益，实现医院可持续发展。

1. 全面预算管理在医院财务管理中的作用

（1）规范医院财务的内控体系。充分认识和使用全面预算，将财务内部控制与全面预算相结合，对医院的财务管理工作起到控制监督和规范的作用。医院使用全面预算指标对科室内的工作人员进行绩效考核，使得内部与内部控制标准之间进行结合，帮助医院提高内部管理效率。

（2）实现医院收支平衡。在医院进行全面管理的过程中，需要根据实际情况进行调研，根据实际情况确定预算方案。对在发展过程中可能涉及到的成本支出问题以及资金的来源问题等，通过全面预算管理，能够有效地避免医院出现总支出超出预算的情况，通过合理的控制医院的费用支出，为医院创造经济效益。

（3）促进医院长远发展，提升服务水平。全面预算能够有效地控制成本，减少不合理的支出，可以在医院和其他单位进行推广，医院财务费用收入的降低，使得医院针对此种情况建立了涉及预算、医院和科室两级费用核算等预算制度，并且在医院内部实行经济职责制度，增收节支，促进医院的长远发展。

2. 强化全面预算管理的措施

（1）提高重视程度，健全预算管理体系。全面预算管理涉及各个科室的工作，为保证医院全面预算管理工作的顺利进行，领导需要提高对全面预算管理的认识和重视程度，并且担任其预算工作的总负责人，组织抓好预算管理的编制工作。建立起全面完善的预算管理体系，制定合理的执行方案，抓好预算管理的编制和执行工作，关注资产预算和资金预算，提高对资产的管理控制。对医院的各项支出进行分析和思考。不断强化预算部门与于科室之间的交流沟通，保证上报数据的准确性，随后根据调研情况对预算管理进行可行性研究，保证医院各项经济活动的合法性和规范性。

（2）完善全面预算考核评价机制。首先，应从全面预算管理制度出发，将所有科室所有员工全部考虑充分，使预算管理制度能够融合到其工作环节中去，为全面预算管理打下基础。其次，建立完善的反馈机制。针对所编写的预算目标和具体的完成情况、执行情况进行定期分析，发现其中存在的问题，将发现的问题和有待完善的地方编制成报告呈交给管理层，便于管理层进行决策。最后，制定考评机制，根据全年重点及目标实现情况，对年初预算编制的合理性、可操作性等进行测评，查看是否有预算资金不足和超标情况，对本年度的预算进行综合评价，为下一年度的预算编制提供经验和依据。

二、加强医院国有资产管理

注重国有资产管理，充分发挥国有资产使用效益，防止国有资产的流失。医院各项资产都是国家的财产，对于货币类资产要严格控制支出，凡是支出都要有规定的批准程序、复核计划；对于实物类资产，其管理和使用必须贯彻物尽其用的原则统一领导，分工管理、层层负责、合理调配、管用结合、物尽其用的原则。购置要有计划，验收要手续完善严肃认真，使用保管有责任制度，购进、发出、报废手续流程要完备清楚。保证记录健全，账物相符，账账相符。同时要加强管理，健全维修、校验等制度，使资产经常保持完好，防止资产闲置，提高资产使用效益。

1. 国有资产管理的意义

公立医院在开展医疗服务活动过程中，国有资产作为其物质基础，对医院医疗服务有着极为重要的作用。医院国有资产数量、金额占总资产的比重较大，对于国有资产的管理作为财务管理中的重要一环，公立医院应做好国有资产管理工作，加强对国有资产意识认知，依照医院自身实际情况，建立行之有效的规章管理制度，明确国有资产规范内容，防止盲目大量购置国有资产。与此同时，公立医院还要重视国有资产流失情况，加大国有资产监管力度，在强化医院国有资产管理的同时，促进公立医院长久稳定发展。

2. 加强国有资产管理的措施

（1）完善国有资产管理制度。公立医院应重视资产整个运营过程的管理，按规章严格履行。对国有资产实行"统一管理、分级负责、责任到人"的管理体制。首先，制定资产采购制度。资产购置前先进行资产购置可行性论证，对购置资产进行成本效益分析。其次，设立资产管理部门。专人统一管理全院实物资产。再次，制定清查盘点制度。每年全面清查1～2次，核实账、卡、物相关情况，对清查过程出现的问题及时处理，盘盈、盘亏资产要查明缘由，形成书面报告，按政策规定上报处理。最后，成立资产监督小组，严格按制度、考核标准对管理事务考核，强化监督作用。将考核结果纳入科室绩效考评、奖励挂钩，促使各科室爱惜国有资产。

（2）提高人员素质及参与度。为确保相关人员能适应新知识和新变化，医院也应加强资产归口管理人员的培训，强化其对资产管理制度的了解，熟练掌握资产实际管理操作，定期或不定期组织资产盘点，对数据的真实性、准确性提供保证，进而为后续资产管理及绩效考评的有效性、科学性提供保障。

（3）加强国有资产运营管理方面的考核。主要评价国有资产管理是否规范、运行成效高低等方面。国有资产管理绩效评价是衡量国有资产管理目标实现程度的重要手段。考核必须借助一系列的评价指标体系，包括宏观效益指标体系和微观效益指标体系，同时还必须建立科学合理的国有资产管理绩效评价制度。

（4）规范账实管理的衔接，建立先进的信息管理系统。智能信息系统是公立医院现代化管理发展的技术支持，有助于提升资产管理水平。智能系统应具有多样化功能，确保每项资产都能在系统中查询并进行相关操作。应设置从资产购置→评审→立项→预算申报→采购→入库→领用→使用状况→处置的全流程、全员覆盖式的共建共管共享一体化管理。财务人员利用信息快速传递、及时获取的优势，数据更新的及时性与有效性时时监控资产动向，随时调整账务，将账实相符落到实处。

 三、加强医院全面成本管理工作

医院全成本管理是按照医院管理和决策要求，对医疗服务过程中出现的各种支出进行分类、记录、归纳、分配和分析报告的一个过程。

1. 医院全面成本管理的作用

现代医院经济管理不但要融入全面市场经济氛围中，还必须面对激烈的医疗服务特殊市场的竞争，以尽可能少的消耗，取得尽可能多的社会效益和经济效益。因此，要求医院引入成本机制，实现效益最大化。医院应采用全面成本管理法，控制支出，节能减耗，降低服务成本和运营成本。

（1）全面成本管理系统信息评价，优化流程，降低成本。利用成本核算这一经济手段，提供医疗服务全过程和医院管理各部门全方位的成本信息，通过成本分析评价和成本控制，降低医疗服务成本和医院运营成本，优化医疗服务流程。构建低成本经营优势。

（2）全面成本管理用定额和标准超前控制成本。可根据定额成本或标准成本，对材料消耗、差旅费、个人支出、公用支出及设备购置进行超前控制，达到盘活存量资产，优化增量资产的目的。从而实现医疗服务成本，全员全方位全过程的控制，并积极创造条件开展项目成本核算和单病种成本核算，增强医院经营，构建成本和价格竞争优势，为医院价格竞争和价格决策提供支持。

（3）全面成本管理是提高内部资源配置效率的有效手段。对重新构架医院财务管理组织结构，制定行之有效的成本核算办法和成本管理办法，包括建立成本核算组织和成本管理网络，规范核算单位的收入费用，项目和收支范围，健全责任成本会计制度，建立成本考核指标体系，开展成本效益的分析评价工作，都具有较强的促进作用。

2. 强化医院全成本管理的措施

（1）夯实医院全成本管理基础。摒弃传统老旧的成本管理观念，实现科学化、信息化的全成本管理，以此确保所得数据的准确率。与此同时，医院要积极采纳先进的精细化成本管理办法，在进行成本核算的时候，时刻注意成本核算的周围环境，最大限度地规避部门间的矛盾，协助医院营造一个积极良好的工作环境。

（2）建立全成本管理观念。全成本管理工作对医院而言有着非常重要的意义，从院领导到全体职工都要意识到其对医院的重要性。一是要求中高层管理人员能够深刻了解全成本管理的意义，并从中起到传播引导作用。二是让基层人员加入全成本管理中去，让全成本管理工作和员工的自身利益相连接，进而激发员工对全成本管理工作实施落实的积极性和主动性。提升员工对于工作热情，更好地实现全成本管理工作的高效开展。

（3）提升全成本管理信息化水平。医院必须将信息化技术管理引进到管理当中去，构建信息化技术管理系。一是最大限度地让信息化系统覆盖面变广，让其蔓延至后勤基层科室，充分运用好信息化系统，对成本费用进行严格把控和分配。二是需要运用信息化系统让各个临床科室之间建立沟通联系，将医院与各个部门、各个岗位相结合，让信息化系统全面服务于全成本管理，最大限度地节省医院成本支出。

 ## 四、强化预算绩效管理、财务监督

预算绩效管理作为一种新的管理思维，在财务精细化管理、资金效率提高、医疗服务优化等方面起到关键作用。要求对预算绩效的有效控制，建立与之匹配的管理制度体系，形成高效的管理成效。在现代医院管理制度环境下，应审视新的环境要求，在财务制度化、规范化等维度，全面推进预算绩效管理理念，在财务管理中的落实，形成预算绩效管理新格局。

1. 医院预算绩效管理的内容

绩效管理中非常重要的工作就是绩效考核评价，它是绩效管理中非常重要的一个环节，目前我国医院财务绩效分析评价工作还没有形成系统科学的分析评价指标和控制标准，更没有操作规范。借鉴其他行业财务绩效评价标准。一是反映财务效益指标的，如净资产结余率，业务收入结余率和收入成本率等。二是反映资产运营效率指标的，如流动资产周转率，固定资产周转率，存货周转率。三是反映偿债能力指标的，如资产负债率，流动比率，速动比率等。四是反映发展能力指标的，如业务收入增长率，净资产增长率，收支结余增长率等。

2. 医院预算绩效管理的实施意义

在深化医院财务管理建设的进程中，坚持以预算绩效管理为导向，建立完善的预算绩效管理体系，是促进医院财务管理发展的内在需求。预算绩效管理是医院精细化财务管理的重要基础，通过明确管理目标、规范管理行为，在完善的预算绩效管理体系中，保障财务管理的有效落实。对于医院而言，积极推进预算绩效管理实施，是深化财务管理建设、促进精细化财务管理的重要保障，充分体现了医院预算绩效管理的实施意义，具体表现为以下两方面。

（1）促进医院资源优化配置。在现代医院管理制度之下，推进全面预算管理实施，为医院资源优化配置提供了有力保障。一是预算绩效管理能够优化预算管理环境，在完善的绩效管理制度中，强化预算绩效管理水平，提高预算执行力度；二是在内控管理的实施中，医院依托绩效目标，进行预算管理成效的绩效考评，为进一步提高预算管理质量，以及内控管理工作的全面落实，提供了切实有力的保障。

（2）提高医院资金管理效能。在预算管理实施中，加快推进预算绩效管理建设，能够从资金管理效能的提升中，强化医院建立起"重收入、重支出"的良好管理思维，实现医院资金高效率管理。首先，通过预算绩效管理，能够进一步落实预算管理效能，发挥预算管理的目标导向作用，提高资金管理效率；其次，预算绩效管理能够在预算管理的基础之上，融入绩效管理制度，在预算绩效管理的有效实施中，提高预算管理水平，保障预算管理精细化和科学化，实现全面预算管理建设。

3. 提高医院预算绩效管理的措施

（1）树立预算管理思维，落实预算绩效管理要素。医院在预算绩效管理的新环境之下，要树立预算绩效管理思维，这是落实预算绩效管理要素的重要基础。为此，一是要转变僵化的管理思维，在预算绩效管理的视域之下，通过对院、科两级的预算绩效要素进行全面管理控制，在规范化、统一化的管理中，提高预算绩效管理效能，也为财务精细化管理提供良好的内部条件；二是加快医院信息化建设，打破当前信息孤岛的问题，为预算绩效管理实施提供良好的信息化平台。特别是在新的信息化环境之下，医院要注重信息化平台的一体化构建，形成信息共享，这是更好地落实预算绩效管理要素，保障预算绩效管理实施的重要基础。

（2）完善管理体系，提高预算绩效管理效能。医院在深入开展预算绩效管理中，应着力于财务管理、医疗服务需求，在完善管理体系、落实绩效考核等方面，夯实医院预算绩效管理基础。首先，建立院、科两级预算绩效管理体系，形成自上而下的管理机制，确保各科室（部门）预算绩效管理的有效落实；其次，要建立完善的预算绩效管理制度体系，从固定资产购置、绩效考核到成本控制等方面，形成良好的内控管理环境，发挥预算绩效管理在医院改革发展、内控管理等方面的重要作用；最后，坚持以预算绩效管理为导向，通过对药品耗材情况、固定资产使用率、资产购置等指标的有效控制管理，实现财务精细化管理的有效实施。

（3）落实人才培养，提高预算绩效管理水平。面对预算绩效管理要求，医院应着力于财务人员队伍建设，在提高财务人员能力水平等方面，满足财务管理的新要求。首先，医院要加快财务人员队伍建设。通过教育培训等路径，解决人员结构老化、专业化素质不高等问题，提高财务人员的专业化水平。其次，要注重高素质人才的招录，特别是在财务岗位的设置中，可以招录研究生及以上财务专业人才，对现有财务队伍结构进行优化，保障全成本管理在财务管理中的有效落实。

 五、加强财务分析

医院财务报表是总括反映一定时期内单位预算收支执行情况和资金活动情况的书面报告，为了进一步了解单位预算执行得好坏及原因，应对财务报表进行认真分析。财务人员作为医院的"大管家"，必然要求其能及时根据医院的运营情况，分析和应对运营过程中的经济风险。因此，在医院内部建立完善的财务指标体系十分必要。完善的财务指标体系不仅能真实、全面反映医院运营情况，还能有效、合理指导医院管理做出正确的决策，对于医院的健康发展来说有着十分重要的地位。

1. 医院经济管理中财务分析的重要性

（1）有助于提高医院管理水平。医院管理者或者管理部门，只有积极转变过往传统的发展理念，并给予财务分析足够的重视，方可以依托财务分析，全面提升经济管理工作的科学合理性。在现实中，财务分析工作多被贯穿到医院经济管理的多个方面。

（2）有助于科学合理预测。医院的财务状况与企业相比，医院内部构造具有相对复杂性，财务分析人员需要精准把控医院的整体运行趋势，并全面提升相关经济管理决策的精准性。新时期的医院财务管理人员应该给予国家经济政策法律法规等足够的重视，并结合医院实际情况，有效调整经济管理工作方向，使得医院能够有序、健康发展。

（3）有助于全面实现各项理财目标。随着我国医疗事业的快速发展，医院间的竞争压力在日益增加。积极开展财务分析工作，有助于医院经济管理人员合理配置医院财产。财务分析人员凭借着各项分析方法，挖掘出医院经济运营中的潜力。针对薄弱的环节，制定相应的经济管理对策，使得医院的各项资源实现优化配置，并将医院的经营管理模式从过往传统的粗放型管理模式转化为精细化管理模式。

（4）是经济管理决策的重要依据。医院经济管理工作往往会受到诸多内外因素的影响，依托系统性分析手段，可以及时发现医院经济管理中的问题，提升经济管理决策的精准性，以及发现医院经营运作规律。依托完善精准的财务分析表格，可以将其转变为决策信息，为医院经济管理活动的顺利进行奠定坚实的基础。此外，借助财务分析工作，可以宏观地了解医院现阶段的营运情况，为投资决策与风险评估等工作提供充分的经济信息支持。

2. 医院经济管理中财务分析的目的

现代医院财务分析工作是医院财务管理工作的重要构成部分。通过精准地分析医院运作信息，可以帮助财务管理人员全面精准地了解医院的财务信息，科学合理地评估财务状况，并精准把控医院营运成效。财务分析人员在发现医院营运中的问题后，会将相关问题及时反馈给相关部门或者领导，制定出相对应的解决对策，并为各项经营管理决策工作提供数据信息支持。财务报表是财务分析结果的常见表现形式。财务报表较为全面地涵盖了资产负债表、收入支出明细表、现金流量表等。

表4-1~表4-3为资产负债表、收入费用表和现金流量表。资产负债表附3年数据对比分析，可以更清楚分析医院的家底、财产变化事项。收入费用表、现金流量表所列数据可以反映预算执行情况。并每月集中对当月的财务状况进行讨论，比较报表中各个项目与预算的差异，找出变化的原因，同时再深入科室进行实地调查，掌握第一手资料，通过分析来判断医院经营状况。

表4－1   资产负债表

编制单位：   年　　月　　日   单位：元

资产	2018年期末余额	2018年期初余额	2019年期末余额	2019年期初余额	2020年期末余额	2020年期初余额	负债和净资产	2018年期末余额	2018年期初余额	2019年期末余额	2019年期初余额	2020年期末余额	2020年期初余额
流动资产：							流动负债						
货币资金							短期借款						
短期投资							应交增值税						
财政应返还额度							其他应缴税款						
应收票据							应缴财政款						
应收账款净额							应付职工薪酬						
预付账款							应付票据						
应收股利							应付账款						
应收利息							应付财政补贴款						
其他应收款净额							应付利息						
存货							应收账款						
待摊费用							其他应付款						
一年内到期的非流动资产							预提费用						
其他流动资产							一年到期的非流动负债						
流动资产合计：							其他流动负债						
非流动资产：							流动负债合计：						
长期股权投资							非流动负债						
长期债券投资							长期借款						
固定资产原值							长期应付款						
减：固定资产累计折旧							预计负债						
固定资产净值							其他非流动负债						
工程物资							非流动负债合计：						
在建工程							受托代理负债						
无形资产原值							负债合计：						
减：无形资产累计摊销													
无形资产净值													

续表

资产	2018年期末余额	2018年期初余额	2019年期末余额	2019年期初余额	2020年期末余额	2020年期初余额	负债和净资产	2018年期末余额	2018年期初余额	2019年期末余额	2019年期初余额	2020年期末余额	2020年期初余额
研发支出													
公共基础设施原值													
减：共基础设施累计折旧													
公共基础设施净值													
政府储备物资													
文物文化资产													
保障性住房原值													
减：保障性住房累计折旧							净资产						
保障性住房净值							累计盈余						
长期待摊费用							专用基金						
待处理财产损溢							权益法调整						
其他非流动资产							无偿调拨净资产*						
非流动资产合计							本期盈余*						
受托代理资产							净资产合计：						
资产合计：							负债和净资产总计：						

表 4-2 　　　　　　　　　　　　　收入费用表

年 　 月 　 日

单位：元

一、本期收入	当期实际数	当期预算数	全年预算数	实际执行数与预算数差
（一）财政拨款收入				
其中：政府性基金收入				
（二）事业收入				
（三）上级补助收入				
（四）附属单位上缴收入				
（五）经营收入				
（六）非同级财政拨款收入				
（七）投资收益				
（八）捐赠收入				

续表

一、本期收入	当期实际数	当期预算数	全年预算数	实际执行数与预算数差
（九）利息收入				
（十）租金收入				
（十一）其他收入				
二、本期费用				
（一）业务活动费用				
（二）单位管理费用				
（三）经营费用				
（四）资产处置费用				
（五）上缴上级费用				
（六）对附属单位补助费用				
（七）所得税费用				
（八）其他费用				
三、本期盈余				

表 4－3　　　　　　　　　　　　　　　现金流量表

编制单位：　　　　　　　　　　　　　　　年　　　　　　　　　　　　　　单位：元

项目	当期实际数	当期预算数	全年预算数	实际执行数与预算差异
一、日常活动产生的现金流量				
财政基本支出拨款收到的现金				
财政非资本性项目拨款收到的现金				
事业活动收到的除财政拨款以外的现金				
收到的其他与日常活动有关的现金				
日常活动的现金流入小计				
购买商品、接受劳务支付的现金				
支付给职工以及为职工支付的现金				
支付的各项税费				
支付的其他与日常活动有关的现金				
日常活动的现金流出小计				
日常活动产生的现金流量净额				
二、投资活动产生的现金量				
收回投资收到的现金				
取得投资收益收到的现金				

项目	当期实际数	当期预算数	全年预算数	实际执行数与预算差异
处置固定资产、无形资产、公共基础设施等收回的现金净额				
收到的其他与投资活动有关的现金				
投资活动的现金流入小计				
构建固定资产、无形资产、公共基础设施等支付的现金				
对外投资支付的现金				
上缴处置固定资产、无形资产、公共基础设施等净收入支付的现金				
支付的其他与投资活动有关的现金				
投资活动的现金流出小计				
投资活动产生的现金流量净额				
三、筹资活动产生的现金流量				
财政资本性项目拨款收到的现金				
取得借款收到的现金				
收到的其他与筹资活动有关的现金				
筹资活动的现金流入小计				
偿还借款支付的现金				
偿还利息支付的现金				
支付其他与筹资活动有关的现金				
筹资活动的现金流出小计				
筹资活动产生的现金流量净额				
四、汇率变动对现今的影响额				
五、现金净增加额				

3. 医院财务分析工作中的常用方法

（1）盈亏分析法。医院财务分析工作的开展过程中，通过合理应用盈亏分析法，则能够实现对于医院服务、医院运营成本、医院收入等方面指标的分析，盈亏分析法在学界也称为"成本—数量—盈利"的分析法。相比于其他类型的分析法来说，盈亏分析法最重要的应用价值就是能够为医院投资规划的建立提供必要的信息支撑，能够更加清晰地体现医院运营成本、医院服务质量、医院收入三者各自的作用以及这三项因素相互之间的联系，通过对相关信息进行合理、科学的分析，能够有效提升医院自身的运营效率。

（2）因素分析法。因素分析法最直接的作用就在于能够实现对于相关指标的分析，同时明确影响相关指标的具体因素，通过对相关信息进行分析，也能够有效明确各类影响因素的影响程度。实际分析的过程中，可以先假设一些影响因素，而假设之外的其他因素均不进行任何改变，那么通过应用因素分析法，就能够明确某一因素变化而给最终分析指标所带来的影响。通过合理应用因素分析法，能够帮助分析者明确客观事物所具有的本质，对于信息量的保证有着十分重要的意义。

（3）综合指标分析法。对于综合指标分析法来说，大体可以将其分为两个方面，第一个方面是沃尔比重评分，第二个方面是杜邦财务分析。首先，从沃尔比重评分的角度进行分析，这是早期阶段十分常用的一种综合分析法，沃尔评分法的主要作用在于明确财务比率、信用指数两者之间的关系，并对两者之间的关系进行转化，明确两者之间的线性关系，其主要作用在于对于医院的信誉进行评价。其次，从杜邦财务分析法的角度来讲，其主要作用在于明确导致财务指标发生变动的原因，主要操作路径为对财务指标的联系进行分解。权重净利率是采用杜邦财务分析法过程中需要关注的核心指标，杜邦财务分析法最为显著的优势就是能够实现对于财务比例的分解，杜邦指标分析法是一种具有较强代表性及综合性的分析方法，医院在实际落实财务分析相关工作的过程中发挥指导作用。

（4）比率分析法。通过应用比率分析法，这种方法最为直接的优势就在于能够对于财务分析中所需要的比例指标进行核算，能够方便管理者更好地把握医院经济活动的开展情况及开展程度。在应用比例分析法的过程中，不仅能够方便财务人员判断相应的计算结果，而且能够有效降低计算的难度，保证计算的有效性。

（5）趋势分析法。学术界将趋势分析法称作水平分析法或者是比较分析法。相比于其他分析方法，通过使用趋势分析法，最为主要的一个优点就是能够实现资料的数字化。通过对财务报表指标、定基比例以及定基对比之间的环对比，这些数字的有效增减不仅能够有效明确现阶段医院的财务情况，同时也能够更好地判断医院未来的发展趋势。

第四节　医院财务管理的组织

 一、财务管理的组织机构

医院要顺利实现财务管理目标，必须合理有效地组织财务管理工作，包括设立财务管理机构、确立主要工作职责、制定财务管理制度等。

财务组织机构是各部门、各事业单位、各医院内部设置的，负责单位财务工作和会计工作的机构。根据《中华人民共和国会计法》的规定，各单位根据会计业务的需要设置财务机构，或者在有关机构中设置会计人员并指定会计主管人员。也就是说，凡是有会计业务的单位均应设财务机构和财务人员。按照经济业务的工作量和会计人员的人数，以及行政事业机关的等级配备，有的设财务股、财务科，也有的设财务处、财务司。财务会计机构在行政上隶属于本机构领导，属本部门本机构的职能部门，在业务上接受同级政府部门的指导和监督。

财务组织机构是财务管理工作的基层组织，财务人员应认真贯彻执行国家财经工作的方针政策，切实做好医院财务管理工作。同时，要对在岗财会人员做好培训，主要培训对口的专业知识，不要离题太远，真正做到学以致用，培训后要体现业务水平的提高。各医院的财务部门必须建立内部牵制制度、内部稽核制度以及岗位责任制度，从而使财会部门事事有人管，使财会人员人人有事做。

 二、财务管理组织的主要职责

财务组织机构是医院经济活动的直接参与、监督部门。根据有关规定，其主要职责有以下几个方面：

（1）办理或处理会计核算事宜。

（2）实行财务监督或会计监督。

（3）制定本单位财务管理制度和会计事务处理的具体办法。

（4）编制预算和财务管理计划，考核并分析其执行情况，提出积极的措施。

（5）参与制订经济计划、业务计划，并提供有关财务会计资料。

（6）负责监督和指导医院各项财务管理业务和法律、规章制度、财务制度落实执行。

（7）办理其他会计事务，如评审会计人员技术职称、帮助所属单位对财会人员进行岗位技能培训、岗位轮转等，保证轮转人员在轮转中获得实际技能和经验，达到锻炼提升管理能力和专业技巧。

 三、财务管理组织工作制度

财务组织机构顺利开展工作，确保医院经济正常运行，需建立健全完善的财务工作制度为支撑。其制度包括财务部门工作制度、会计监督制度、内部控制制度、内部审计工作制度、资产管理制度、内部物价管理制度、内部医保管理制度等多个部分。医院的财务管理是医院的一项重要的、综合性极强管理工作，它与医院内、外各个方面广泛联系，能及时迅速地反映医院的医疗活动状况，并在组织、规划和控制医院资金运动的过程中协调其他管理工作，以便把各部门的工作纳入到提高经济效益的轨道上，共同努力实现医院的拟定的经济发展指标。

在现代医院管理制度体系下，财务管理是医院管理中最重要的组成部分之一，财务管理系统的核心由会计核算向财务管理转移，加强了管理功能和为管理层决策提供财务信息支持的智能型财务分析功能。注重了业务对财务的影响和财务对业务的控制系统，也从原来的独立封闭发展到完全融入医院管理整体中，实现了与其他管理系统的集成与新的管理思想，管理技术，IT 技术紧密联系起来，同时对医院的财务管理人员也提出了更高的要求，要求财务人员具有先进的管理理念，将专业财务知识和最新经营管理理念整合在一起，这样才能适应医院的发展，医院管理者应在财务管理方面投入恰如其分的人财物以及赢得财务优势，从而赢得总体竞争优势。

第五节　医院财务管理发展方向

财务管理的优劣在某种程度上决定了医院运营的成败，医院需要在保证自身医疗水平和医疗能力不断提升的同时，给予医院运营管理财务工作足够的重视，优化自身服务标准，谋求科学发展道路。

一、传统财务管理模式革新

财务管理模式需要做出进一步革新，主要在下述几方面进行。首先，对财务管理部门及院内其他部门对正在执行的财务管理制度加以革新，敲定更为科学的现行管理制度，通过这种方式保证医院中不同部门与财务部门之间的配合有效性。其次，持续提高信息技术的应用标准，保证财务管理工作内容不再是单纯的数据记录和整理。最后，财管工作需要与院内的各种经济组织活动相融合，保证财务管理有效性，加强项目核算力度，通过更加现代化的管理流程，做出更加专业的风险评估预测、资源节约制度、成本管理方式、资金流动模式等作用，为医院高速、平稳的发展状态提供保障作用。

二、财务团队工作水平提升

新员工招聘及老员工培训工作需要受到重视，院内奖惩制度需要具备有效性，保证团队可以处于更加饱满的热情工作状态中，杜绝倦怠期的出现。从实际发展角度进行分析，需要以新员工招聘为起点，医院财管工作紧缺复合型人才，所以，招聘信息需要适当调高入职门槛，择优录取。老员工培训方面，需要根据财务管理工作现行发展情况以及工作中发生的具体问题加以分析，组织员工进行相关技能的专业训练活动，为医院的医疗服务效果提供保障。

三、打造医院财务管理新制度

　　强化财务监管、完善财务管理，属于医院加强自身财务管理工作有效性的两个关键方向。强化财务监管力度：医院需不断提升财务监管中信息技术的应用范围，实现管理系统的数字化发展模式。财务管理制度完善：首先，医院可按照自身财务管理的实际特点，对院内资金加以集中管理，杜绝管理工作存在收支相抵的运行情况；其次，医院资金变动数据的储存工作需要保证准确，为后续阶段的财务管理工作审计和与之相对应的核算工作奠定更为优质的基础，医院系统自身固定资产同样需要做定期评估以及定期检查，保证所有财产的精确性；再次，资金成本控制管理内容，人力资源成本控制，打造更为全面、有效的奖惩制度，将该制度作为发展基础，实现新时期管理发展目标；最后，对于其他方面的医院资金运营成本控制而言，均需要通过核算、记录以及反馈来实现医院财务管理的真正价值。

第五章　现代公立医院成本核算概论

摘要： 公立医院成本核算是医院财务及运营管理工作的重要内容之一，是医院经济管理工作的核心组成部分，加强医院成本管理，建立健全内控运行与激励机制，直接关系到医院的生存发展与稳定。本章主要介绍医院成本核算的概念及分类、医院实行成本核算目的及意义，医院实行成本核算的必要性及发展历程。

第一节　医院成本核算概述

 一、医院成本核算的概念及分类

医院成本，指的是医院在对社会提供预防、医疗、康复等医疗服务过程中所消耗的物化劳动价值和必要活劳动价值的货币表现。医院成本核算是按照《医院财务制度》有关成本费用开支范围的规定，依据医院管理和决策的需要，对医疗服务过程中的各项耗费进行分类、记录、归集、分配和分析，提供相关成本信息的一项经济管理活动，是对医疗服务过程中所发生的费用进行核算，其目的是真实反映医疗活动的财务状况和经营成果。

全成本管理，是指医院的成本管理要从不同角度去看待，不仅要从部门角度、项目角度，更要考虑到患者的需求，从患者的角度来对成本进行考察，实行全过程控制。全成本管理把成本按"谁受益谁承担"的原则，将成本分摊到实际使用成本对象。

根据成本核算目的的不同，我们可以将医院成本核算分为医疗业务成本、医疗成本、医疗全成本和医院全成本核算。医疗业务成本核算，是医院开展医疗服务及其辅助活动发生的各项费用，包括人员经费、耗用的药品及卫生材料费、固定资产折旧费、无形资产摊销费、提取的医疗风险基金和其他费用，不包括财政补助收入和科教项目收入形成的固定资产折旧、无形资产摊销和库存物资等；医疗成本是指医院为开展医疗服务活动，各业务科室和行政后勤各部门自身发生的各种耗费，不包含财政项目补助支出和科教项目支出形成的固定资产折旧、无形资产摊销和库存物资等；医疗全成本是指医院为开展医疗服务活动，医院各部门自身发生的各种耗费，以及财政项目补助支出形成的固定资产折旧、无形资产摊销和库存物资等；医院全成本是指医院为开展医疗服务活动，医院各部门发生的所有耗费。

根据核算对象的不同，成本核算可分为科室成本核算、医疗服务项目成本核算、病种成本核算、床日和诊次成本核算。医院科室成本，是按责任会计理论方法对责任单位的成本核算，是责任单位在医疗经营过程中所耗费的资金；医疗项目成本，是针对每个医疗项目所核算的成本，反映了医疗项目所耗费的资金，项目成本主要作用在于考核医疗项目的盈亏作为补偿和定价的依据；病种成本，是反映在治疗某病种所耗费的资金总和，可以作为对治疗过程的综合评价，为病种收费提供依据，为医保的结算开辟新的途径；诊次成本和床日成本，诊次成本是医院为患者提供一次完整的门诊服务所耗费的平均成本；床日成本是指住院病人每一床位日所耗费的成本，是医院为一个住院病人提供一天的诊疗服务所耗费的平均成本。

 ## 二、医院成本核算的目的

医院成本核算目的是通过成本归集、分摊、计算准确计量医院成本，为医院经营管理提供成本计划、成本分析、成本控制的数据基础，并满足医院成本经营战略需求，引导医院优化医疗配置，提高资源的利用效率，增强全员成本意识，从而提高社会满意度，增强医院竞争优势。

 ## 三、医院成本核算的意义

近年来，公立医院在运营管理上面临着诸多挑战。新冠疫情的暴发，对公立医院直接造成门诊与住院量大幅下滑，收入同比锐减，运营防控成本上升较大，对现金流不充裕的公立医院更是雪上加霜，无论增长放缓或是收入下降，使医院持续健康发展面临越来越多的难题。伴随我国卫生体制改革的持续加深，"以药补医"作为弥补公立医院经费不足的补偿机制逐步退出历史舞台，由此我国公立医院收入结构普遍受到影响，总体收入也随之下降。加之全民参保基数不断提高，人民群众日益提高的医疗服务需求与医保基金局限性矛盾也日益明显，增加医保药品报销目录、提高医保报销比例、异地报销等政策的出台，在努力降低群众医疗费用的同时也使医保基金穿底的风险和压力增大，医保基金作为医疗服务购买方，势必会将压力传导到医院，医院面临的经营压力进一步增大，各地财政由于经济因素又有明显不同，部分地区针对公立医院成本补偿困难重重。医院既要切实履行国家赋予公立医院的使命，又要保障自身的健康发展，不仅要提供优质的医疗服务，还要承担好诸如科研教学、人才培养，公共卫生预防等多项工作，在坚持公立医院的社会属性与效益准则的同时，要讲究经济效益稳健，又要以低耗高效为原则，从宏观政策还是医院自身管理需求，都要求医疗机构运用科学的管理理论和方法，提高自身管理能力，加强预算与成本管理工作，真实准确地提供数据作为参考，以便于财政、物价、卫生及医保部门正确制定相关政策以及补偿标准，这也是医改重要工作之一。

四、医院实行成本核算的必要性

随着国家鼓励医疗行业多元化发展，民营医院百花齐放，借助资本的助推，加速发展，且低成本低收费的优势明显，我国加入 WTO 后，外资医院的逐步引入也加剧了医院的竞争，多层次的医疗服务市场逐步形成，公立医院要想在竞争中占据优势，就要不断通过提高技术质量、服务管理等手段来完成自身提升，科学地评估评价医院价值，优化管理手段。外部竞争形势的加剧，也推动了管理水平提高的要求与标准。作为医院管理者来讲，不仅要坚决贯彻国家公立医院的公益性质路线方针，优化医疗资源使用效率，提供方便快捷、优质低廉的医疗服务，不以利润最大化为管理目标，树立先进的管理理念，充分发挥有利因素，克服环境变化带来的不利影响，还要不断厘清医院的服务成本水平，从管理要效益，重视医院成本核算管理，清晰了解各个科室、各个医疗服务项目成本构成情况，不断降低成本，增强医院自我发展和运行的能力，带动医院整体管理水平的提高，实现医院价值最优目标。

1. 全民医保带来付费方式的改革需要成本核算数据做支撑

自 2009 年深化医药卫生体制改革意见的正式出台，我国在医改领域取得了可喜的成绩，截止到 2019 年，我国基本医疗保险参保人数达到人口总数的 95% 以上，基本达到全民参保，医保的全面覆盖使得现今医院日常运营所需经费主要从医保资金获得。当前医保基金的支付比重逐年扩大也给基金的稳健发展带来了新的挑战。医保资金不是无限的，我国医保还处于实行的是低水平广覆盖方式，并不能完全达到居民医疗服务"全包"，高速增长的医保基金支付业务依然得不到完全满足，医保基金对于医疗服务的提供者提出了更高的目标，这也要求医院不仅要满足人们对于医疗效果的期望，同时也要以"低耗高效"为原则，以增收为目的的过度医疗被遏制。

随着医疗信息化手段不断完善，医院管理基础的提升，医保基金在支付制度改革上也不断探索新的方法，从按总额预付费、按项目付费，逐步建立起更为科学的按疾病诊断相关分组（DRG）付费、DIP 付费模式，这些改变不仅解决了科学衡量医院效率效益的标准问题，也为医保基金的防止穿底提供了新的手段，但对于医院来讲，整体业务收入受到的影响将随之显现。也促使医院与医务人员在既定的支付方式内需要精打细算，医院管理层需要医院科室及医疗服务项目的详细成本，并通过预算的制定去管理和控制成本，并且把针对病人提供的医疗服务与其产生的成本关联，分析诊疗行为对成本收益的影响，在提供优质的医疗保障的前提下，优化临床路径，通过减少不必要的成本支出及缩短住院时间等方式，在不降低医疗服务水平的情况下，努力降低成本。医院管理者理念需要不断创新，科学化、精细化的成本管理要逐步取代以往的经验管理主义，将医院的战略与成本管理相结合，改进医疗管理流程，从而降低医改给医院收入方面带来影响，为医院可持续发展的战略目标提供数据支持。

2. 基于成本核算科学的财政补偿是公立医院公益性的保障

公立医院补偿机制是否合理，怎么补，补多少？也是医疗综合改革的重要工作任务，补偿机制的改革是公立医疗坚持公益性质的重要支撑。在医改全面推开前，医疗服务价格与医务人员价值的相背离，医务工作者的劳动价值被低估，大检查、大处方导致了看病难看病贵，药品生产成本与医院价格相差甚远，灰色地带滋生腐败，市场规律被破坏，以药贿医，以药腐医乱象屡禁不止，医疗机构受市场经济影响逐渐趋利，自医改序幕拉开后，国家明确指出要突出公立医院公益性质，让公立医院回归公益，取消了药耗加成后，患者总体负担下降，使得人民群众幸福感和获得感上升，与此同时，公立医院医疗服务收入补偿渠道随之减少，一些医院经营压力不断增大，大型综合医院由于自身规模与实力不能达到收支平衡，一些市县级医院由于医疗技术水平落后于综合性大三甲医院，甚至严重亏损，各级医疗机构面临新的挑战，针对取消药品加成，取消耗材加成后给医院带来收入的减少，政府用财政补贴的方式对公立医院适当补偿，各地也先后出台了相应的补贴政策，对因此减少的药品收入给予部分补偿，适当放宽医疗服务价格定价权，另外还需要强化医院内部管理，通过节约控制成本等方式进行自身造血，无论是参与价格调整还是减少不必要的成本支出，这都需要医院提供真实准确的医疗成本数据，但很多地区此项工作都处于空白。北京市属医院在 2003 年开始进行区域性医疗机构成本测算工作，对成本定价机制展开研究，采用成本核算的方法对医院医疗服务项目进行成本核算，为医改过程中医疗服务价格调整提供数据依据与支撑。这是值得各级公立医院借鉴的方法，成本的核算不仅能强化医院科室成本意识，还能积极主动地参与到医疗服务价格制定的工作中去，从被动接受补偿到主动争取，这个过程需要医院对成本核算工作从意识提升到行动中去。

3. 依据成本定价是体现医务人员劳动价格的有效措施

一直以来，医疗服务价格是一个敏感的问题，医疗技术服务项目价格水平背离成本是医疗卫生体制改革中比较突出的问题，医院为患者提供医疗服务所产生的费用是由各项医疗服务价格构成，而公立医院的医疗服务作为一种公共产品，其价格由相关政府部门综合评定来确定。我国现行医疗服务价格，项目由国家制定，省级部门确定价格，市级及以下单位参照执行，可低不能高。医改以来，价格几经调整，但对比物价上涨还略显不足，医疗服务的价格与其真正的价值之间还存在较大差距，理顺医疗服务价格也作为医改重点任务。随着新医改深入，医疗服务价格被放开，各级医院可以根据自身的医疗服务成本在规定范围内调整相应的医疗服务价格。在这种情况下，医疗项目是否能够获得足够精确的成本，与医院自身损益密切相关。同时为未来医疗服务价格在定价上与医疗服务项目成本匹配，使医务人员的劳动付出体现出真正价值。

目前随着医疗卫生机构医疗设备的不断完善与医疗服务技术的不断提高，医院的各项成本支出不断加大。医院科室成本核算研究越发重要。一方面，因医院科室成本与员工的绩效挂钩，一个好的成本核算制度能够使员工有一个节约资源的成本意识，减少大处方行为，并且在此过程中可以优化服务，提高医疗技术水平。另一方面，它能提高成本信息的准确性，可以使医院管理层更好地把控成本管理，加强对医疗服务的管控力度，在降低成本的同时提高了运营效率。以提升医院在区域间的竞争力。

五、医院实行成本核算的发展历程

自 1997 年以来，我国先后出台一系列政策加强对医院成本核算的指导与管理，政府层面对医院成本核算的认识从模糊到清晰。

1999 年，财政部、原卫生部联合发布《医院财务制度》，规定医院实行成本核算。

1999～2003 年，成本核算概念在国家层面还停留在宣传的层面，只提出了成本核算的重要性，而没有相关的细则。

2003～2011 年，北京市卫生局等地方政府率先在辖区医院开展成本核算的实践工作。

2011 年，国家发展和改革委员会、原卫生部共同下发了《关于开展按病种收费方式改革试点有关问题的通知》，启动了全国范围的按病种收费方式改革。

2011 年，财政部和原卫生部颁布了新医院会计制度，规定自 2011 年 7 月 1 日起在国家公立医院联系试点城市执行，并将 2012 年 1 月 1 日在全国公立医院全面执行，新出台的医院会计制度明确规定医院要进行成本管理，按照成本核算对象的不同，将医院成本划分为总成本、科室成本、医疗服务项目成本、病种成本和床日、诊次成本，以及每种级次成本核算内容和间接成本分摊方法，提出了较为全面的成本核算体系，没有规定医院在进行成本核算过程中的具体做法。

2015 年，国家卫生计生委办公厅与国家中医药管理局办公室联合下发了《县级公立医院成本核算操作办法》，对医院开展成本核算工作进行了清晰的定位和明确的责任分工，为成本核算工作的顺利开展打下了良好的基础。同时对成本核算的主要内容与主要的实施步骤进行了详细的规定，具有很强的操作性的实际指导意义。

2017 年 7 月，国务院办公厅印发《关于建立现代化医院管理制度的指导意见》，要求强化成本核算与控制，逐步实行全成本核算。

2019 年，财政部颁布《事业单位成本核算基本指引》，明确指出成本核算的基本原则、基本方法及相关定义。同年，在实施的政府会计制度中，同样对医院成本核算和管理作出明确要求。

2021 年 1 月，国家卫生健康委员会同国家中医药局联合印发了《关于印发公立医院成本核算规范的通知》，明确了公立医院开展成本核算的目的及使用范围、开展成本核算的基础及原则、开展成本核算的组织机构及职责、明确成本核算的分类及核算方法，在原有的分类基础上增加按疾病诊断相关分组（DRG）成本核算、明确成本项目及成本分类、明确成本核算单元的设置、明确成本核算报表体系、强化成本核算分析。

第二节　医院成本核算流程与方法

 一、科室成本核算

1. 科室成本核算理论方法

科室成本核算是指将医院业务活动中所发生的各种耗费以科室为核算对象进行归集和分配，计算出科室成本的过程。《医院财务制度》对科室成本核算的基本方法已有比较完善的规定，并要求医院进行科室成本核算，并上报科室成本数据。此外制度还规定了科室成本核算的三级分摊方法以及相关科室成本报表。

医院科室成本核算的主要流程是：在前期的会计核算过程中，费用类科目应按照各具体科室进行核算，归集各科室发生的能够直接计入各科室或采用一定方法计算后计入各科室的直接成本，按科室性质直接形成医疗业务成本和管理费用。同时形成科室直接成本；再按照分项逐级分步结转的三级分摊方法，依次对行政后勤科室耗费、医辅科室耗费、医技科室耗费进行结转，形成临床科室的间接成本，最终形成临床科室全成本（医疗成本）。同时，根据核算需要，对财政项目补助支出形成的固定资产折旧和无形资产摊销以及科教项目支出形成的固定资产折旧和无形资产摊销进行归集和分摊，分别形成医疗全成本、医院全成本。

2. 科室成本归集与分摊方法

（1）直接成本归集。

①人员经费：根据会计分期和权责发生制原则，按成本明细项目采集到担任相应角色的人员，按核算单元对全院人员进行定位，将员工发生的各项人员经费直接计入该成本责任中心的成本。

其中，工资津贴、绩效工资按计提发放项目采集到个人；社会保障缴费按养老、医疗保险等项目采集到个人；住房公积金按实际发生数采集到个人。

如果医院门诊无法细分到下一级核算单元（如内科、外科、妇产科、儿科等），其门诊人员费用须依据收益情况摊销至各科室。

②药品费：以"临床开单、药房发药"信息为基础，按门诊用药、住院用药等对

药品进行分类核算，根据实际消耗药品，依据医院药品管理条件，选择个别计价、先进先出或加权平均等方法中的一种方法并保持不变，采集开单科室的药品成本。

③卫生材料费：应当根据重要性原则，建立二级库房卫生材料管理制度，高值耗材应当使用个别计价法，按单品种卫生材料采购成本和二级库房实际用量归集各科室的卫生材料成本。对于未列入医院二级库房卫生材料管理范围的材料，按各科室消耗的材料费用直接计入其成本；对于列入二级库房卫生材料管理范围的、领用而未消耗的材料，视同库存材料管理，不计入成本。

④固定资产折旧：医院应当按照规定的固定资产分类标准和折旧年限建立固定资产管理制度，以固定资产原值为基础，按会计期间、固定资产类别和品种将固定资产折旧核算到每一个成本核算单元，不考虑预计净残值。其中，房屋类固定资产按核算科室的面积计提折旧；设备类固定资产按核算科室使用的固定资产计提折旧。

⑤无形资产摊销：医院无形资产应当自取得当月起，在预计使用年限内采用年限平均法分期平均摊销，按受益科室确认无形资产摊销费用。

⑥提取医疗风险基金：以临床、医技科室当期开单医疗收入的1‰～3‰计提。

⑦其他费用：

房屋、设备维修费：常规维修费用按科室（房屋、设备实际占用科室）实际发生数记录，直接计入该科室成本；

设备维保费用按维保期间分期计入（符合大型修缮标准的固定资产维修支出增加固定资产原值，计提折旧）。

水费、电费、气费：应遵循重要性原则，能够直接计量到相应的核算责任中心的，按照实际发生数，据实核算成本；无法单独计量的，以人员、面积或床位比例作为参数向全院其余科室进行分配。

办公费、印刷费：按实际发生的办公性质的费用直接计入或按领用记录计量计入。

其他：按核算科室的实际消耗量直接或采用一定方法计算后计入费用。例如，物业管理费、取暖费等可以按照占用面积计算得出各核算科室的费用。

科室成本归集过程中，对于不具备工作量统计条件且服务于全院科室的费用消耗（如交通费等），可统一按人员比例计算计入各核算科室成本。

⑧待冲基金——待冲财政基金：开展医疗全成本、医院全成本核算的医院，还应将当期"待冲基金——待冲财政基金"科目借方发生额按受益科室归集成本。具体包括使用财政拨款购置的固定资产计提的折旧额和无形资产摊销额。

⑨待冲基金——待冲科教项目基金：开展医院全成本核算的医院，还应当将当期"待冲基金——待冲科教项目基金"科目借方发生额按受益科室归集成本。具体包括使用科研教学项目拨款购置的固定资产计提的折旧额和无形资产摊销额。

（2）间接成本分摊。

各类科室发生的间接成本应本着相关性、成本效益关系及重要性等原则，运用阶梯分摊法原理,按照分项分步结转的方式进行分摊,最终将所有成本分摊到临床科室。具体分摊公式详见表5-1。

表5-1 科室成本核算分摊参数

分摊级次	适用的成本项目或科室	分摊参数
成本归集	水费	科室人数(采用"大用户"方法计算)
	电费、气费	科室面积(采用大用户方法归集)
	物业管理费、空调费、取暖费	科室面积
	多重角色人员费用	工作时间(工时)
一级分摊	行政后勤类科室	科室人数
二级分摊	门诊办公室	门急诊人次
	挂号收费处	门急诊人次
	住院处、营养食堂	实际占用床日数
	器械科	专用设备固定资产总值
	病案室	出院人次
	供应室	消毒物品件数
	氧气组	氧气提供量
	洗衣房	洗衣件数
三级分摊	医技科室	收入比

①一级分摊:行政后勤科室费用分摊将行政后勤科室成本按人员比例向临床科室、医技科室和医辅科室分摊,并实行分项结转。

②二级分摊:医辅科室成本分摊将医辅科室成本(包括该类科室直接成本和第一级分摊的部分)向临床科室和医技科室分摊,并实行分项结转,分摊参数可采用收入比重、工作量比重(如门急诊人次、实际占用总床日)和内部服务量等。

③三级分摊:医技科室成本分摊将医技科室成本(包括该类科室直接成本和第一、第二级分摊的部分)向临床科室分摊,分摊参数采用收入比重,分摊后形成门诊、住院临床科室的成本。

(3)诊次、床日成本。

根据上述科室成本核算过程中确认的门诊科室成本,以门急诊人次为核算对象,将成本分摊到每人次的过程。

计算公式:

$$某门诊科室诊次成本 = 某门诊科室成本总额 \div 该科室门诊人次$$

$$院级诊次成本 = \sum 门诊科室成本总额 \div \sum 科室门诊人次$$

床日成本核算方法：根据上述科室成本核算过程中确认的住院科室成本，以住院床日为核算对象，将成本分摊到每床日的过程。

计算公式：

$$某住院科室床日成本 = 某住院科室成本总额 \div 该科室住院床日$$

$$院级床日成本 = \sum 住院科室成本总额 \div \sum 科室住院床日$$

3. 科室成本核算案例

医院进行科室成本核算时，需要从不同的信息系统中取得成本核算所需要基础数据，主要有科室直接成本归集数据，科室人员、科室面积以及内部服务量（本案例以洗衣服务量为例）如表 5-2 所示。

（1）科室直接成本归集。医院科室的直接成本来源于各个业务子系统，一般情况下，人员经费来源于人力资源管理系统；卫生材料费来源物资管理系统；固定资产折旧费、无形资产摊销费来源于资产管理系统、提取医疗风险基金和其他费用来源于会计系统，如表 5-2、表 5-3 所示。

表 5-2　科室直接成本归集表　单位：元

科室名称	小计	人员经费	卫生材料费	药品费	固定资产折旧费	无形资产摊销费	提取医疗风险基金	其他费用
预防保健科	110 587	77 095	123	28 834	3 394	—	139	1 001
呼吸内科门诊	33 991	—	129	33 638	—	—	224	—
呼吸内科病房	677 166	183 050	56 736	417 648	11 132	—	2 956	5 644
消化内科门诊	483 616	—	38 100	421 941	18	—	2 057	21 500
消化内科病房	416 956	236 445	26 841	139 866	4 609	—	1 333	7 864
神经内科门诊	246 584	—	—	245 336	—	—	1 248	—
神经内科病房	565 136	205 984	2 028	347 336	1 903	—	2 483	5 403
直接医疗科室合计	24 542 373	5 507 611	1 777 631	16 756 317	193 631	—	102 059	205 123
医学检验科	1 405 561	265 452	1 127 336	—	7 965	—		4 809
医疗技术业科室合计	4 838 894	1 797 535	2 821 316	74 275	109 748	—	521	35 499
科教科	75 937	65 118	303	—	1 797	—		8 718
洗衣房	67 482	53 299	11 812	—	1 807	—		565
医疗辅助类科室合计	1 256 094	1 049 734	111 054	10 532	14 686	—		70 088
院办公室	192 532	155 756	—	—	19 508	—		17 268
管理类科室合计	3 221 759	2 390 080	—	—	213 369	—		618 310
总计	33 859 120	10 744 961	4 710 001	16 841 124	531 434	—	102 580	929 020

表 5 - 3 科室基本信息数据

科室名称	人员（人数）	面积（平方米）	洗衣量（件数）
预防保健科	7	235	105
呼吸内科门诊	8	213	121
呼吸内科病房	8	1 678	120
消化内科门诊	9	177	133
消化内科病房	9	3 004	142
神经内科门诊	8	245	134
神经内科病房	8	2 332	121
……			
直接医疗科室合计	478	14 568	22 985
麻醉科	11		
……			
医疗技术业科室合计	167	14 781	8 350
供应室	11		
洗衣房			
……			
医疗辅助类科室合计	93	6 754	2 245
院办公室	13		
……			
行政管理类科室合计	119	7 789	4 678
总计	857	43 892	38 258

其中呼吸内科病房直接成本构成如表 5 - 4 所示。

表 5 - 4 呼吸内科病房直接成本构成 单位：元

科室名称	成本项目	直接成本	分摊管理成本	分摊医辅成本	分摊医技成本
呼吸内科病房	人员经费	183 050	25 909	16 470	71 751
	卫生材料费	56 736	—	1 108	91 850
	药品费	417 648	—	131	2 093
	固定资产折旧费	11 132	2 313	513	4 345
	无形资产摊销费	—	—	—	—
	提取医疗风险基金	2 956	—	—	13
	其他费用	5 644	6 703	1 739	5 571
	其中：水费	255	117	34.66	103.27
	电费	2 025	929	275.27	820.23
	取暖费	585	95	112	234
	成本合计	677 166	34 925	19 961	175 623

（2）第一级成本分摊：分摊行政管理类科室成本。

$$分摊管理成本 = 所有行政管理类科室成本合计$$

➤ 以按面积分摊行政管理类科室的取暖费为例介绍分摊过程

呼吸内科病房分摊院办公室（行政管理类科室）的取暖费

$$= 院办公室取暖费 \times \frac{呼吸内科病房面积}{全院总面积 - 行政管理类科室面积}$$

$$= 93 \times \frac{1\ 678}{43\ 892 - 7\ 789} = 4.3$$

➤ 呼吸内科病房分摊行政管理类科室总的取暖费为

分摊院办公室取暖费 + 分摊工会取暖费 + ⋯ = 95（元）

➤ 呼吸内科病房分摊行政管理类科室的总成本为

分摊各行政管理类科室的各项成本明细合计 = 34 925（元）

➤ 经过第一步分摊后，各科室的成本结果如表 5 - 5 所示。

表 5 - 5　　　　　　　　　　　　科室一级成本　　　　　　　　　　　单位：元

科室名称	科室一级成本	其中	
		直接成本	分摊管理成本
预防保健科	141 145	110 587	30 559
呼吸内科门诊	68 915	33 991	34 924
呼吸内科病房	712 091	677 166	34 925
消化内科门诊	522 906	483 616	39 290
消化内科病房	456 246	416 956	39 290
神经内科门诊	281 508	246 584	34 924
神经内科病房	600 061	565 136	34 924
……	……	……	……
直接医疗科室合计	26 629 095	24 542 373	2 086 722
医学检验科	1 510 334	1 405 561	104 773
……	……	……	……
医疗技术业科室合计	5 567 937	4 838 894	729 043
信息中心	106 495	75 937	30 559
洗衣房	76 213	67 482	8 731
……	……	……	……
医疗辅助类科室合计	1 662 088	1 256 094	405 994
院办公室	192 532	192 532	—
……	……	……	……
总计	33 859 120	30 637 361	3 221 759

其中：呼吸内科病房经过第一步分摊后的成本构成如表5-6所示。

表5-6　　　　　　　　　　　呼吸内科病房一级成本构成　　　　　　　　　　单位：元

科室名称	成本项目	科室一级成本	其中	
			直接成本	分摊管理
呼吸内科病房	人员经费	208 959	183 050	25 909
	卫生材料费	56 736	56 736	—
	药品费	417 648	417 648	—
	固定资产折旧费	13 445	11 132	2 313
	无形资产摊销费	—	—	—
	提取医疗风险基金	2 956	2 956	—
	其他费用	12 347	5 644	6 703
	其中：水费	510	255	255
	电费	4 049	2 025	2 025
	取暖费	680	585	95
	成本合计	712 091	677 166	34 925

（3）第二级成本分摊：分摊医疗辅助类科室成本。

$$分摊医辅成本 = 所有医疗辅助科室成本合计$$

以呼吸内科病房为例来说明医疗辅助为科室成本分摊过程，如表5-7、表5-8所示。

➤ 医疗辅助类科室分摊时可分两种情况：

①有服务量的医辅科室按服务量进行分摊，以洗衣房为例，过程如下

呼吸内科病房分摊洗衣房成本

$$= 洗衣房成本 \times \frac{呼吸内科病房洗衣量}{临床服务类科室的洗衣量 + 医疗技术类科室洗衣量}$$

$$= 76\,213 \times \frac{102}{22\,985 + 8\,350} = 248（元）$$

②无服务量的医辅科室按人员进行分摊，以供应室为例，过程如下

呼吸内科病房分摊洗衣房成本

$$= 洗衣房成本 \times \frac{呼吸内科病房洗衣量}{临床服务类科室的洗衣量 + 医疗技术类科室洗衣量}$$

$$= 106\,495 \times \frac{11}{478 + 167} = 1\,816（元）$$

➤ 呼吸内科病房分摊医疗辅助类科室成本 = 分摊洗衣房成本 + 分摊供应室成本 + 分摊护理部成本 + …

表 5 - 7 科室二级成本表　　　　　　　　　　　　　　　　单位：元

科室名称	科室二级成本	其中		
		直接成本	分摊管理成本	分摊医辅
预防保健科	156 036	110 587	30 559	14 890
呼吸内科门诊	86 913	33 991	34 924	17 998
呼吸内科病房	732 052	677 166	34 925	19 961
消化内科门诊	543 755	483 616	39 290	20 849
消化内科病房	478 090	416 956	39 290	21 844
神经内科门诊	301 342	246 584	34 924	19 834
神经内科病房	621 470	565 136	34 924	21 410
……	……	……	……	……
直接医疗科室合计	27 845 005	24 542 373	2 086 722	1 215 910
医学检验科	1 561 441	1 405 561	104 773	51 107
……	……	……	……	……
医疗技术业科室合计	6 014 115	4 838 894	729 043	446 178
合计	33 859 120	29 381 267	2 815 765	1 662 088

表 5 - 8 呼吸内科病房二级成本构成　　　　　　　　　　　单位：元

科室名称	成本项目	科室二级成本	其中		
			直接成本	分摊管理成本	分摊医辅成本
呼吸内科病房	人员经费	225 429	183 050	25 909	16 470
	卫生材料费	57 844	56 736	—	1 108
	药品费	417 779	417 648	—	131
	固定资产折旧费	13 958	11 132	2 313	513
	无形资产摊销费	—	—	—	—
	提取医疗风险基金	2 956	2 956	—	—
	其他费用	14 086	5 644	6 703	1 739
	其中：水费	407	255	117	35
	电费	3 229	2 025	929	275
	取暖费	792	585	95	112
	成本合计	732 052	677 166	34 925	19 961

（4）第三级成本分摊：分摊医疗技术类科室成本。

分摊医技科室成本＝所有医技科室成本合计

現代公立医院经济管理概论

医疗技术科室主要按收入配原则进行分析，以下以呼吸内科病房为例来说明医疗技术科室成本分摊过程：

➤ 首先需要取得开单执行收入数据，如表5-9所示。

表5-9　　　　　　　　　　　检验科执行收入表　　　　　　　　　　　单位：元

开单科室名称	金额
预防保健科	403
呼吸内科门诊	7 152
呼吸内科病房	138 401
消化内科门诊	89 518
消化内科病房	110 243
神经内科门诊	45 718
神经内科病房	122 009
……	……
合计	3 190 566

➤ 按收入配比原则将医学检验科室成本分摊到开单科室

呼吸内科病房分摊检验科成本 = 检验科成本 × $\dfrac{呼吸内科病房开单检验科执行收入}{检验科总的执行收入}$

$$= 1\,476\,899 \times \frac{138\,401}{3\,190\,566} = 64\,065（元）$$

表5-10　　　　　　　　　　　科室三级成本表　　　　　　　　　　　单位：元

科室名称	科室三级成本	其中			
		直接成本	分摊管理成本	分摊医辅成本	分摊医技成本
预防保健科	156 233	110 587	30 559	14 890	197
呼吸内科门诊	96 074	33 991	34 924	17 998	9 161
呼吸内科病房	907 675	677 166	34 925	19 961	175 623
消化内科门诊	670 830	483 616	39 290	20 849	127 074
消化内科病房	605 393	416 956	39 290	21 844	127 303
神经内科门诊	366 971	246 584	34 924	19 834	65 629
神经内科病房	797 893	565 136	34 924	21 410	176 423
……	……	……	……	……	……
直接医疗科室合计	33 859 120	24 542 373	2 086 722	1 215 910	6 014 115

表 5-11　　　　　　　　　　呼吸内科病房三级成本　　　　　　　　　　单位：元

科室名称	成本项目	科室三级成本	其中			
			直接成本	分摊管理	分摊医辅	分摊医技
呼吸内科病房	人员经费	297 179	183 050	25 909	16 470	71 751
	卫生材料费	149 694	56 736	—	1 108	91 850
	药品费	419 872	417 648	—	131	2 093
	固定资产折旧费	18 304	11 132	2 313	513	4 345
	无形资产摊销费	—	—	—	—	—
	提取医疗风险基金	2 969	2 956	—	—	13
	其他费用	19 657	5 644	6 703	1 739	5 571
	其中：水费	510	255	117	34.66	103
	电费	4 049	2 025	929	275.27	820
	取暖费	1 026	585	95	112	234
	成本合计	907 675	677 166	34 925	19 961	175 623

 二、项目成本核算

1. 项目成本核算理论方法

医疗服务项目成本核算是以各临床服务类科室、医疗技术类科室开展的医疗服务项目为核算对象，归集和分配各项费用，计算产出各医疗服务项目的单位成本的过程。

医院成本剔除药品成本、单独收费材料成本以及不参与医疗服务项目核算的科室成本后，在同一期间内应为医疗服务项目成本之和。核算结果还应遵循以下逻辑关系：

➤ $\sum$ 医疗服务项目成本 = $\sum$ 临床服务类科室成本、医疗技术类科室成本(二级分摊后成本) − $\sum$ 药品成本 − $\sum$ 单独收费材料成本

➤ $\sum$ 医疗服务项目成本 = $\sum$ 医疗服务项目直接成本 + $\sum$ 科室作业成本

由于我国仍以医疗服务项目付费为主导，因此各医院也比较重视项目成本的核算，部分条件较好的医院均在核算医疗服务项目成本。但是由于制度中未像科室成本核算一样规定医疗服务项目成本的方法，因此各地各医院核算方法有所不同。结合医院成本核算、业务管理信息化现状以及国内外成本核算方法应用情况，本方案建立区县或二级及以下医院采用比例系数法，三级医院采用作业成本法进行医疗服务项目成本核算。

（1）作业成本法。

主要步骤是：用某一时期的数据，以作业法为模型计算每一医疗项目的单位成

本，以单位成本为基础得出"分摊系数"，进而核算出项目当月的实际成本。作业成本法的主要原则是作业消耗资源，产品消耗作业。因此，此方法采用作业动因和资源动因来分摊间接成本，将医疗项目分解为各个作业流程，建立标准作业库，根据确立的作业成本库、成本动因和所得到的作业量，计算出应分配到各项作业的医疗服务成本。

作业成本法的重点是作业模型的建立，作业模型可通过访谈、小组座谈、会议等方式调研医院临床服务类科室和医疗技术类科室的医疗业务流程以及在医疗服务过程的各项人工、材料、设备的资源消耗情况，划分出医疗服务过程中具有相对独立意义的重要活动和行为，形成不同的作业，产生医院统一、规范的项目作业库、项目材料库和项目设备库。具体内容如表 5 – 12 所示。

表 5 – 12 　　　　　　　　　　　　　　**作业成本法**

	项目名称	作业	职称	操作人数	操作时间（分钟）
项目作业库	医疗服务项目1	作业1	护师	1	3
		作业2	主治医师	1	20
		作业2	护师	1	20
		作业3	主治医师	1	5
	项目名称	物资分类	物资名称		单位用量
项目材料库	医疗服务项目1	其他卫生材料	材料1		1
		其他卫生材料	材料2		1
		其他卫生材料	材料3		1
科室	项目名称	设备分类	设备名称		占用时间（分钟）
项目设备库	医疗服务项目1	专用设备	设备1		5
		专用设备	设备2		5
		专用设备	设备3		4

①直接成本归集：

■ 人员经费：

按测算期内各医疗项目的实际劳务消耗计入项目成本中。为了体现不同医疗服务项目间的难易程度与技术含量的差异，在计算人员经费时需要按医生资质分别计算具体方法如下：

$$某医疗服务项目单位人员经费$$

$$= \sum_{项目消耗的各资质人员} （每分钟某资质人员经费 \times 单位医疗服务项目耗时）$$

$$每分钟某资质人员经费 = \frac{核算期间某资质人员经费总额}{核算期间某资质人员工作总时间（分钟）}$$

■ 卫生材料费：

基于项目材料库，归集与医疗服务项目相对应的卫生材料。采用定额法进行计算。具体的计算公式如下：

$$某医疗服务项目单位材料成本 = \sum_{项目所消耗的各项材料} 单位项目消耗某项材料数量 \times 材料单价$$

■ 固定资产折旧费：

基于项目设备库，归集与医疗服务项目相对应的设备折旧。具体的计算公式如下：

$$某医疗服务项目单位折旧成本 =$$

$$\sum_{项目占用的各项设备} \frac{核算期间某设备折旧总额}{某设备所完成的各项目总时间} \times 单位医疗服务项目占用设备时间$$

■ 无形资产摊销费：

根据无形资产实际耗用医疗服务项目直接归集或计算到医疗服务项目。如独立于B超机的影像传输、处理系统，直接为B超检查类医疗服务项目使用，可把此类成本直接计入B超检查类医疗服务项目。

■ 提取医疗风险基金：

根据《医院财务制度》的规定，医院计提的医疗风险基金是以临床服务类、医疗技术类科室成本计算按1‰计提，按照此原则，提取医疗风险基金成本也应按收入比直接计入各医疗服务项目中。

■ 其他费用：

根据其他费用实际耗用医疗服务项目直接归集或计算到医疗服务项目。如某项CT维修费可直接计入CT检查医疗服务项目。

■ 待冲基金–待冲财政基金

使用财政拨款购置的固定资产、无形资产以及库存物资应对应其所服务的医疗服务项目，把固定资产折旧、无形资产摊销和材料耗费按资源动因分配至受益作业。具体方法参见上述固定资产折旧、无形资产摊销和卫生材料费计入方法。

■ 待冲基金–待冲科教项目基金

使用科研教学项目拨款购置的固定资产、无形资产以及库存物资应对应其所服务的作业，把固定资产折旧、无形资产摊销和材料耗费按资源动因分配至受益作业。具体方法参见上述固定资产折旧、无形资产摊销和卫生材料费计入方法。

待冲基金–待冲财政基金、待冲基金–待冲科教项目基金只在计算医疗全成本和医院全成本时纳入成本核算范围。

②间接成本分摊。

进行医疗服务项目活动而发生的各项间接成本，按照资源动因将其分配至受益的作业。再按照医疗服务项目消耗作业的原则，采用作业动因将作业成本分配至受益的医疗服务项目。具体的成本动因可参照表5–13。

表 5-13   成本动因

序号	适用的成本项目	资源动因	作业动因
1	人员经费	工时	工时
2	卫生材料费	工作量	工作量
3	房屋折旧	面积	工时 床位面积（床位使用）
4	设备折旧	工时	工时
5	无形资产摊销费	工作量	工作量
6	提取医疗风险基金	人数	工作量
7	其他费用	工作量	工作量

（2）比例系数法。

比例系统法的数据流程为：以临床服务类和医疗技术类科室的成本为基础，以其开展的医疗服务项目为对象，根据成本费用归集、分配的过程，划分直接成本和间接成本。直接成本应直接计入或计算计入医疗服务项目成本；间接成本应按照一定的比例系统分配到医疗服务项目成本。

①直接成本归集。

同作业成本法。

②间接成本分摊。

比例系数法分摊间接成本首先需要核定各科室医疗服务项目间接成本与直接成本的比例（即间接成本占直接成本比例），采用以下公式计算某医疗服务项目单位成本。

某医疗服务项目单位成本＝某医疗服务项目直接成本×（1＋科室医疗服务项目间接总成本/科室医疗服务项目直接总成本）。

2. 项目成本核算案例

以某医院功能检查科提供"电子胃镜检查""电子肠镜检查"医疗服务项目为例。为了能够向患者提供以上医疗服务，科室需要配备工作人员、占用办公场所、领用卫生材料以及配置仪器设备等，这些资源的耗费形成了科室成本。科室还设计了向患者提供服务的工作流程，如登记、检查、出报告等。

➤ 医院在进行医疗服务项目成本核算时，首先需要从不同的信息系统中取得成本核算所需要基础数据，如表 5-14~表 5-18 所示。

表 5-14   临床服务类科室和医疗技术类科室二级分摊成本   单元：元

成本项目	总成本	科室直接成本	医辅分摊成本	管理分摊成本
人力经费	204 000	161 150	20 000	22 850
药品经费	1 000	1 000	—	—

成本项目	总成本	科室直接成本	医辅分摊成本	管理分摊成本
卫生材料经费	15 500	15 470	10	20
固定资产折旧费	48 495	48 410	40	45
房屋	225	200	10	15
专用设备	47 760	47 760	—	—
一般设备	510	450	30	30
其他设备	—	—	—	—
无形资产摊销费	210		210	
提取医疗风险基金	8 000	8 000	—	—
其他费用	6 000	4 000	1 000	1 000
合计	283 205	238 030	21 260	23 915

表 5 - 15 医疗收入数据 单位：元

年月	医疗服务项目	开单科室	执行科室	工作量	单价	金额
2014 年 1 月	电子胃镜检查	内科门诊	功能检查科	1 000	250	250 000
2014 年 2 月	电子胃镜检查	内一病房	功能检查科	200	250	50 000
2014 年 4 月	电子肠镜检查	心内一病房	功能检查科	500	300	150 000

表 5 - 16 物资消耗数据 单位：元

年月	科室名称	物资分类	物资名称	数量	金额	是否单独收费	资金来源
2014 年 1 月	功能检查科	其他卫生材料	胃镜润滑胶浆	120	7 920	否	自有资金
2014 年 2 月	功能检查科	其他卫生材料	盐	5	550	否	自有资金
2014 年 4 月	功能检查科	其他卫生材料	多酶清洗剂	5	6 500	否	自有资金
2014 年 4 月	功能检查科	其他卫生材料	一次性注射器	500	500	是	自有资金

表 5 - 17 固定资产折旧数据 单位：元

年份	科室名称	设备分类	设备名称	规格	原值	旧额	资金来源
2014	功能检查科	专用设备	胃镜单镜天助内窥镜图文影像系统	……	432 000	432 00	自有资金
2014	功能检查科	专用设备	超声清洗机	……	18 000	3 600	自有资金
2014	功能检查科	专用设备	医用高压水枪	……	4 800	960	自有资金

表 5 - 18   **人员支出数据**   单位：元

年月	科室名称	姓名	职称	基本工资	岗位工资	……	合计
2014 年 1 月	功能检查科	曹婵	主治医师	3 000	4 916	……	7 916
2014 年 2 月	功能检查科	曹婵	主治医师	3 000	4 916	……	7 916
……	……	……	……	……	……	……	……
合计	功能检查科	曹婵	主治医师	36 000	48 000		214 099
2014 年 1 月	功能检查科	贾丽	护师	1 920	3 600	……	5 520
2014 年 2 月	功能检查科	贾丽	护师	1 920	3 600	……	5 520
……	……	……	……	……	……	……	……
合计	功能检查科	贾丽	护师	22 950	43 200		181 440

➢ 医院采用成本法核算医疗服务项目时，首先需要建立项目成本核算模型，包括以下几个方面的信息，如表 5 - 19 ~ 表 5 - 22 所示。

表 5 - 19   **项目作业信息**

科室	项目名称	作业	职称	操作人数	操作时间（分钟）
功能检查科	电子胃镜检查	登记	护师	1	3
		检查	主治医师	1	20
		检查	护师	1	20
		出报告	主治医师	1	5
	电子肠镜检查	登记	护师	1	3
		检查	主治医师	1	30
		检查	护师	1	30
		出报告	主治医师	1	5

表 5 - 20   **项目材料信息**

科室名称	项目名称	物资分类	物资名称	单位用量
功能检查科	电子胃镜检查	其他卫生材料	胃镜润滑胶浆	1
功能检查科	电子胃镜检查	其他卫生材料	盐	1
功能检查科	电子胃镜检查	其他卫生材料	多酶清洗剂	1
功能检查科	电子肠镜检查	其他卫生材料	多酶清洗剂	2

表 5 – 21　　　　　　　　　　　　　项目设备信息

科室名称	项目名称	设备分类	设备名称	占用时间（分钟）
功能检查科	电子胃镜检查	专用设备	胃镜单镜天助内窥镜图文	5
功能检查科	电子胃镜检查	专用设备	超声波清洗机	5
功能检查科	电子肠镜检查	专用设备	超声波清洗机	4
功能检查科	电子肠镜检查	专用设备	医用高压水枪	10

表 5 – 22　　　　　　　　　　　　　项目成本动因

序号	成本类型	资源动因	作业动因
1	人员经费	人数	工时
2	卫生材料费	工作量	工作量
3	房屋折旧	面积	工时
			床位面积
4	设备折旧	工时	工时
5	无形资产摊销费	工作量	工作量
6	提取医疗风险基金	人数	工作量
7	其他费用	工作量	工作量

3. 医院在作业成本法，医疗服务项目成本计算分为四步

（1）直接成本归集。

医疗服务项目的直接成本主要包括人员经费、卫生材料费、固定资产折旧费三大部分内容：以下是对三部分内容分别介绍直接成本的计算过程。

① 人员经费的计入，计算公式如下：

$$职称每分钟人力成本 = \frac{职称总人力成本}{职称总时间}$$

$$某一医疗服务项目人力成本 = \sum 职称操作时间 \times 职称每分钟人力成本$$

本案例中：

$$功能检查科主治医师每分钟人力成本 = \frac{214\,099}{252(全年工作天数) \times 8\,小时/天 \times 60} = 1.77(元/分钟)$$

$$功能检查科护士医师每分钟人力成本 = \frac{181\,440}{252(全年工作天数) \times 8\,小时/天 \times 60} = 1.5(元/分钟)$$

因此：由表 5 – 14 和表 5 – 18 可得

电子胃镜检查的人员经费 = $1\,200 \times (1.77 \times 25 + 1.5 \times 23) = 94\,452.63(元)$

电子肠镜检查的人员经费 = $500 \times (1.77 \times 35 + 1.5 \times 33) = 55\,697.37(元)$

②卫生材料费的计入方法如下：

本案例中：

A："胃镜润滑胶浆"只用于电子胃镜检查，成本 7 920 全部记入该项目中；

B："盐"只用于电子胃镜检查，成本 550 全部记入该项目中；

C："多酶清洗剂"同时用于电子胃镜检查和电子肠镜检查，需通过计算计入的方式（参数：工作量单位用量）将其成本 6 500 记入以下两个项目中。

"多酶清洗剂"用于电子胃镜检查的成本为 $6\ 500 \times \dfrac{1\ 200 \times 1}{1\ 200 \times 1 + 500 \times 2} = 3\ 545$（元）

"多酶清洗剂"用于电子肠镜检查的成本为 $6\ 500 \times \dfrac{500 \times 2}{1\ 200 \times 1 + 500 \times 2} = 2\ 955$（元）

因此，直接卫生材料费计入情况如表 5 – 23 所示。

表 5 – 23　　　　　　　　　　　直接卫生材料费计入情况　　　　　　　　　　单位：元

科室	资产名称	项目名称	直接计入金额
功能检查科	胃镜单镜天助内窥镜图文	电子胃镜检查	43 200
功能检查科	医用高压水枪	电子肠镜检查	960
功能检查科	多酶清洗剂	电子胃镜检查	2 700
功能检查科	多酶清洗剂	电子肠镜检查	900

③固定资产折旧费计入方法如下：

本案例中：

A："胃镜单镜天助内窥镜图文"只用于电子胃镜检查，成本 43 200 全部记入该项目中；

B："医用高压水枪"只用于电子肠镜检查，成本 960 全部记入该项目中；

C："超声波清洗机"同时用于电子胃镜检查和电子肠镜检查，需通过计算计入的方式（参数：工作量占用时间）将其成本 3 600 记入以下两个项目中。

"超声波清洗机"用于电子胃镜检查的成本为 $3\ 600 \times \dfrac{1\ 200 \times 5}{1\ 200 \times 5 + 500 \times 4} = 2\ 700$（元）

"超声波清洗机"用于电子肠镜检查的成本为 $3\ 600 \times \dfrac{500 \times 5}{1\ 200 \times 5 + 500 \times 4} = 900$（元）

表 5 – 24　　　　　　　　　　　　固定资产折旧费　　　　　　　　　　　单位：元

科室	资产名称	项目名称	计入成本
功能检查科	胃镜单镜天助内窥镜图文	电子胃镜检查	43 200
功能检查科	医用高压水枪	电子肠镜检查	960
功能检查科	超声波清洗机	电子胃镜检查	2 700
功能检查科	超声波清洗机	电子肠镜检查	900

④直接成本计入合计。

表 5-25　　　　　　　　　　　　　　**直接成本计入合计**　　　　　　　　　　　　　单位：元

执行科室	医疗服务项目	数量	直接成本
功能检查科	电子胃镜检查	1 200	152 368
功能检查科	电子肠镜检查	500	60 512

（2）资源成本分配。

医疗服务项目间接成本包括三部分：如表 5-26 所示。

◆ 科室直接成本减去直接计入医疗服务项目部分。

◆ 管理分摊成本。

◆ 医辅分摊成本。

表 5-26　　　　　　　　　　　　　**医疗服务项目成本构成表**　　　　　　　　　　　单位：元

成本项目	总成本	单独收费成本	科室直接成本		项目间接成本	
			项目直接成本	项目间接成本	医辅成本	管理成本
人力经费	204 000	—	150 150	11 000	20 000	22 850
卫生材料费	15 500	500	14 970	—	10	20
固定资产折旧费	48 495	—	47 760	650	40	45
房屋	225	—	—	200	10	15
专用设备	47 760	—	47 760	—	—	—
一般设备	510	—	—	450	30	30
其他设备	—	—	—	—	—	—
无形资产摊销费	210	—	—	—	210	
提取医疗风险基金费	8 000	—	—	8 000	—	—
其他费用	6 000	—	—	4 000	1 000	1 000
合计	282 205	500	212 880	23 650	21 260	23 915

资源成本分配是将医疗服务项目的间接成本按照资源动因分摊到各作业中，如表 5-27 所示。

表 5-27

资源成本分配表

单位:元

成本项目	间接成本	资源动因	登记		检查		出报告	
			动因值	成本	动因值	成本	动因值	成本
人力费用	53 850	人数	$\dfrac{0.15}{0.15+1.5+0.35}$	4 038.75	$\dfrac{1.5}{0.15+1.5+0.35}$	40 387.5	$\dfrac{0.35}{0.15+1.5+0.35}$	9 423.75
卫生材料费用	30	工作量	$\dfrac{1\,700}{5\,100}$	10	$\dfrac{1\,700}{5\,100}$	10	$\dfrac{1\,700}{5\,100}$	10
固定资产折旧费用	735			74.5		528		132.5
房屋成本	225	作业面积	$\dfrac{5}{45}$	25	$\dfrac{30}{45}$	150	$\dfrac{10}{45}$	50
专业设备成本	0	工时	$\dfrac{5\,100}{5\,100+39\,000+8\,500}$	0	$\dfrac{39\,000}{5\,100+39\,000+8\,500}$	0	$\dfrac{8\,500}{5\,100+39\,000+8\,500}$	0
一般设备成本	510	工时	$\dfrac{5\,100}{5\,100+39\,000+8\,500}$	49.5	$\dfrac{39\,000}{5\,100+39\,000+8\,500}$	378	$\dfrac{8\,500}{5\,100+39\,000+8\,500}$	82.5
其它设备成本	0	工时	$\dfrac{5\,100}{5\,100+39\,000+8\,500}$	0	$\dfrac{39\,000}{5\,100+39\,000+8\,500}$	0	$\dfrac{8\,500}{5\,100+39\,000+8\,500}$	0
无形资产摊销费	210	工作量	$\dfrac{1\,700}{5\,100}$	70	$\dfrac{1\,700}{5\,100}$	70	$\dfrac{1\,700}{5\,100}$	70
提取医疗风险基金	8 000	人数	$\dfrac{0.15}{0.15+1.5+0.35}$	600	$\dfrac{1.5}{0.15+1.5+0.35}$	6 000	$\dfrac{0.35}{0.15+1.5+0.35}$	1 400
其他费用	6 000	工作量	$\dfrac{1\,700}{5\,100}$	2 000	$\dfrac{1\,700}{5\,100}$	2 000	$\dfrac{1\,700}{5\,100}$	2 000

（3）作业成本分配。

作业成本分配是将作业成本分配至所服务的医疗服务项目中，如表5-28所示。

表5-28　　　　　　　　　　　　作业成本分配表　　　　　　　　　　　　单位：元

作业	作业成本	成本项目		金额	作业动因	收费新项目	动因参数	项目成本
登记	6 793.25	人力经费		4 038.75	工时	电子胃镜检查	$\dfrac{1\,200 \times 3}{1\,200 \times 3 + 500 \times 3}$	2 850.88
						电子肠镜检查	$\dfrac{500 \times 3}{1\,200 \times 3 + 500 \times 3}$	1 187.87
		材料费		10	工作量	电子胃镜检查	$\dfrac{1\,200}{1\,200 + 500}$	7.00
						电子肠镜检查	$\dfrac{500}{1\,200 + 500}$	3.00
		固定资产折旧费	房屋	25	工时	电子胃镜检查	$\dfrac{1\,200 \times 3}{1\,200 \times 3 + 500 \times 3}$	17.60
						电子肠镜检查	$\dfrac{500 \times 3}{1\,200 \times 3 + 500 \times 3}$	7.40
			一般设备	59.5	工时	电子胃镜检查	$\dfrac{1\,200 \times 3}{1\,200 \times 3 + 500 \times 3}$	35.00
						电子肠镜检查	$\dfrac{500 \times 3}{1\,200 \times 3 + 500 \times 3}$	14.50
		无形资产摊销费		70	工作量	电子胃镜检查	$\dfrac{1\,200}{1\,200 + 500}$	49.00
						电子肠镜检查	$\dfrac{500}{1\,200 + 500}$	21.00
		提取医疗风险基金		600	工作量	电子胃镜检查	$\dfrac{1\,200}{1\,200 + 500}$	423.50
						电子肠镜检查	$\dfrac{500}{1\,200 + 500}$	176.50
		其他费用		2 000	工作量	电子胃镜检查	$\dfrac{1\,200}{1\,200 + 500}$	1 412.00
						电子肠镜检查	$\dfrac{500}{1\,200 + 500}$	588.00

（4）项目成本核算。

医疗服务项目成本等于直接成本+间接分摊成本，如表5-29所示。

表5-29　　　　　　　　作业成本法计算医疗服务项目成本表　　　　　　　单位：元

执行科室	医疗服务项目	数量	直接成本	间接成本	单位成本
功能检查科	电子胃镜检查	1 200	152 367.63	45 765.23	165.11
功能检查科	电子肠镜检查	500	60 512.37	23 059.77	167.14
合计			212 880.00	68 825.00	

4. 比例系数法案例

以上述作业成本法的背景为例，采用比例系数法进行项目成本核算时，直接成本计算与作业成本法相同，此处不再赘述，与作业成本法所不同的是间接成本的计算。

$$本案例中间接成本率 = \frac{总成本 - 直接计入成本}{直接计入成本}$$

$$= \frac{281\ 705 - 212\ 880}{212\ 880} = 32.33\%$$

因此，医疗服务项目计算结果如表5-30所示。

表5-30　　　　　　　　比例系数法计算医疗服务项目成本表　　　　　　　单位：元

执行科室	医疗服务项目	数量	直接成本	间接成本	单位成本
功能检查科	电子胃镜检查	1 200	152 367.63	201 628.73	168.02
功能检查科	电子肠镜检查	500	60 512.37	80 076.27	160.15
合计			212 880.00	68 825.00	

注：间接成本=直接成本×间接成本率。

三、病种成本核算

1. 病种成本核算理论方法

2011年2月28日《国务院办公厅关于印发2011年公立医院改革试点工作安排的通知》中指出"探索多种基本医疗保障付费方式改革，大力推行按人头付费、按病种付费、总额预付等多种支付方式"。由于付费制度的改革，我国探索结合病种成本进行付费，因此我国陆续开始探索以病种作为成本核算对象，核算病种在治疗过程中的全成本。

病种成本是以病种作为核算对象，计算病种在治疗过程中的全部成本。《医院财务制度》指出病种核算办法是将为治疗某一病种所耗费的医疗项目成本、药品成本及单独收费材料成本进行叠加。医疗项目叠加法是在医疗服务成本核算的基础上进行的，将出院患者在院期间治疗某一病种消耗的医疗服务成本、药品成本和单收费材料成本进行累加，从而形成某一病种的成本。

$$某单病种成本 = \sum 该病种医疗项目成本 + \sum 该病种药品成本$$
$$+ \sum 该病种单收费材料成本$$

2. 病种成本核算案例

以某医院呼吸内科病房 2013 年病种成本核算为例，该院 2013 年呼吸内科病房出院病人 530 人，其中入院日期和出院日期都在 2013 年的病人共 524 人。按照主诊断加主手术分组的方法，共得到 84 个病种。以"J44.901 慢性阻塞性肺疾病"为例，2013 年共收治患者 4 例。将这 4 例患者的收费数量进行合并，再除以 4 就得到该病种的成本模型，如表 5 – 31 所示。

表 5 – 31　　　　　　　　　　病种成本核算　　　　　　　　　　单位：元

费用	数量	单价	单位成本	收费合计
多索茶碱注射液（枢维新）	21	15.77	13.71	331.24
氯化钠注射液（大冢塑料瓶）	35.75	7.36	6.40	263.12
乙酰半胱氨酸胶囊（易维适）	39	4.10	3.56	159.90
……	……	……	……	……
药品费合计				6 532.02
静脉输液	29.25	2	9.20	58.50
住院诊疗费	11.25	6	89.45	67.50
普通床位费（24）	15	24	86.00	360.00
……	……	……	……	……
医疗费合计				3 541.00
安全留置针（BD）	4.75	32.78	29.80	155.71
一次性溶药注射器20ml	44.75	0.88	0.80	39.38
精密过滤输液器5μmTPE型（山东威高）	29.25	12.54	11.40	366.80
……	……	……	……	……
材料费合计				868.89
总合计				10 941.91

$$病种成本 = \sum 医疗项目成本 + \sum 单收费材料成本 + \sum 药品成本$$

其中医疗项目成本取自呼吸科病房 2013 年项目成本核算结果，单收费材料成本和药品费材料加成率反推得出，得到"J44.901 慢性阻塞性肺疾病"的成本如表 5 – 32 所示。

表 5 - 32　　　　　　　　　　　　**J44.901 慢性阻塞性肺疾病**　　　　　　　　单位：元

费用	数量	单价	单位成本	收费合计	成本合计	总收益
多索茶碱注射液（枢维新）	21	15.77	13.71	331.24	287.91	43.33
氯化钠注射液（大冢塑料瓶）	35.75	7.36	6.40	263.12	228.80	34.32
乙酰半胱氨酸胶囊（易维适）	39	4.10	3.56	159.90	138.84	21.06
……	……	……	……	……	……	……
药品费合计				6 532.02	5 680.00	852.02
静脉输液	29.25	2	9.20	58.50	269.10	-210.60
住院诊疗费	11.25	6	89.45	67.50	1 006.31	-938.81
普通床位费（24）	15	24	86.00	360.00	1 290.00	-930.00
……	……	……	……	……	……	……
医疗费合计				3 541.00	6 020.90	-2 479.90
安全留置针（BD）	4.75	32.78	29.80	155.71	141.55	14.16
一次性溶药注射器 20ml	44.75	0.88	0.80	39.38	35.80	3.58
精密过滤输液器 5μmTPE 型（山东威高）	29.25	12.54	11.40	366.80	333.45	33.35
……	……	……	……	……	……	……
材料费合计				868.89	789.00	79.89
总合计				10 941.91	12 489.90	-1 547.99

第三节　医院成本核算的组织实施

 一、医院成本核算应遵循的原则

医院成本核算应遵循合法性、可靠性、相关性、分期核算、权责发生制、按实际成本计价、收支配比、一致性和重要性等原则。

1. 合法性原则

计入成本的费用必须符合国家法律、法规及相关制度规定，不合规定的不能计入。

2. 可靠性原则

医院要保证成本核算信息免于错误及偏差，使其具有真实性、中立性和可验证性。

3. 相关性原则

医院成本核算所提供的成本信息应当符合国家宏观经济管理的要求，满足相关方面及时了解医院收支情况以及医院加强内部管理的需要。

4. 分期核算原则

成本核算的分期必须与会计期间一致，按月、季、年核算。

5. 权责发生制原则

医院收入和费用核算，科室成本核算均应当以权责发生制为核算基础。

6. 按实际成本计价原则

医院的各项财产物资应当按照取得或购建时的实际价值（即取得成本）核算，除国家另有规定外，一般不得自行调整其账面价值。

7. 收支配比原则

医院在进行成本核算时，应当按照"谁受益、谁负担"的原理，归集、分配各项成本费用，使各项收入与为取得该项收入的成本费用相配比；某核算科室的收入与该科室的成本费用相配比；某会计期间的收入与该期间的成本费用相配比。

8. 一致性原则

医院各个会计期间成本核算所采用的方法、程序和依据应当保持一致，不得随意改变；若确有必要变更，则应在财务报告中详细说明变更的原因、对医院财务收支的影响等情况。

9. 重要性原则

医院在成本核算过程中，对于主要经济事项及费用应分别核算、分项反映，力求精确；而对次要事项及费用，在不影响成本真实性的前提下，可以适当简化处理。

二、医院成本核算基础工作的完善

1. 完善成本核算基础制度

医院成本核算是医院经济管理的重要内容，它涉及医院各科室和每个职工的切身利益，为保证成本核算工作的顺利进行，医院从上到下要建立一个有序的成本核算组织。以财务核算科室为成本核算中心，其他科室配备兼职核算员，形成一个从上到下，从领导到职工，从行政后勤到临床、医技科室，全院全员，互相配合的成本核算系统。其中财务科室应专门成立一个成本核算小组，并将其设定为成本核算中心，主要进行医院总成本的核算以及审核各个科室报上来的数据，进行间接成本的分摊，确立科室成本、医疗服务成本和医疗服务项目成本，同时临床、医技、行政后勤等各科室应专门配备一名兼职核算员，与成本核算中心进行信息沟通交流，协助成本核算科室完成成本核算工作。

2. 完善医院成本核算的基础数据源

完善各种原始记录，健全临床、医技、行政后勤和医疗辅助科室的计量、验收、领发、盘存制度。医院在医疗活动中，要使原始记录正确，就必须有完善的计量、验收、领发等制度。医院内部各种材料物资的收、发、领、退都要认真计量，并认真填写材料物资流转凭证，严格办理各种收、发、领、退手续。对消耗量大的水电气，应由专职人员经常检修计量器具，保证计量结果的准确无误"这些工作主要由各个科室的兼职核算员负责，兼职核算员记录科室发生的费用并将原始凭证上报成本核算科室，由成本核算科室审核入账"。

 ## 三、医院内部成本核算实施流程

构建医院内部成本核算体系，将医院成本核算级次深入到病种核算层次中去，计算量繁重，涉及范围大，这就要求全院全员都要参与进来，积极配合成本核算和管理。从领导到成员重视成本核算工作，乐于进行成本控制，形成一个全院全员，从领导到成员的全过程、全要素成本核算管理体系，以便于医院成本核算的顺利进行。

1. 组织动员

开展成本核算有一项很重要的准备工作，那就是全面调研、组织执行。实施的过程是人、财、物、信息、组织机构、实施对象、制度规定等众多要素有机联系的动态过程。一个组织目标实现的效果，最终取决于这些要素的功能发挥。组织执行力的强弱直接决定了组织目标的实现程度、实现速度和调整速度。因此，要顺利启动医院科室成本核算工作，首先要在医院内成立院长负责制的成本核算领导小组，分管院长及财务科、医务科、信息科、总务科、药剂科、器械科等多部门参与，全面调研并制定配套的成本核算实施细则、考评办法等规章制度，配备相应人力，在财务科设置专职成本核算员，其他科室设置兼职成本核算员，鼓励全员参与，强调成本的重要性，增强成本意识。

2. 核算单元划分

厘清医院现有科室设置情况，按临床服务类、医疗技术类、医疗辅助类、行政后勤类四类科室科学划分到最小成本核算单元。四大类容易确定，但规范科室名称，统一科室编码等问题是所有工作的基础，统一的编码对不同医院间的成本比较具有决定性意义。医院所要做的只是整理和规范，不会影响医院现有的运行和管理格局。此工作可由信息科与财务科负责。

3. 成本核算基础数据采集

（1）确认临床和医技科室的工作量及收入数据。建立门（急）诊、住院科室的收入归口管理及准确核算到科室的制度。根据 HIS 系统或病案室统计的门（急）诊人次、出院人数、出院者占用总床日数、实际占用总床日数等，整理各临床科室的工作量数据。按照会计科目分类，分别按门诊和住院、开单科室和执行科室从 HIS 系统中导出明细收入数据。门诊收入分类包括：挂号收入、诊察收入、检查收入、化验收入、治疗收入、手术收入、卫生材料收入、西药收入、中草药收入、中成药收入、药事服务费收入、其他门诊收入、门诊结算差额共 13 项；住院收入分类包括：床位收入、诊察收入、检查收入、化验收入、治疗收入、手术收入、护理收入、卫生材料收入、西药收入、中草药收入、中成药收入、药事服务费收入、其他住院收入、住院结算差额共 14 项。此工作由信息科与财务科负责。

（2）确认需手工统计的其他收入数据。根据医院实际业务收入情况，统计无法从 HIS 系统中采集的临床、医技科室收入数据。此项工作由信息科与财务科负责。例如，有的医院体检项目按团体收费，无法记入 HIS 收费系统，则需由财务科将此业务收入补充。

（3）科室人员工资核定。建立人员信息、考勤、归属等问题的统计制度。根据已划分的核算单元，重新核定医院全体员工（包括在职、合同、临时工等），按其所在科室分别归属到相应的核算单元，采集其职业类型、职称等基本信息，按照会计科目统计人员工资明细情况，整理人员经费统计表。根据会计科目工资明细内容，包括基本工资、津贴补贴、奖金、社会保障缴费、伙食补助费、绩效工资、其他工资福利支出、离休费、退休费、抚恤金、生活补助、医疗费、奖励金、住房公积金、提租补贴、购房补贴、其他对个人和家庭补助支出等。此工作可由人事科和财务科牵头，相关科室配合。

（4）科室固定资产核定。固定资产分为房屋建筑类和设备类。确定各类房屋固定资产的取得时间、折旧年限、经费来源，同时按科室面积计提其应承担的房屋固定资产月折旧额。设备类固定资产分为专用设备、一般设备和其他仪器仪表等，采用相同方法确认每个核算单元应承担的设备类固定资产月折旧额。此工作可由总务科和器械科负责。

（5）确认药品和物资消耗数据。建立药品和物资的计量、验收、入库、出库、盘点、核算制度。有条件的医院应建立二级库，条件不足的医院则需制定必要的消耗定额，加强定额管理，不能一次领用多月库存。根据 HIS 系统的药品管理模块和物资管理模块，整理统计各科室消耗的数量。

（6）确认日常支出数据。建立健全原始支出记录、凭证，规范其传递程序。根据医院会计核算系统的凭证信息，整理和统计日常支出数据。主要包括：办公费、印刷费、咨询费、手续费、水费、电费、取暖费、邮电费、物业管理费、差旅费、因公出国（境）费用、维修（护）费、租赁费、会议费、培训费、公务接待费、低值易耗品、劳务费、委托业务费、工会经费、福利费、公务用车运行维护费、其他交通费用及其他商品和服务支出等。此工作可由财务科负责。

（7）水、电、气等大用户科室剥离。对于无独立水电表计量工具的科室，需确定水费和电费消耗较大的"大用户"名单。例如，用水"大用户"洗衣房、锅炉房，用电"大用户"CT 室、放射科、计算机机房等。医院可根据实际条件，在成本核算准备阶段对大用户科室安装独立水电表，或根据主要设备的功率和使用时间测算大用户消耗量，以此定额或定比剥离大用户。此工作可由总务科牵头，相关科室配合。

（8）科室面积测量。采用图纸计算或实际测量的方式统计医院各类房屋建筑面积，根据已划分的核算单元，计算各核算单元占用不同类别、不同结构的房屋建筑面积。按照《医院财务制度》附件1《医院固定资产折旧年限表》的规定，房屋及建筑物的类别分为：业务用房（钢结构、钢筋混凝土结构、砖混结构、砖木结构）、简易房和其他建筑物。此工作可由总务科负责。

$$总面积 = 各科室面积之和$$

$$某科室面积 = 该科室实际占用面积 + 该科室分配到的公摊面积$$

$$某科室分配到的公摊面积 = 某科室实际占用面积 \div (全院建筑面积 - 公摊建筑面积)$$

$$\times 公摊建筑面积$$

（9）内部工作量统计。强化医辅科室内部工作量统计的管理制度。确定相关医疗辅助科室的服务项目和工作量计量方法，每月详细记录为每个科室服务的项目和工作量。工作量的具体计量方式详见二级分摊中的分摊参数。

4. 数据整理

按照成本核算要求采集和整理上述成本相关数据，以符合医院成本核算软件要求的数据格式。

5. 信息系统上线运行

在完成基础数据的采集与整理后，安装调试医院成本核算系统，对调整好的数据按照统一的方法进行处理计算，产出成本核算结果。

6. 报表分析与应用

计算最终医院总成本和单位成本，产出医院科室成本核算报表，并根据不同的管理需求对报表进行分析。

第六章 现代公立医院内部控制制度建设

摘要：本章以建立现代公立医院内部控制制度，提高医院经济运行效率为目标。以国家卫生健康委出台的《公立医院内部控制管理办法》为依据，结合医院运营特点，探讨医院内部控制工作的意义和作用，以及医院存在的问题，内部控制工作的原则和方法。通过控制主要内容和关键环节，内部控制工作的组织、监督、评价，以实现医院经营目标，保护资产的安全完整，保证会计信息资料的正确可靠，确保经营方针的贯彻执行，保证经营活动的经济性、效率性和效果性。完成医院管理科学化、规范化和精细化的进程。并根据各项相关的法律法规和规则来动态调整内部控制制度体系。

第一节 公立医院内部控制制度概述

 一、内部控制的概念

一个人要遵守秩序且高效生存发展一定是靠自律，一个单位遵守规则且高效快速发展一定靠管理，这两种自律便是控制。控制即为通过一定方法和规则，对个人、组织或系统的行为严加掌控，不得超越规定的范围和既定规则。

控制有外部与内部之分。外部控制是由外在的单位组织和个人进行的控制，如政府部门对单位的控制、中介机构对单位的控制等都属于外部控制。内部控制则是由单位内部的部门或人员进行的控制。内部控制，是指一个单位为了实现其经营目标，保护资产的安全完整，保证会计信息资料的正确可靠，确保经营方针的贯彻执行，保证经营活动的经济性、效率性和效果性而在单位内部采取的自我调整、约束、规划、评价和控制的一系列方法、手段与措施的总称。从而产生的相互制约，相互联系的关系，并予以规范化，系统化，使之成为较为完整的体系。

二、国际内部控制的发展历程

1. 内部牵制制度是内部控制发展的萌芽期

内部控制作为完整概念，直到 20 世纪 30 年代才被人们提出、认识和接受。但在此前的人类社会发展史中，早已存在着内部控制的基本思想和初级形式，这就是内部牵制。例如，在古罗马时代，对会计账簿实施的"双人记账制"，即对发生的经济业务，由两名记账人员同时在各自的账簿上加以登记然后定期核对双方账簿记录，以检查有无记账差错或舞弊行为，进而达到控制财物收支的目的，即是典型的内部牵制措施。

2. 内部会计管理控制是内部控制的发展期

1934 年美国《证券交易法》，首先提出了"内部会计控制"的概念。审计程序委员会下属的内部控制专门委员会，1949 年对内部控制首次做出了如下权威定义："内部控制是企业所制定的旨在保护资产、保证会计资料可靠性和准确性、提高经营效率，推动管理部门所制定的各项政策得以贯彻执行的组织计划和相互配套的各种方法及措施。"1953 年 10 月，审计程序委员会又发布了《审计程序公告第 19 号》，将内部控制划分为会计控制和管理控制。

1972 年，美国审计准则委员会在第 1 号公告中，对管理控制和会计控制提出今天广为人知的定义：（1）内部会计控制。会计控制由组织计划以及与保护资产和保证财务资料可靠性有关的程序和记录构成；（2）内部管理控制。管理控制包括但不限于组织计划以及与管理部门授权办理经济业务的决策过程有关的程序及其记录。这种授权活动是管理部门的职责，它直接与管理部门执行该组织的经营目标有关，是对经济业务进行会计控制的起点。

3. 内部控制结构和内部控制整体架构

（1）内部控制结构。1988 年 4 月美国注册会计师协会发布的《审计准则公告第 55 号》，规定从 1990 年 1 月起以该文告取代 1972 年发布的《审计准则公告第 1 号》。该文告首次以内部控制结构一词取代原有的"内部控制"。

（2）内部控制整体架构。1992 年，美国"反对虚假财务报告委员会"，所属的内部控制专门研究委员会发起机构委员会，在进行专门研究后提出专题报告：《内部控制——整体架构》，也称 COSO 报告。参与 COSO 报告的主要机构包括美国注册会计师协会，内部审计师协会，财务经理协会，美国会计学会，管理会计协会。

COSO 报告指出：内部控制是一个过程，受企业董事会、管理当局和其他员工影响，旨在保证财务报告的可靠性、经营的效果和效率以及现行法规的遵循。它认为内部控制整体架构主要有控制环境、风险评估、控制活动、信息与沟通、监督。

2004 年 10 月，COSO 委员会对《内部控制——整体架构》做了进一步的延伸和扩展，提出了《企业风险管理——整合框架》。

三、我国内部控制制度的发展历程

1999 年 10 月 31 日，修订后的《会计法》首次以法律的形式对建立健全内部控制提出原则要求。其中，第四章《会计监督》第 27 条要求，各单位应当建立健全内部会计监督制度。

2001 年 6 月 22 日，财政部发布《内部会计控制规范——基本规范（试行）》《内部会计控制规范——货币资金（试行）》。

2006 年 5 月 17 日，证监会发布《首次公开发行股票并上市管理办法》。第 29 条规定"发行人的内部控制在所有重大方面是有效的，并由注册会计师出具了无保留结论的内部控制鉴证报告"。这是中国首次对上市公司内部控制提出具体的要求。

2006 年 6 月 16 日，国资委发布《中央企业全面风险管理指引》，对内控、全面风险管理工作的总体原则、基本流程、组织体系、风险评估、风险管理策略、风险管理解决方案、监督与改进、风险管理文化、风险管理信息系统等进行了详细阐述。

2006 年 7 月 15 日，财政部发起成立了企业内部控制标准委员会，中国注册会计师协会也发起成立了"会计师事务所内部治理指导委员会"。

2007 年 2 月 1 日，证监会发布《上市公司信息披露管理办法》，明确提出上市公司必须建立信息披露内部管理制度。

2007 年 3 月 2 日，企业内部控制标准委员会公布《企业内部控制规范——基本规范》和 17 项具体规范的征求意见稿，广泛征求意见。

2008 年 6 月 28 日，财政部、证监会、审计署、原银监会、原保监会联合发布了《企业内部控制基本规范》。一并公布的还有《企业内部控制评价指引》、22 项内部控制应用指引以及《内部控制鉴证指引草案》，公开征求意见。

 四、我国公立医院内部控制制度的发展历程

我国在 2006 年开始发展内部控制理论并在实践中应用。2006 年财政部、国资委、证监会、审计署、原银监会、原保监会联合成立企业内部控制标准委员会。从 2006 年开始，相关部委采取了一系列的措施、出台了一系列的文件和规范。2012 年 11 月 29 日，财政部印发了《行政事业单位内部控制规范（试行）》（财会〔2012〕21 号），要求自 2014 年 1 月 1 日起全面施行。公立医院作为国有事业单位，也属于规范的对象。规范要求"单位为实现控制目标，通过制定制度、实施措施和执行程序，对经济活动的风险进行防范和管控。"并规定了内部控制的五大目标："合法合规、安全有效、真实完整、预防腐败、提高效率。"

2016 年 1 月 11 日，财政部、国家卫生计生委、国家中医药局印发了《关于加强公立医院财务和预算管理的指导意见》（财社〔2015〕263号），要求强化内部控制，完善医院内部控制体系。总体要求"以加强财务和预算管理为抓手，深化公立医院体制机制改革，解决群众看病就医问题，推进全面预算管理，规范公立医院收支运营，强化预算约束，提高公共资源利用效益，加强成本核算和控制，强化绩效考核，合理控制医院运营成本，建立财务报告制度和注册会计师审计制度，强化内部控制，完善医院内部控制体系，建立财务信息公开制度，强化社会监督，提高医院财务运行透明度，落实总会计师制度，强化医院财务管理责任，规范医院经济活动。"

2021年1月6日，国家卫生健康委、国家中医药管理局印发《关于印发公立医院内部控制管理办法的通知》（国卫财务发〔2020〕31号）。通知要求"为了规范公立医院经济活动及相关业务活动，有效防范和管控内部运营风险，建立健全科学有效的内部制约机制。"

2021年1月国家卫生健康委、国家中医药管理局印发《公立医院内部控制管理办法》解读，对推进公立医院落实内部控制建设提出要求。要求公立医院求真务实地完成部门责任分工，建章立制，关注关键环节和流程的管控，建立健全内控管理和风险监控的制度措施，使之既符合业务管理规范化要求，又满足风险防控精准化需要。且在以后工作中严格执行制度标准，以提升质量、提高效益为主线，提高全员执行制度和重视内控的意识，不断提高医院经济管理工作整体水平，全面提升医院核心竞争力、经营能力和抗风险能力，促进医院可持续发展。

第二节　公立医院内部控制与医院管理控制及内部审计的关系

 一、公立医院内部控制与医院管理控制的关系

医院内部控制与医院管理控制的关系非常密切，"医院内部控制的目标是保证医院经济活动合法合规、资产安全和使用有效、财务信息真实完整，有效防范舞弊和预防腐败、提高资源配置和使用效益。"

这一定义反映了医院内部控制的目标不仅包括会计控制的目标，还包括医院管理控制的目标。内部控制的产生来源于外部审计的约束，在最初内部控制目标侧重于会计控制，随着对内部控制的发展认识，医院内部控制的目标逐渐和医院管理目标趋同。

1. 公立医院内部控制强化了管理控制职能

管理控制职能有若干项，控制这一职能尤其重要，需要监控医院各项经济经营活动，保证各项计划如期进行且纠正偏差，通过控制手段保证医院战略目标的完成，因此控制关乎管理的成败，是保证管理活动良好完成的关键。

随着医疗体制改革的逐渐深入，对医院管理提出新的要求，促进医院管理迈进科学化、规范化和精细化，而医院内部控制的重点是采取一系列自我调整、约束、规划、评价和控制的方法、手段与措施，来完成医院管理科学化、规范化和精细化的进程。例如，通过岗位设置使岗位分离、相互监督，不允许一个岗位完成经济活动的全过程。

随着医院内部控制的不断发展完善，控制外延和内涵的逐步扩大，控制的方法逐步复杂和精细化，控制的执行逐步强制而刚性，这些都标志着医院内部控制强化了医院管理控制职能，并且使医院管理控制职能得到深入和扩展。

2. 公立医院内部控制范畴超越医院管理控制职能

医院内部控制是医院经营管理的组成部分，是医院经营管理的手段之一，与医院经营管理的运营过程相辅相成，经营管理的改善一定需要完善的医院内部控制制度来保驾护航。

因此，医院内部控制的范畴超越医院管理控制，虽然医院内部控制也是管理控制的一种，但是在管理控制各个职能中占主导地位，不能脱离其他的管理职能，又强化和超越其他管理职能，有助于医院预算、决策、组织领导等管理职能的实现，同时受到其他管理职能的约束，成为有机的管理链条，相互影响、相辅相成。

 二、公立医院内部控制与内部审计的关系

公立医院内部控制与内部审计是相互依赖、相互促进的内在联系。公立医院内部控制本质上是为了实现合法合规、风险可控、高质高效和可持续发展的运营目标，医院内部建立的一种相互制约、相互监督的业务组织形式和职责分工制度；是通过制定制度、实施措施和执行程序，对经济活动及相关业务活动的运营风险进行有效防范和管控的一系列方法和手段，为了达到这一目标而采取一系列行动和过程。内部控制着重是在业务发生前做好防范规划。

公立医院内部审计部门的职责是严格维护法律法规的要求，充分发挥审计的作用，有效防范化解医院运营面临的风险，保证医院经济秩序的安全、有序。从公立医院内部审计的功能可以看出内部审计又是医院内部控制的重要组成部分。内部审计着重是在业务发生过程和发生后进行审核。

1. 公立医院内部审计是评价内部控制体系的关键

内部审计的作用是组织评价和控制，监测内部控制制度的落实和效果，规避掉运营风险，以督促完成医院的经济活动目标。一个医院给内部或外部审计提供的会计信息是否真实完整，一定离不开该医院内部控制制度的完善程度和有效执行力度。内部控制的执行力决定医院内部审计的方向和范畴。

公立医院内部控制的评价是内部审计范围确立的依据，公立医院内部审计所要执行的范围有预算执行、财务报表、材料和药品的购销存、基建工程及维修、仪器设备采购招标和专用基金的使用等方面的审计。这些范围也是公立医院内部控制的关键点，这些关键点一旦失去控制或控制薄弱，一定是内部审计的重点，内部审计可以检测内部控制是否被妥善执行，是否合理运转，是否存在错误和舞弊的行为。因此，公立医院的内部审计是评价内部控制体系的关键。

2. 内部审计对公立医院内部控制建设起到积极的促进作用

公立医院内部控制是医院有效组织经济运营，医院管理及各项医疗业务有序开展的必要保证，内部审计通过对医院内部控制进行测试，可以评价医院内部控制制度的健全性、执行性和成效性，并对医院内部控制中的薄弱环节要求整改和合理建议，促使医院合理控制成本，合理监测资产物资的采购、入库、请领和使用保存，促使医院经济状况得以改善。因此，内部审计对公立医院内部控制建设起到积极促进作用。

第三节　公立医院内部控制制度存在的问题

多年来，公立医院内部控制制度建设并不是尽如人意，很多公立医院内部控制极其薄弱，甚至都没有建立行之有效的内部控制体系，遇到问题无章可循，形式化特别严重，普遍存在以下方面的问题。

一、公立医院对内部控制重视、宣传不够

国家对公立医院内部控制规范历经十多年，历程比较短，尤其在近几年规范标准不断提高，但是由于惯性思维，提到内部控制似乎成了财务部门自己的问题，没能充分认识到内部控制建设的重要性，医院内部管理环境比较薄弱，即使建立了内部控制制度和审批流程，也不全面、不落实，实际工作中制度缺少执行力。

关键还是医院领导层疏于认识，大部分领导是医疗业务出身，对财务管理了解甚少，顶层设计不够，宣传重视不到位。各个职能部门职责脱节，没有相互监督的机制，致使公立医院内部控制体系建设缺乏严肃性和权威性。

二、公立医院内部控制缺乏考核评价机制

要想使任何制度有约束力和执行力，一定要有监督、考核和评价机制，这项工作任务的完成应该是医院内部审计或纪检部门，定期对医院内部控制的建设和执行情况进行检查、监督，对内部控制制度设计的全面性和实际操作能力进行核定，使内部控制制度没有死角没有遗漏，控制到经营业务的全过程，并且能做到识别风险、评估风险，但是

大多数医院内部审计和纪检部门不健全，岗位缺乏专业人员，或者内审人员专业敏感度欠缺，内部控制的监督和评价机制基本流于形式，医院内部控制制度建设也是纸上谈兵而已。

三、公立医院内部控制制度建设受信息化建设层级的约束

对于发展中的医院来说，受限于资金匮乏，而医院的信息化建设不完善，有的是医院信息人员自己开发的 HIS 系统或办公软件，因为信息化程度不够完善，使一些岗位的执行流程还在手工统计阶段，无法相互监管，实现不了线上层级审批，既不能提质增效，又漏洞百出。

医院信息化的版本落后致使药品、卫生材料及备品物资的购入、请领、出库、使用、消耗和科室二级库存等的数据信息与科室收费、财务总账等不能明晰准确地核对。信息化的不完善使多种形式的收费如微信、支付宝、银联刷卡及线上预约挂号和缴费等，存在对账困难和资金安全风险。也会使全面预算管理处于人工控制层面，很难做到层层审批，实时监测，对支出的控制缺乏时效性和准确性。因此，公立医院提高信息化的层级对医院内部控制制度建设尤为重要。

第四节 公立医院内部控制建设的意义

我们通过了解公立医院的发展进程，可以明确地认知公立医院内部控制建设是势在必行的，在 2021 年初国家卫生健康委、国家中医药管理局印发的《公立医院内部控制管理办法》的通知精神，总则中有这样的概述"为全面推进公立医院内部控制建设，进一步规范公立医院经济活动及相关业务活动，有效防范和管控内部运营风险，建立健全科学有效的内部制约机制，促进公立医院服务效能和内部治理水平不断提高，根据《行政事业单位内部控制规范》《关于全面推进行政事业单位内部控制建设的指导意见》等要求，制定本办法"。

由此，国家对公立医院的约束以及现在运行了三年的"国考"（三级公立医院绩效考评），对公立医院的发展建设提出了新的要求，以此促进公立医院高质量发展。

一、公立医院内部控制体系保驾医院战略目标的实现

《公立医院内部控制管理办法》总则第七条"医院内部控制应当覆盖医疗教学科研等业务活动和经济活动，要把内部控制要求融入单位制度体系和业务流程，贯穿内部权力运行的决策、执行和监督全过程，形成内部控制监管合力"。以此公立医院战略目标

的实现要靠医、教、研和行政管理部门形成合力，需要在管理制度完善、岗位职责清晰、工作流程科学等方面有可操作性，需要多部门通力配合，实现医疗服务的高效安全。医院的各项政策执行的到位，流程执行的严格，工作效率提高了，医院的战略目标何以不实现呢？

二、公立医院内部控制体系有助于规避风险管理

新的国家医疗改革政策要求医院办医体制多元化，这样就给公立医院投入了新的竞争模式，民营资本的注入和民营医院的兴起，要求公立医院改变墨守成规的经营模式，使经营管理模式必须走向规范化、精细化、科学化。

那么，要求公立医院提高医疗服务质量，增加核心竞争力，吸引患者来就医，吸引更高端的医疗人才，规避经营风险等方面不断提升管理内涵。公立医院的管理层就必须使用管理工具评估风险，判断分析管理系统存在的问题，提出行之有效的对策，公立医院内部控制体系建设便能完成这一需求，规避掉公立医院经营管理的风险，促进医院在医疗市场竞争中处于不败之地。

三、公立医院内部控制体系可以规范经营管理

公立医院根据经营运作中出现问题，建立一套完整的内部控制体系，规范业务流程，优化资源配置，建立跟踪评价机制，监督内部控制制度的执行力，使其有效运行。

如果内部控制体系在设计上，贯彻医院经营管理各个环节、各个阶段，对经济业务进行事前、事中、事后的多方位管控，积极宣传激励员工全员参与，医院管理将不只是财务部门的事情。将使医院管理实现科学化、规范化、制度化进程。因此，内部控制体系势必起到规范经营管理的作用。

四、公立医院内部控制是保障医院科学高效运行的有效手段

公立医院的内部控制通过必要的措施，利用流程和程序对经济业务活动的风险进行防范和管控，使医院各项经济业务活动合理运作。促使医院内部领导层、机关管理层和医疗医技科室之间相互配合、协调促进，来保驾医疗服务高效、高质量运行，保证医院资产物资安全，保证财务管理合法合规，经得起各个部门的监测和检查，确保医院发挥救死扶伤的社会职能，提高医院经济效益和社会效益。因此，提升医院公共服务效率和效果，保证医疗质量安全，保持医院的公益性是公立医院内部控制要达到的目标。

第五节　公立医院内部控制的目标、原则与方法

 一、公立医院内部控制的目标

通过以上公立医院内部控制的概述，公立医院内部控制的目标是指内部控制的预期效果和要完成的任务，内部控制目标取决于医院针对自身存在的问题进行设计的主观需求。随着内部控制理论的发展，医院内部控制目标也不断多元化，会涉及医院运营管理的各个方面，不只是传统管理的简单纠错，而是深入医院管理的多个方面。

1. 内部控制体系确保医院战略目标的实现

公立医院要有效实现战略目标，一定要对医院资源合理组织和充分利用，需要对人力、物力、财力等资源科学合理的控制，关注资源整合的作用和效能，实现经济高效运营。

如果忽视资源合理利用效能，何谈医院战略目标的实现，比如某家医院医疗技术再领先，设备再先进，患者量再大，没有目标和方向，医疗秩序和管理流程混乱，管理问题多发。资源浪费，事倍功半，达不到经济运营的目的，无法实现经济效益和社会效益，医院更不会有长远的发展。内部控制体系建设是促进医院实现战略目标，内部控制目标的建立要以实现医院战略目标为依据。

《公立医院内部控制管理办法》中明确，"公立医院的内部控制是指在坚持公益性原则的前提下，为了实现合法合规、风险可控、高质高效和可持续发展的运营目标，医院内部建立的一种相互制约、相互监督的业务组织形式和职责分工制度；是通过制定制度、实施措施和执行程序，对经济活动及相关业务活动的运营风险进行有效防范和管控的一系列方法和手段的总称"。内部控制职能对医院战略影响巨大。

公立医院内部控制定义可以分为静态和动态两个角度理解。"医院内部建立的一种相互制约、相互监督的业务组织形式和职责分工制度；"建立一个这样功能的内部控制系统，可以看作内部控制静态的定义。这个系统由控制环境、风险评估、控制活动、信息与沟通、监督五个部分组成，具体表现为各项内部管理制度以及落实制度所需的控制措施和程序。医院内部控制动态的定义"是通过制定制度、实施措施和执行程序，对经济活动及相关业务活动的运营风险进行有效防范和管控的一系列方法和手段"。这就说明内部控制制度的设计，是适应医院的发展战略而不断优化完善的过程。

公立医院应该不停地发现自身发展中的问题和需求，不断调整内部控制的方向、程序来适应医院发展中的新的变化和新的问题，在经济运营活动风险管控中持续发挥积极的作用。就医院而言，医院的目标就是高质量发展，既要有经济效益（生存）又要有

社会效益（公益性）。

要如何使医院高效运转？

（1）医院内部控制的顶层设计要求精兵简政。在组织架构上完成岗位设置，岗位职责分明，科室间各尽其责，既相互监督又密切配合，使医院的经济运营体现整体性。

（2）提高医院信息化程度。使医院拥有良好的内部控制信息平台和沟通体系，信息化程度的高低体现出医院经济管理链条的反应速度、数据传输的准确程度和速度，这些决定管理层经济决策和反应效率。可见，医院信息化对内部控制的执行和监督评价至关重要。

（3）公立医院内部控制体系建设运行的优劣，关键还要看内部监督评价机制。医院给予内部审计什么样的职责；是否建立内部控制融入岗位职责的机制；是否有业绩考评制度；是否考核内部控制执行对经济效率的影响；能否定期跟踪监测和评价；能否建立相对应的奖惩激励机制等，这都是内部控制制度对医院高效运转的影响。

2. 公立医院内部控制建设要保证医院经济活动合法合规

公立医院内部控制建设体系的目标应以医院战略目标为导向来制定，也一定要服从国家、部门制定的法律法规，服从医疗行业的道德规范，关注外部环境限制因素。

国家和医疗行业一再出台关于公立医院内部控制管理办法的规定，制定督促公立医院内部控制体系建设的规范文件，根据这些政策精神医院管理层一定以此为依托，制定出医院内部控制的政策和制度流程，并根据各项相关的法律法规和规则来动态调整内部控制制度体系。

3. 公立医院制度内部控制要有效地利用现有的资源

内部控制旨在解决公立医院现在存在的管理漏洞，规范促进高质量发展。医院在现有资源和有限环境的运作，要接受考验能否利用现有的资源实现内部控制目标，利用现有的人力、物力，保证内部控制的制定不增加工作负担，又保持低成本运作的经济性。使之在原有的资源下提质增效，有效防范舞弊和预防腐败，完善决策权、执行权和监督权"三权分立"机制，发挥流程控制作用，将事前预防与事后惩治相结合，实现有效防范舞弊和预防腐败的目的。

4. 内部控制体系运行保证公立医院财务信息的真实完整

公立医院内部控制体系建设是需要及时安全可靠的信息来控制医院运营行为，没有完善的内部控制制度便不能保证信息的安全可靠。因此，内部控制的目标一定保证高质量的信息传送。例如，会计信息系统、资产管理系统、全面预算系统等高质量信息提供，是医院内部控制系统的基本保障，如果管理层接收的信息有误，就会做出错误的决策，损失将不可想象。

内部控制制度的运作会约束会计及时记录交易事项；保证会计报表的编制一定遵循医院会计制度和医院财务制度的规定；保证账实相符、账账相符；保证岗位业务分离、相互监督稽核等，这些信息的准确无误，同样会使数据收集及报告的准确无误和及时可靠。

5. 内部控制要提高资源配置和使用效益

公立医院的资源分为有形资源和无形资源，内部控制体系的目标应该保证无形资源：比如人力资源、信息资源等不损害不流失；保证有形资源：比如资产物资合理使用，得到维护保养延长使用寿命。

医院通过建立信息平台的内部控制，保证医院数据库的信息安全和职责分明的授权保护；人力资源具有稀缺性，医院通过合理控制人员成长通道，设立准入的成长平台，保证高职称医疗人才的身心健康，还要保证年轻医疗人才的职称职级晋升，培养员工对医院的忠诚度；通过对资产的动态管理，岗位分离，相互稽核监督，定期盘点，及时对账等内部控制措施，针对医院现有的资源，建立各个环节的内部控制制度，挖掘医院潜在的风险，保护现有的稀缺资源。

二、公立医院内部控制的原则

公立医院内部控制的原则是指医院内部控制应当遵循的普遍性和指导性的基本法则。内部控制制度体系建设应该遵循国家行业内下发的有关政策、规定、通知、指南等的要求，依据内部控制的理论基础，科学设计，目的是实现内部控制目标。公立医院内部控制制度体系建设应当遵循四项原则：全面性、重要性、制衡性、适应性原则。

1. 全面性原则

内部控制贯穿医院经济活动的决策、执行和监督全过程，实现对经济活动的全面控制，其中的关键是对人的控制，是对医院所有相关人员包括医院负责人进行控制。

2. 重要性原则

在全面控制的基础上，内部控制应当关注医院重要经济活动的重大风险，并且要对其中的环节采取严格的控制措施。

3. 制衡性原则

内部控制要在医院内部的部门管理、职责分工、业务流程等方面形成相互制约和相互监督。确保在建立和实施内部控制的过程中，不相容机构、岗位或人员的相互分离和制衡。

4. 适应性原则

内部控制要符合国家有关规定和医院的实际情况，随着外部环境的变化及时调整，按照管理要求不断完善，及时完善制度和规范流程，不断修订和完善内部控制体系。

正如《公立医院内部控制管理办法》所阐述"医院内部控制应当以规范经济活动及相关业务活动有序开展为主线，以内部控制量化评价为导向，以信息化为支撑，突出规范重点领域、重要事项、关键岗位的流程管控和制约机制，建立与本行业和本单位治理体系和治理能力相适应的、权责一致、制衡有效、运行顺畅、执行有力的内部控制体系，规范内部权力运行、促进依法办事、推进廉政建设、保障事业发展"。

 ### 三、公立医院内部控制的基本原理与方法

1. 内部控制的基本原理

医院在管理中采取的管理控制，可以分为事前控制、事中控制或事后控制三种控制模型。一是事前控制也称预先控制；二是事中控制也称过程控制；三是事后控制也称反馈控制。

事前控制是指通过预判、调研、观察、收集信息、掌握规律、预测走势等对将开展的活动项目进行风险预计，针对可能出现的问题采取有效的措施，把风险或偏差消除在萌芽状态中，这些事先采取的措施，以达到控制的目的。事前控制对于管理层是非常有意义的，它可以避免和降低风险，不必在出现偏差时补救。

事中控制也称为过程控制，是在活动项目运行中进行监测和预判，保证活动项目目标的实现，及时发现偏差及时纠正，提高完成质量，达到管理最佳效果。

事后控制也称反馈控制，是指对结束了的活动项目，与内部控制的要求和标准进行对标对表，查找偏差，制定纠正偏差的措施，以防错误存在或继续发展。事后控制是一种闭环管理，可以总结经验教训形成良性发展的态势，而达到提质增效的作用。

无论哪种控制原理，都要对偏差进行分析，形成内部控制报告，使内部控制逐渐完善、逐步提高，医院的管理水平也会逐渐加强。

2. 公立医院内部控制基本方法

医院内部控制方法是实现医院内部控制目标、发挥内部控制效能、落实内部控制原则的基本方法。主要包括以下几项。

（1）不相容岗位相互分离。合理设置内部控制关键岗位，明确划分职责权限，实施相应的分离措施，形成相互制约、相互监督的工作机制。主要包括采用合理的组织方案，建立合理的组织机构，并对部门内部的岗位设立和岗位间的职责分工做出科学的安排。

（2）内部授权审批控制。医院应该明确各岗位办理业务和事项的权限范围、审批程序和相关责任，建立重大事项集体决策和会签制度。相关工作人员应当在授权范围内行使职权和办理业务。

内部授权审批控制是在职务分工控制的基础上，由医院权力机构明确规定有关业务经办人员的职责范围，业务处理权限与责任，使业务经办人员在办理每项经济业务时，按照自己的授权在授权范围内办理有关经济业务，承担相应的经济责任和法律责任。授权的范围一定有严格的界限，规定限定的权利范围，以免领导失去对重要业务的控制，从而冒较大的经营风险。对重大事项、重大决策、重要人事任免及大额资金支出业务，实行领导班子集体决策，任何人不得单独进行决策或者擅自改变集体决策意见。

（3）归口管理。根据医院实际情况，按照权责对等的原则，采取成立联合工作小组并确定牵头部门或牵头人员等方式，对有关经济活动实行统一管理。

（4）全面预算控制。医院要强化对经济活动的预算约束，使预算管理贯穿医院经济活动的全过程，且全员参与。预算是控制的基础，是评价医院年度目标实现程度的标准。全面预算控制是指医院结合整体目标及资源调配能力，经过全面平衡，对当年医疗运营过程中的业务收入和业务支出及资产物资购置等的控制过程。

（5）财产保护控制。医院建立资产日常资产物资管理制度和定期清查机制，采取资产记录、实物保管、定期盘点、账实核对等措施，确保资产安全完整。

财产保护控制是指为保护医院会计账表及资产、物资的安全和完整，防止舞弊行为所进行的控制。财务保护控制对有利于财务和实物安全的都属于该种方法的范围。

财产保护控制的要点：①非管理人员不允许接近财产实物。②财产物资定期盘点，并将盘点结果与会计记录进行比较，以达到保护财产安全和完整的目的。③妥善保管有关财产记录的账务或文档，做到岗位分离、相互监督。④申请财产保险，对于易损性资产，应通过资产投保增加财物资受损后的补偿，成为医院防范和规避财产风险的重要手段。⑤对于较为重要的财产建立资产个性化管理，对财产的增减变动做及时全面的记录，并加强对财产所有权证的管理。

（6）会计控制。建立健全医院财务管理制度，加强会计部门建设，提高会计人员业务水平，强化会计人员岗位责任制，建立会计关键岗位轮岗制度，规范会计基础工作，加强会计档案管理，明确会计凭证、会计账簿和财务会计报告处理程序。

会计控制中会计系统控制也尤为重要，核心的控制方式是会计记录控制，控制要点：①凭证编号控制是医院常用的控制方法，要求记录经济业务的会计凭证进行连续编号，编号的连续性在一定程度上减少了财务人员的舞弊行为动机。②通过复式记账，在两个或两个以上相关账户中进行登记，以防止经济业务的遗漏、重复，抑或揭示某些弊端问题。③实行国家统一一级会计科目及明细科目，尤其有分支机构的医院。④对于有选择性的会计政策，医院执行时要明确已选择了的会计政策，且一以贯之地执行。⑤控制结账程序保证医院会计处理得及时完成，并且能及时发现错误加以改正。

（7）信息系统控制。随着公立医院信息化程度的提高，提高信息系统的可靠性、稳定性、安全性及数据的完整性和准确性尤为重要，信息系统控制可以降低人为因素导致医院数据的缺少和准确性，形成良好的信息传递通道。

（8）单据控制。根据国家有关规定和医院的经济活动业务流程，在内部管理制度中明确界定各项经济活动所涉及的表单和票据，相关工作人员按照规定填制、审核、归档、保管单据。单据控制是有关内部控制的基础性控制，是其他控制有效性的保证。

（9）信息内部公开。建立健全医院经济活动相关信息内部公开制度，根据国家有关规定和医院的实际情况，确定信息内部公开的内容、范围、方式和程序。

（10）医院明确内部控制体系参与的关键部门或岗位。医院内部控制体系参与的关键部门或岗位包括财务、内部审计、纪检监察、政府采购、资产管理等部门。实行内部控制关键岗位工作人员轮岗制度，明确轮岗周期，不具备轮岗条件的医院应当采取专项审计等控制措施。

医院内控的关键部门职责：①为充分发挥各部门或岗位的作用，建立各部门或岗位之间沟通协调机制。②配合内部控制职能部门或牵头部门梳理本部门相关的经济活动流程和风险评估。③对本部门的内部控制提出意见和建议，并积极参与医院经济活动内部管理体系的建设。④认真执行医院内部控制管理规范，落实内部控制的相关要求，形成全员参与的内部控制机制。⑤掌握医院内部控制的各项规范及程序的要求，加强对本部门实施内部控制的日常监控。⑥做好内部控制的其他有关工作。

（11）经济活动的决策、执行和监督应当互相分离。建立健全集体研究、技术咨询和专家论证相结合的议事决策机制。重大经济事项的决策，由医院领导班子集体研究决策。重大经济事项的认定标准应当根据有关规定和医院实际情况确定，一经确定，不得随意变更。

（12）人力资源控制。人力资源是指医院组织医疗运营活动而录用的各种人员，人力资源控制的目的在于保证职工具有忠诚、正直、勤奋的品质，以及拥有较高的工作效率与工作能力，从而保证其他内部控制的有效实施。人力资源控制的要点包括：招聘程序、行为手册、培训计划、考核奖惩、岗位轮换、职务职称晋升程序等。医院要保证人员录用、成长通道的公开透明和公平合理。

（13）内部审计控制。内部审计控制是指由医院内部审计部门所进行的控制。是对医院内部的各种运营活动及管理制度的制定和执行、政策和流程的遵循、资源合理利用等情况的独立评价。内部审计控制是对医院其他内部控制所进行的再控制，内部审计控制是内部控制的一个组成部分。

（14）风险防范控制。风险评估就是识别及系统分析经济活动中影响医院内控目标实现的具有阻碍作用的风险过程，合理确定风险应对策略。通过确定、评估及控制医院，因经济运营活动而要承受的风险，使医院利用高效的途径，通过度量、控制和降低医院因承受风险带来的负面影响，来实现医院的目标和使命，风险防范控制包括风险识别、风险评估和风险应对。

（15）完善内部控制的监督与评价。公立医院内部控制的监督与评价是内部控制体系中不可或缺的一部分，使内部控制得到有效实施和有力保障。内部控制监督和评价的目的是对内部控制整体体系及其运行情况的跟踪、监测和调节，以识别控制缺陷和漏洞，并保证内部控制持续有效。内部控制监督和评价也是对医院其他内部控制程序和措施的一种再控制，促进医院内部控制的健全合理，提高医院内部控制施行的有效性。

（16）内部报告控制。内部报告控制是指以编制各种内部报告为手段所进行的控制。内部报告的种类根据内部控制制度的控制范畴分类，如反映预算执行情况的考核报告，资产购置、使用情况的资产经营报告等。内部报告控制的要求有思路清晰、内容简要通俗、及时准确、针对问题有措施等。

第六节 公立医院内部控制的措施

 一、成立医院内部控制领导小组

医院成立内部控制领导小组，医院党委要发挥在医院内部控制建设中的领导作用，党委书记是内部控制建设的首要责任人，对内部控制的建立健全和有效实施负责，医院领导班子其他成员为内部控制领导小组副组长，主抓各自分管领域的内部控制建设工作。

内部控制领导小组负责建立健全内部控制建设组织体系，审议内部控制组织机构设置及其职责；审议内部控制规章制度、建设方案、工作计划、工作报告等；组织内部控制文化培育，推动内部控制建设常态化。

二、设立医院内部控制各牵头部门，赋予相应的工作职责

医院建立部门间的内部控制沟通协调和联动机制。财务部门是内部控制建设牵头部门，负责组织落实医院内部控制建设工作，负责研究建立内部控制制度体系，编订内部控制手册；组织编制年度内部控制工作计划并实施；推动内部控制信息化建设；组织编写内部控制报告等；内部审计部门负责医院风险评估和内部控制评价工作，制定相关制度；组织开展风险评估；制定内部控制评价方案并实施，编写评价报告等。内部纪检监察部门负责医院廉政风险防控工作，建立廉政风险防控机制，开展内部权力运行监控；建立重点人员、重要岗位和关键环节廉政风险信息收集和评估等制度；医务管理部门负责医院医疗业务相关的内部控制工作，加强临床科室在药品、医用耗材、医疗设备的引进和使用过程中的管理，规范医疗服务行为，防范相关内涵经济活动与可以获取收入或消耗人财物等资源的医疗业务风险，及时纠正存在的问题等；医院内部其他各个部门对本部门内部控制建设和实施负责，部门负责人对本部门的内部控制建设和实施的有效性负责，对相关业务和事项进行梳理，确定主要风险、关键环节和关键控制点，制定相应的控制措施，持续改进内部控制缺陷。

三、营造医院文化，培养员工内部控制的主动性

近几年，国家医疗体制改革要求公立医院运营管理向精细化迈进，随着就医患者的体验感要求逐步提高，医院要适应这些外部环境变化来改善内部控制环境，培养建立人文的医院文化，是建立有效内部控制的基石。

因此，医院内部控制的建设需要员工的理解和支持，培养员工的积极性是决定内部控制运行的行为因素。员工对医院内部控制必要性的理解，对于内部控制的有效运行至关重要。对员工行为的控制，要考虑正常需求，具体而言，就是在充分重视和尊重员工在内部控制中的作用，鼓励员工更多地参与管理。

医院内部控制建设一定要关注对实现医院战略目标有积极作用的行为。医院管理不能僵死或缺乏弹性，增加竞争力需要的制度流程不能过于压抑和约束性太大，要机动灵活，因为内部控制建设本来就是有激励、有积极作用的活动，目的是防止威胁医院管理的行为。

努力培养员工的创新正直的职业能力和习惯，促使员工对内部控制的理解认同，否则会因为员工的懈怠和消极而丧失效率。营造一个健康的内部控制环境尤为重要，对实现医院战略有积极的推动作用，又能防止营私舞弊行为的发生。

从国家卫生健康委发布的《公立医院内部控制管理办法》可以看出公立医院内部控制建设势在必行，增强内控意识，构建优良内控环境，强化内部控制管理，提高全员内部控制管理的意识，都是医院良性发展的基础。

医院领导层要充分认识到内部控制建设的重要作用，结合医院的实际发展情况，积极组织员工培训学习，建设与医院自身文化相适应的控制环境，建立完善的内部控制体系，脱离形式化，将制度流程落到实处。

医院内部控制的建设要适应外部环境，符合国家的法律法规和适合医德医风建设，医院管理者虽然不能对外部控制环境施以影响，但是为了内部控制的运行有效，内部控制建设需要满足外部环境的要求。

四、公立医院整体层面内部控制环境建设

一个医院的内部控制环境体现在医院治理能力和管理能力上，也包含医院领导层和管理层，对内部控制重要性的认识和态度，以及针对医院的战略目标和发展方向及存在制约发展的问题而采取的控制措施。医院整体层面的内部控制环境是建设内部控制的基础，是引领员工全员执行内部控制的关键。

1. 树立良好的职业道德规范

良好的诚信和道德价值观念是打造内部控制环境的重要因素，否则一些关于内部控制的制度、流程的指导和运行将受到影响，内部控制的运行效果取决于设计者、执行者、监控者的道德价值观和诚实守信的人格。因此，医院职业道德规范的制定和推行对内控的落实和成效尤为重要。

首先，医院建立领导层面的职业道德规范，不背离国家法律法规，符合医院的章程

和宗旨，定期培训宣教，起到倡导和表率的作用。其次，医院建立员工层面的职业道德规范，以此作为员工在岗和岗前培训的重要内容之一，培养员工职业道德，营造整个医院诚实守信的文化内涵。最后，建立遵守职业道德规范的监督机制，人力资源部门在道德水准方面，定期对医院整体岗位说明书的执行，及遵守职业道德情况进行监督，建立惩罚方案，约束员工出现违反职业道德规范的行为。

2. 医院管理层的自律干预

医院管理层的自律行为包括管理干预和管理越权行为。管理干预指当内部控制制度有缺陷或者不适用时，需要管理层正确地规范和干预，不偏离规章和程序，有完善的解决措施。管理越权行为则是指为了非法的目的自行打破规章制度。

因此，医院要定期对风险点进行分析，制度规章制度要考虑周全，把漏洞缩小，岗位说明书编制要重点突出，建立检举监督机制和绩效考核体系，设置合理的绩效目标，公开透明、公平公正激励员工遵守道德标准。

3. 医院领导层建立积极的经营理念

医院领导层在制定内部控制制度，监督科室执行运作的过程中，遵循什么样的经营理念，包括内部控制的理念和对内部控制的重视程度，都影响内部控制环境的形成，这种理念反映在内部控制政策、流程和措施上，影响着内部控制的有效执行，只有员工认识到内部控制的重要性，内部控制理念才能影响到控制环境，在有效的控制环境中，经营理念能营造出一个积极氛围，促进内部控制和业务流程的运行。

医院领导层的经营理念和经营风格同样体会出医院的核心竞争力，领导层对员工思想的引领，医院积淀的优良传统及医改对医院管理精细化的要求，要求医院形成良好的价值观，医院发展目标也一定能得到员工的认同、理解和推崇。

人人都培养出主人翁责任感，担当起各自责任和义务，构建一个制度、运作、控制、监督闭环式的内控控制体系将不再是问题。

 五、关注医院内部控制运行的影响因素

医院内部控制建设的影响因素是指影响内部控制目标实现的消极不利现象。这些现象会影响内部控制的建设和运行作用的实效，如果这些威胁因素被忽略，内部控制建设体系再科学，也难以发挥内部控制的作用。对于这些威胁影响因素一定有充分的认识，识别防范使内部控制建设体系更有效果和作用。

1. 医院领导层重视不够

内部控制建设需要领导层充分认识它的重要性，如果领导层看不到管理风险，再不听取专业人员的建议，甚至不想遵守道德规范，即使建设完善的内部控制体系也不会有执行力，运行也不会太有效。再好的管理工具领导层不重视，会给员工养成不良的习惯，破坏性和风险性都非常大，还何谈医院能拥有核心竞争力。

2. 恶意串通

医院内部控制的基本方法虽然是不相容的岗位分离、相互监督，形成相互制约、相互监督的工作机制。但是一定防范不同岗位员工的恶意串通和勾结，这会使内部控制体系形同虚设。

3. 管理层的利益冲突

对医院而言，管理层之间存在的利益冲突，或者医院领导层与医院之间存在的利益冲突，都将对医院内部控制系统造成无形的威胁。

4. 影响内部控制的环境变化

影响内部控制的环境变化分为内部环境和外部环境，一个医院内部控制体系要随着内部和外部运营环境的变化而变化，时时调整和改进，不然内部控制体系的效力将被削减。

 ## 六、建立内部控制的风险评估管理体系

风险评估就是识别及系统分析经济活动中影响医院内控目标实现的具有阻碍作用的风险过程，合理确定风险应对策略。

风险评估至少每年进行一次，外部环境、业务活动、经济活动或管理要求等发生重大变化时，应当及时对经济活动及相关业务活动的风险进行重新评估。

医院内部审计部门或确定的牵头部门应当自行或聘请具有相应资质的第三方机构开展风险评估工作，风险评估结果应当形成书面报告，作为完善内部控制的依据。医院根据本单位设定的内部控制目标和建设规划，有针对性地选择风险评估对象。风险评估对象可以是整个单位或某个部门（科室），也可以是某项业务、某个项目或具体事项。

1. 建立风险评估管理组织机构

医院开展经济活动的风险评估，应成立风险评估工作小组，并明确工作小组和相关部门的职责。具体如下：

组长：医院主要领导。负责全面统筹、协调各业务部门积极配合风险评估工作。

副组长：总会计师或医院主管领导。

成员：由内部控制职能部门或牵头部门的负责人，财务部门、资产管理、采购、基建、内部审计、纪检监察等部门或岗位抽调关键工作人员或技术专家组成。

工作小组可以下设若干个风险测评小组，仔细梳理每一类经济活动的流程，排查风险点。

2. 各个风险评估管理机构的职责

（1）风险评估工作小组职责：确定统一的风险评估标准和评估时间跨度；审阅各部门提交的风险评估表，并提出修改意见；讨论并确定医院重大和主要的风险业务活

动；每年对医院重大和主要风险事项评估进行回顾和更新。

（2）内控职能部门风险评估职责：讨论并完善用于风险事项评估的方法和工具；组织和协调跨部门的风险研讨会；汇总经审阅的各部门风险评估表，并形成医院风险评估汇总表；根据风险评估和汇总表的内容，更新内部控制风险库。

（3）其他部门的职责：组织本部门的风险评估研讨会；根据评估结果对各主要业务活动按照风险高低进行排序和分类；向风险评估工作小组提交本部门的风险评估表；每年对本部门的风险评估结果进行回顾和更新。

 ## 七、完善医院内部控制的信息化建设

公立医院要根据自身的经济能力，增加对信息系统的投入，完善内部控制信息化的建设，将取得事半功倍的效果。

高效的信息化系统能与医院财务软件相连接，资源共享，准确快捷地传输数据和信息。使资产物资的入库、出库、消耗与医院 HIS 系统有机衔接，使财务管理、预算控制、成本管控及物价管控等公开透明，全流程的信息化管理系统会涵盖运营管理的整个过程和环节。做到账实相符、物流一致、信息同频。资金自患者诊疗挂号开始到出院结算以及绩效考核都能得到有效控制，也防范许多舞弊行为的发生。

公立医院应组建信息管理系统，并将医院内控理念、控制程序和控制措施等要素通过信息化的手段固化到信息系统，实现内部控制系统的系统化、常态化。

应用医生工作站、护理工作站、医院收费管理系统等相关系统管理模块，建立用户管理制度、系统数据定期备份制度、信息系统安全保密和泄密责任追踪制度等措施，来保护信息完整准确。

同时加强信息化专业人员的培训工作，提高信息化人员的内部管理、信息归集加工和网络管理等专业技能，建成先进的内部控制信息体系，推进内部控制工作的高效实施。

 ## 八、把医院管理中存在的问题作为内部控制的关注点

查找医院管理比较容易被忽视或出现问题的关键点，例如，建立医院内部控制监督机制，使经济活动的决策、执行、监督实现有效分离，权责对等；建立健全议事决策机制、岗位责任制、内部监督等内部控制的管理制度，并监督执行力；检验内部控制关键岗位人员应该具备相应的资格和能力，建立相关工作人员评价、轮岗等机制；定期组织内部控制相关培训，提高员工的认知度等。

根据医院管理中的关注点建立医院经济活动及相关业务活动的内部控制流程，将科学规范、有效的内部控制流程嵌入相关信息化系统，使内部控制制度体系完整高效。

第七节　业务活动方面的内部控制

 一、预算管理的内部控制

1. 医院预算管理控制的意义

医院财务预算是指医院根据事业发展和战略目标编制的年度财务收支计划。医院财务预算由收入预算、支出预算和资本预算组成。三种预算整体互为条件、互相依存、缺一不可。医院根据国家文件精神，按照"保证人员工资、保证基本运营"的原则编制预算，以收定支，统筹兼顾，收支平衡，保证医院各项工作正常运转。

全面预算管理通过制定医院年度目标，分解下放到临床、医技及管理部门，督促各个部门在计划期应完成的医疗工作任务，合理地组织业务收入，有效地控制支出。同时，根据医院的实际需要和现有的资金量，统筹安排资金使用的数量和方向，做到量入为出，全面预算管理控制。

医院财务预算编制时，要明确财务收支的范围和目标，为财务规划执行、财务分析和财务监督提供依据。因此，医院通过加强财务预算管理，科学地编制预算和认真地执行，可以达到提高财务管理水平的目的。医院各部门间的经济活动，存在着一个整体与局部的关系。

关注预算编制过程中内部各部门之间沟通协调情况，预算编制要符合医院战略目标和年度工作计划，预算编制与资产配置相结合与具体工作相对应，按照批复的额度和开支范围执行预算，进度合理，杜绝无预算、超预算支出等问题。

全面预算就是事先明确各部门在计划期内工作任务，它能使各部门管理人员清楚地了解本部门在全局中的地位与作用，知道在计划期内应该做些什么工作，从而使医院的各项工作得以有秩序、有计划地进行。

2. 预算的编报程序及执行控制

预算编制按照"自下而上、自上而下，"的程序执行，科室上报预算数据由预算管理委员会审核，再下发到科室核对研讨，后上报医院党委会审批。年度预算一经批复一般不予变更。因政策变化、突发事件等客观原因影响预算执行的，要执行预算调整审批程序。医疗部门要按照批复的年度预算组织收入安排支出，严格控制无预算支出。

要加强对预算执行环节的控制，对预算指标的分解方式、预算执行责任制的建立、重大预算项目的特别关注、预算资金支出的审批要求、预算执行情况的报告与预警机制作出明确规定，确保预算严格执行。对预算指标层层分解，从横向和纵向落实到内部各部门、各环节和各岗位，定期或不定期地对相关部门及人员责任指标完成情况进行检查、考评，坚持公开、公平、公正的原则，考评结果应有完整的记录。

还要建立预算执行情况内部报告制度，及时掌握预算执行动态及结果。定期分析预算执行情况，及时研究预算执行中的问题，采取改进措施，确保年度预算完成。

 二、收入的内部控制

公立医院收入是指医院为开展医疗业务活动及其他活动依法取得的非偿还性资金。医院收入分为财政补助收入和业务收入，业务收入是按照收费项目标准，严格执行国家物价政策，按国家规定的收费项目和收费价格进行收费。

医院收入的管理一定要职权分工与授权批准分明，科学合理设置岗位和配备人员，明确相关部门和岗位的职责权限。确保医疗诊疗开诊与收取费用、医疗价格管理与医疗价格执行、收入票据保管与收费员票据使用、办理退费与退费审批、收入稽核与出纳收款等不相容职务分离，加强制约和监督。

严格执行诊疗规范、价格政策和医保政策，定期核查医疗行为规范及物价收费的相符性；定期核查收入合同的履行情况等。

收入控制的主要环节是门诊和住院收费窗口，加强收费人员的业务培训，使他们掌握 HIS 系统收费操作，熟悉物价政策，规范收费行为，减少收费工作中的失误和差错，做到"应收则收，应收不漏"。不得一人办理医疗开诊服务和收取费用的全过程。

1. 建立医院收入管理制度，加强收入全过程控制

明确收入、价格、票据、退费管理等环节的控制要求，重点控制门诊收入和住院结算收入。加强流程控制防范收入流失，确保收入的全过程得到有效控制。严格按照医院财务会计制度确认核算收入。各项收入由财务部门统一核算、统一管理，严禁设立账外账和"小金库"。各项收入按照权责发生制的原则，日清月结，避免跑、冒、漏现象发生，保证资金安全。

随着公立医院智慧化的逐步推进，收费的方式多元化：微信、支付宝、POS 机刷银行卡，线上挂号缴费等缴费方式。因此，要梳理线上、线下缴费流程，设立相关岗位职责分明、互相监督。监督收费员及时办理结算，核对收费金额是否相符，设立线上、线下收入稽核岗位，对当日缴费清单与收费票据进行核对、记录，并对预约挂号系统的收费金额进行稽核和核对。

住院处收费实行病人预交金制度，对入院病人要加强记账管理，每一个病人住院期间所发生的一切费用必须记入住院病人分户账，确保各项收入不漏记。建立与医保科及时对账制度，保证医保患者及时结算，并且配合医保管理科室做好费用控制工作，尤其在医保资金结算 DIP 方式下，保证患者费用不超限，用药收费合理。

2. 加强收费结算起止时间的控制

统一规定门诊收入、住院收入的每日、每月结算起止时间，及时准确核算收入。起止时间确定后，无特殊情况一般不作调整，确保会计核算的一致性和可比性。

3. 建立退费管理制度，严格控制医疗退费

医院建立严格的医疗退费管理制度和管理流程，做到层层审批，相互监督，多部门核定，设立审批权限，各项退费必须提供交费凭据及相关证明，核对原始凭证和原始记录，完备审批手续，做好相关凭证的保存和归档工作。

门诊退费设定审批限额，由医务科、财务科、医疗服务中心、院领导共同完成，线上退费还需信息中心核实。住院病人退费必须科室主任签批，设定审批限额，逐级签批。涉及药品退费的，须有药剂科收到药品的签批。涉及医技检查退费的，须由医技科室主任签批，其他程序等同。如果退费环节存在漏洞，是医院反腐的软肋，如果不加以重视，必将会给医院造成更大的损失。

保证医院收入来源合法合规，符合价格和收费管理相关规定，收入实现归口管理，按照规定及时提供有关凭据，按照规定保管和使用印章和票据等。

 三、支出的内部控制

公立医院应建立健全支出管理制度和岗位责任制，合理设置岗位，加强制约监督。确保四个不相容的职务分离即：支出的申请与审批，审批与执行，执行与审核，审核与付款结算。

1. 医院各项支出要遵照法律法规的规定

医院应严格按照政府会计制度的规定确认和核算支出。核算方法各期保持一致，确保为领导层和外部监管部门提供真实可靠的会计信息。健全支出的申请、审批、审核、支付等管理制度，明确支出审批权限、责任和相关控制措施。

要明确审批人对支出业务的授权批准方式、权限、秩序、责任和相关控制措施，规定经办人办理支出业务的职责范围和工作要求。审批人必须在授权范围内审批，严禁无审批支出。

建立重大支出集体决策制度和责任追究制度。对金额重大，重要性高，技术性强，影响范围广的支出项目，应当实行集体决策审批或联签制度，任何个人不得单独进行决策或者擅自改变集体决策意见。

2. 加强支出的审核控制

完善支出凭证控制手续和核算控制制度，及时编制支出凭证，保证核算的及时性、真实性和完整性。会计人员在办理支出业务时，应当根据已批准的费用支出申请，对发票、结算凭证等相关凭据的真实性、完整性及合规性进行严格审核，审核无误后及时进行账务处理，应列当期的支出不能列在下期。

3. 加强成本控制

公立医院成本是指医院在开展医疗服务过程中发生的各种人、财、物的支出与消耗。医疗体制改革推进医院进入精细化管理时代，作为公立医院不能失去公益性，不能以营利为目的。因此，医院一定要实施经济核算，厉行节约勤俭办事，严格控制运营成本，开展成本预测，应本着成本最小，效益最大的原则，加强成本管理和成本核算，千方百计降低成本，提高经济效益。

自2017年医疗价格改革，药品、材料先后执行零差价，药品和材料完全成为费用成本，科室实行经济核算，制定经济核算指标，合理制定科室材料、物资消耗定额，实行全面预算管理控制，使科室收入有目标支出有计划。约束科室对水、电、暖、消毒等成本控制，并定期考核监测，实现社会效益和经济效益的双赢。

 四、资产物资的内部控制

1. 药品和库存物资的内部控制

建立健全药品和库存物资管理制度和岗位责任制。要合理设置岗位，加强制约和监督。确保请购与审批、询价与确定供应商、合同订立与审核、采购与验收、采购验收与会计记录、付款审批与付款执行六个不相容职务相分离。不得由同一部门或一人办理药品和库存物资业务的全过程。

建立药品和库存物资请购审批制度。授予归口物资药品管理部门相应的请购权，明确其职责权限及相应的请购审批程序。强化药品物资的预算管理，按照预算进度进行采购。对于超预算和预算外采购的，应通过预算调整审批。

健全药品及库存物资采购管理制度。纳入政府采购和药品集中招标采购范围的，必须按照有关规定执行。为了节约资金约定安全库存量与储备定额管理，根据业务收入需求进行采购，确定经济采购量，以防积压。批量采购由采购部门、归口管理部门、财务部门、审计监督部门、专业委员会及使用部门共同参与，确保采购过程公开透明，切实降低采购成本。

成立采购、请购、使用、财会、内审等部门的负责人组成采购价格委员会，明确采购价格，形成机制，采购活动在上级部门要求的平台上进行。

遵守验收入库制度，根据合同、发票等采购凭据，组织验收人员对品种、规格、数量、质量和其他相关内容进行验收，及时入库。所有药品及物资必须经过验收入库才能领用。不经验收入库，一律不准办理资金结算。

完善药品管理制度，降低药品管理成本，按照药品数量进行库存管理，按照数量和售价金额进行控制。保证财务结账时间与药剂科保持一致，每个药品的进、销、存都必须符合要求，所有药品都要实行数量与金额相结合的方法予以明细，药品信息与医院HIS系统资源共享，保持数据口径一致性。

药品及库存物资的储存与保管实行限制接触控制。指定专人负责领用，制定领用限额或定额。建立高值耗材的领、用、存辅助账。

根据药品和物资的储存要求储存，并建立和健全防火、防潮、防鼠、防盗和防变质等措施。财务部门与药剂科根据国家有关文件执行药品调价，核实所调药品的账面库存和实际库存，及时更新HIS系统的药品价格，保持信息同步。

加强药品及库存物资核对管理，财务部门要根据审核无误的验收入库手续、合同协议、发票等相关证明及时记账，每月与归口管理部门核对账目，保证账账、账实相符。健全药品和库存物资缺损、报废、失效的控制制度和责任追究制度。及时清理各护士站、急救站留存的距有效期近的药品，防止使用过期药品引起医疗纠纷。

完善药品和库存物资的盘点制度，库房每年盘点不得少于一次。药品及库存物资盘点时，财务、审计等相关部门要派人员监盘。对盘盈盘亏的药品和物资及时编制盘点表，分析原因，提出处理意见，经相关部门批准后，及时进行账务处理。

2. 固定资产管理的内部控制

医院合理设置各类资产管理业务关键岗位，明确岗位职责及权限，确保增减资产执行与审批、资产保管与登记、资产实物管理与会计记录、资产保管与清查等不相容岗位相互分离。不得由一个部门或一人办理固定资产业务的全过程。

医院建立固定资产购建论证制度，加强立项、预算、调整、审批、执行等环节的控制。大型医用设备配置按照准入规定履行报批手续。按照政府采购的规定要求招标采购，科室固定资产购置须附有可行性分析报告，编制投资预算，按规定程序审批。

固定资产购建应由归口管理部门、使用部门、财务部门、审计监督部门及专业人员等共同参与，成立招标委员会，确保购建过程公开透明，降低购建成本。

取得的固定资产要组织有关部门或人员严格验收，验收合格后方可交付使用，并及时办理结算，登记固定资产账卡。

医院对接受捐赠、无偿调拨以及其他方式取得的固定资产均应办理相应的验收手续，对租赁、借用、代管的固定资产应设立登记簿备查，避免与本单位的资产混淆。

会计应按照医院财务制度的规定，及时确认固定资产的建造成本，对于尚未及时办理竣工验收手续，但已达到预定可使用状态的固定资产，应及时由在建工程转科目转为固定资产科目核算，如果有需办理产权登记的固定资产应及时到相关部门办理。

固定资产实行归口分级管理。资产管理部门负责房屋、建筑物、医疗仪器设备等的购置、验收、保管、分配、调配和维修等职责。负责办理房屋出售、拆迁、报废、改建等有关报批手续，建立财产实物明细账和分科室的财产实物明细账。并建立各项资产管理制度并组织实施。

财务部门负责资产总账登记，对各资产管理部门的会计进行业务指导，实行会计监督，定期参加固定资产的清查盘点和核对账目工作。

固定资产的对外投资、出租、出借必须按照国有资产管理的有关规定进行可行性论证，固定资产管理部门会同财务部门按照规定报经批准后予以办理，并签订合同，按照管理权限逐级审核报批后执行。

对重大的固定资产的处置，应采取集体审批制度，并建立集体审批记录机制。固定资产处置涉及产权变更的应及时办理产权变更手续。

年度终了前，须进行一次全面清查盘点，建立"三账一卡"制度，做到账账相符、账卡相符、账实相符。固定资产管理部门、使用部门和财会部门进行固定资产账簿记录的核对，保证账账相符。组成固定资产盘点小组进行盘点，根据盘点结果与账簿记录核对，对账实不符、盘盈盘亏的应由固定资产使用部门和管理部门逐笔查明原因，共同编制盘盈、盘亏处理意见。待批准后及时调整有关账簿记录。

3. 资产物资采购的内部控制

公立医院建立健全采购管理制度，坚持质量优先、价格合理、阳光操作、严格监管的原则，涵盖采购预算与计划、需求申请与审批、过程管理、验收入库等方面内容。采购业务活动应当实行归口管理，明确归口管理部门和职责，明确各类采购业务的审批权限，履行审批程序，建立采购、资产、医务、医保、财务、内部审计、纪检监察等部门的相互协调和监督制约机制。

合理设置采购业务关键岗位，配备关键岗位人员，明确岗位职责权限，确保采购预算编制与审定、采购需求制定与内部审核、招标文件准备与复核、合同签订与验收、采购验收与保管、付款审批与付款执行、采购执行与监督检查等不相容岗位相互分离。医院严格遵守政府采购及药品、耗材和医疗设备等集中采购规定。政府采购项目应当按照规定选择采购方式，执行政府集中采购目录及标准，加强政府采购项目验收管理。

五、货币资金的内部控制

医院建立货币资金管理制度和岗位职责，明确有关部门和岗位的职责、权限，确保不相容职务相分离，合理设置岗位，加强制约和监督。不得由一人办理货币资金业务的全过程。

出纳不得兼任稽核、票据管理、会计档案保管和收入、支出、债权债务账目的登记工作。医院办理货币资金的业务人员，要有计划地进行岗位轮换，门诊和住院收费人员要具备会计基础知识和熟练操作计算机的能力。

1. 建立严格的货币资金业务授权审批制度和支付程序

明确被授权人的审批权限、审批程序、责任和相关控制措施，审批人员按照规定在授权范围内进行审批不得超越权限，并按照规定的权限和程序办理货币资金的收付业务。货币资金的收入必须开具收款票据，保证货币资金及时完整入账。

（1）支付申请。用款时应当提交支付申请，注明款项的用途、金额、预算、支付方式等内容，并附有有效经济合同或相关证明及计算依据。

（2）支付审批。审批人根据其职责、权限和相应程序对支付申请进行审批。对不符合规定的货币资金支付申请，审批人应当拒绝批准。

（3）支付审核。财务审核人员负责对批准的货币资金支付申请进行审核，审核批准范围、权限、程序是否合规；手续及相关单证是否齐备；金额计算是否准确；支付方式、收款单位是否妥当等，经审核无误后签章。

（4）支付结算。出纳人员根据签章齐全的支付申请，按规定办理货币资金支付手续，并及时登记现金日记账和银行存款日记账。签发的支票应进行备查登记。

网上银行付款应该严格授权审批，严格监督，及时核对。

2. 现金和银行存款的内部控制

按照《现金管理暂行条例》的规定办理现金收支业务。不属于现金开支范围的业务应当通过银行办理转账结算。实行现金库存限额管理，超过限额的部分，必须当日送存银行并及时入账，不得坐支。加强对现金业务的管理与控制，出纳人员每日要登记日记账、核对库存现金、编制货币资金日报表，做到日清月结。

加强银行账户的管理，严格按照规定开立账户、办理存款、取款和结算；定期检查、清理银行账户的开立及使用情况；加强对网上银行结算的控制；严禁出借银行账户，严格遵守银行结算纪律，不得签发没有资金保证的票据或远期支票，套取银行信用；不得签发、取得和转让没有真实交易的债权债务票据；不得无礼拒绝付款，任意占用他人资金；不得违反规定开立和使用银行账户。

3. 建立货币资金盘点核查制度

随机抽查银行对账单、银行日记账及银行存款余额调节表，核对是否相符。不定期抽查库存现金、门诊和住院备用金，保证货币资金账账、账款相符。

4. 票据及有关印章的管理

医院财务专用章必须由专人保管；个人印章要本人或其授权人员保管；因特殊原因需他人暂时保管的必须有登记记录。严禁一人保管支付款项所需的全部印章。印章的安全管理要视同现金的管理，下班时要放入保险柜。必须建立收费专用章领用、使用管理制度，领用时必须登记，因工作调动和其他原因调离岗位，必须按规定办理印章交接手续，使用期间所出现的问题应由持有人负责。

明确各种票据的购买、保管、领用、背书转让、注销等环节的职责权限和程序，并专设登记簿进行记录，防止空白票据的遗失和被盗用。因填写、开具失误或其他原因导致作废的法定票据，应当按规定予以保存，不得随意处置或销毁，对超过法定保管期限可以销毁的票据，在履行审核批准手续后进行销毁，但应当建立销毁清册并由授权人员监销。

 六、债权和债务的内部控制

医院建立健全债权和债务管理制度和岗位责任制。确保不相容职务分离，不得由一人办理债权或债务业务的全过程。

1. 加强债权控制

明确债权审批权限，健全审批手续，实行责任追究制度，对发生的大额债权要有保全措施。

建立清欠核对报告制度，定期清理，并进行债权账龄分析，采取函证、对账等形式加强催收管理和会计核算，定期将债权情况编制报表向医院领导报告。

（1）医疗应收款管理控制。医院医疗应收款主要包括门诊病人欠费、住院病人欠费、历年欠费和医保欠费四个部分。医院财务部门要建立与门诊和住院收费部门欠费业务的定期核对制度，以确保其病人欠费明细账户与门诊收费处和住院结算处的病人欠费明细分类账户的一致。如果发现不相符，应及时查明原因，以防止挪用、伪造、贪污病人欠费等舞弊行为的发生。

（2）备用金的控制。备用金是为门诊收费处、住院处的收费员和财务科出纳员，以及有关部门的采购员周转和零星开支用的。医院应建立健全备用金的领取、使用和报销结算制度。门诊收费、住院收费人员应按时向财会部门报账。

（3）差旅费借款和预付款的控制。医院职工差旅费借款和预付款项的支付，要完善审批手续。预付货款时财会人员应认真审查有关违反规定和不合理的付款事项，严格监测预付款的回货及销账。

2. 加强债务的控制

医院要关注资产负债率，关注资产总额的构成，测算还款能力控制借款规模及使用。大额债务发生必须经领导集体决策，审批人必须在职责权限范围内审批。

定期进行债务清理，编制债务账龄分析报告，及时清偿债务，防范和控制财务风险。建立病人预交金、应收在院病人医药费、医疗欠费管理控制制度。健全欠费催收机制，一旦发生欠费核销按规定报批。

 七、基建业务内部控制

医院完善基本建设项目管理制度，建立项目议事决策机制、项目工作机制、项目审核机制和项目考核监督机制。明确建设项目决策机构、归口管理部门、财务部门、审计部门、资产部门等内部相关部门在建设项目管理中的职责权限。

合理设置建设项目管理岗位，明确岗位职责权限，确保项目建议和可行性研究与项目决策、概预算编制与审核、项目实施与价款支付、竣工决算与竣工审计等不相容岗位相互分离。建立沟通配合机制，强化建设工程全过程管理，加强资金支付控制，完善竣工决算办理手续。

 八、合同业务内部控制

医院建立合同管理制度，建立合同业务决策机制、工作机制、审核机制、监督机制、纠纷协调机制。实现归口管理，明确合同承办业务部门、财务部门、审计部门、法律部门、采购部门、院长办公室等内部相关部门在合同管理中的职责权限。

合理设置合同管理岗位，明确岗位职责权限以及合同授权审批和签署权限，确保合同签订与合同审批、合同签订与付款审批、合同执行与付款审批、合同签订与合同用章保管等不相容岗位相互分离。

建立合同联签制度，实现合同管理与预算管理、收支管理、采购管理相结合、相互制约的闭环管理。

九、医疗质量内部控制

医院成立医疗质量控制小组，由医院党委书记和院长任组长，成员为医务部门、护理部、院感部门、物价部门、医保部门、药剂科等部门，每个月对医院的整体医疗质量进行监督检查，以提质增效为目标。

医院质量控制小组按时对临床科室诊疗活动监督检查，严格控制不合理检查、不合理用药的行为；关注诊疗活动的收费是否与物价项目内涵和医保政策相符合；建立与医保部门、物价部门沟通协调机制，定期对周末病历、环节病历进行分析检查，合理控制物价风险和病种超限风险；在医院医德医风建设方面，质量控制小组定期检查临床科室和医务人员在药品、医用耗材、医疗设备引进过程中的行为规范，约束各临床科室严格执行科室高值耗材和药品使用的申请机制；定期护理质量控制和培训，发挥护士的岗位职责，提升医疗服务质量；监督检查院内感染规定的执行情况，降低院内感染风险；建立与纪检监察部门的协调联动机制，严厉查处药品耗材设备购销领域的商业贿赂行为等。

医院建立与医疗业务相关的委员会制度，明确委员会的组织构成和运行机制，加强对药品、医用耗材、医疗设备引进的专业评估和审查，各临床科室建立本部门药品、医用耗材、医疗设备引进的内部申请和决策机制。

十、科研、教学业务内部控制

公立医院建立科研项目管理制度，建立项目决策机制、工作机制、审核机制和监督机制。科研项目归口管理，明确岗位职责权限，确保项目预算编制与审核、项目审批与实施、项目资金使用与付款审核、项目验收与评价等不相容岗位相互分离。优化科研项目申请、立项、执行、结题验收、成果保护与转化的工作流程、业务规范，建立沟通配合机制，加强科研项目研究过程管理和资金支付、调整、结余管理，鼓励科研项目成果转化与应用；建立横向课题和临床试验项目立项审批和审查制度，加强经费使用管理。

大学附属的公立医院建立各项教学业务管理制度，建立优化的教学业务管理的工作流程、工作规范，建立部门间沟通配合机制。按批复预算使用教学资金，专款专用，加强教学经费使用管理。

十一、公立医院信息化业务控制

随着公立医院信息化的推进，智慧医院建设逐步完善，信息化数据传输、保证资金安全提到日程。医院信息系统凡涉及资金管理、物资管理、收入、成本费用等部分，其功能、业务流程、操作授权、数据结构和数据校验等方面必须建立良好的内部控制体系。

1. 财务信息化管理方面

建立收费员与财务部门收费流程和稽核流程，一定要岗位分离、相互监督。门诊收费和住院收费系统必须符合国家要求，实时监控收款员收款、交款情况；提供至少两种不同的方式统计数据；系统自动生成的日报表不得手工修改；建立对预交款结算进行校验的机制；建立对收费票据传递和稽核的管理；加强医疗欠费的管理；严格对科室收费的监管；控制门诊、住院退费的执行审批等有关信息化流程的控制管理。

建立财务电子信息档案管理制度，加强财务电算数据的储存与保管控制，数据要及时双备份，专人保管，并安全可靠做好异地备份，做好防磁、防火、防潮和防光等工作，采用磁性介质保存的财务电子信息档案，应当定期检查，防止由于磁性介质损坏而导致档案丢失。

2. 互联网医疗业务内部控制

开展互联网医疗业务的公立医院建立健全互联网诊疗服务与收费的相关管理制度，严格诊疗行为和费用监管。建立互联网医疗业务的工作流程、业务规范、沟通配合机制，对互联网医疗业务管理的关键环节实行重点管控。

3. 信息化建设业务内部控制

公立医院建立信息化建设管理制度，涵盖信息化建设需求分析、系统开发、升级改造、运行维护、信息安全和数据管理等方面内容。信息系统建设管理不相容岗位包括但不限于：信息系统规划论证与审批、系统设计开发与系统验收、运行维护与系统监控等。

医院根据自身的资金能力，长远规划医院的信息化建设，落实信息化建设相关标准规范，制定数据共享与交互的规则和标准，各信息系统应当按照统一标准建设，能够完整反映业务制度规定的活动控制流程，提高资金使用效率，防范风险。

医院必须建立用户管理制度、系统数据定期备份制度、信息系统安全保密和泄密责任追究制度等措施，确保重要信息系统安全、可靠，增强信息安全保障能力。医院各个相关部门及人员应当严格执行岗位操作规范，遵守相关业务流程及数据标准，应当建立药品、可收费医用耗材的信息流、物流、单据流对应关系，设计校对程序，定期或不定期进行校对。

第八节　公立医院内部控制报告

 一、内控报告概念

公立医院内部控制报告，是指医院结合本单位实际情况，按照相关部门规定编制的、能够综合反映本单位内部控制建立与实施情况的总结性文件。医院是内部控制报告的责任主体，对本单位内部控制报告的真实性和完整性负责。内部控制报告编制应当遵循全面性原则、重要性原则、客观性原则和规范性原则。

 二、内控报告内容

医院应当根据本单位年度内部控制工作的实际情况及取得的成效，以能够反映内部控制工作基本事实的相关材料为支撑，按照财政部门发布的统一报告格式编制内部控制报告。内部控制报告反映内部控制工作基本事实的相关材料一般包括：会议纪要、内部控制制度、业务流程图、风险评估报告、内部控制培训材料等。

通过对内部控制报告反映的信息进行分析，及时发现内部控制建设工作中存在的问题，进一步健全制度，完善监督措施，确保内部控制有效实施。

第九节　公立医院内部监督与评价

 一、内部监督与评价含义

为保证医院内部控制建立与实施的有效性，建立健全内部控制的评价与监督机制，规范内部控制的评价与监督程序和方法，持续改进和优化内控体系。内部控制的评价与监督，是指医院的专职监督部门对内部控制建立与实施情况进行内部监督检查和自我评价。通过定期的监督、检查和评价机制，促进医院内部控制运行机制持续而有效的运行。

 二、内部监督与评价组织

医院成立内部控制监督评价委员会，负责内部控制的监督与评价，由医院的纪检监察及审计部门执行，内部监督部门应与内部控制的建立与实施保持相对独立。内部控制监督评价执行部门的职责：制定内部控制监督办法，对内部控制的执行进行审计和监督；制定内部控制评价办法，对内部控制建立和实施的有效性进行评价；督促相关部门对内部控制进行整改和完善。

 ## 三、内部监督评价的方法与要求

医院根据实际情况确定内部监督检查的范围，具体内容包括两方面：医院层面和业务层面的内部控制建立与执行情况。医院内部监督每年至少开展一次全面性定期监督检查和自我评价工作。

内部控制审计就是定期或不定期确认、评价医院内部控制有效性的过程，包括确认和评价医院内部控制设计和控制运行缺陷和缺陷等级，分析缺陷形成原因，提出改进内部控制建议。专项监督的范围和频率应当根据风险评估结果以及持续监督的有效性等予以确定。

必要时，医院需接受外部监督，指由单位外部政府有关部门对医院内部控制建立及实施情况进行的监督检查。主要由财政、审计、纪检、监察等部门承担。

医院党委应当指定专门部门或专人负责对单位的内部控制的有效性进行评价，并出具单位内部控制自我评价报告。内部控制评价工作方法包括个别谈话、调查问卷、运行测试、抽样、实地查验、比较分析和专题讨论等方法，这些方法可以单独或者综合运用。

医院对内部控制体系运行的持续监督、评估和缺陷报告，构成内部控制监督的三个要素。持续性监督活动关注每个内部控制要素的重要方面，它嵌入到医院业务运营的过程中。财务报告与内部控制报告的结合分析，找出内部控制的偏差，提供出对内部控制体系运行的检验和缺陷值，从而考量出内部控制制度在医院运营中的成效。

例如，财务人员日常对原始票据的审核，对流程审批手续的约束，要求附件的完善；人力资源部门对岗位说明书中岗位职责的审核，确保岗位间相互制衡，防止工作中舞弊行为的发生；将信息系统所记录的数据与实物资产、合理收费等的核对；内外部审计师定期审计或专项审计，及时发现一些潜在问题并向管理层提供建议；每月医院根据全面预算管理执行情况组织经济分析会，科室层面提出管理漏洞及解决方案，增加参与者的控制意识；以及内部控制小组定期监督和检查控制程序和控制制度的执行情况等，这些日常医院内部控制的监督和评价，营造了医院内部控制体系良好的运行环境。

公立医院通过日常的监督和评价发现内部控制的缺陷，制定内部控制缺陷认定标准，分析监督评价过程中发现的内部控制缺陷的性质和产生的原因，提出整改方案。内部控制小组指定专门的部门或人员跟踪内部控制缺陷整改情况，对于医院内部监督和评价中发现的重大缺陷，建立责任追究制度。

医院完成评价工作之后，应当编写单位内部控制自我评价报告。评价报告应当对单位内部控制的有效性发表意见，指出内部控制存在的缺陷，并提出整改建议。

第十节　公立医院内部控制实施的成效

 一、内部控制体系成为有效管理工具

《公立医院内部控制管理办法》的解读中明确指出："卫生健康行业有鲜明的行业特色，特别是公立医院作为非营利性事业单位，业务活动复杂，资金规模大，亟须深入推进内部控制建设工作，增强内部控制意识，规范内部经济和业务活动，强化内部权力运行制约。""近年来，随着深化医药卫生体制改革，建立现代医院管理制度、考核三级公立医院绩效、取消药品耗材加成、构建新的运行补偿机制等，都对公立医院规范化、精细化管理提出了更高要求，公立医院需要通过制定制度、实施措施、优化执行程序，进一步强化内部控制，有效防范风险，保证医院资产资金安全，提高资源配置和使用效益，建立起维护公益性、调动积极性、保障可持续运行新机制。"不难看出，在国家医疗体制改革的大背景下，公立医院必须进入高质量发展的快车道，着力解决制约医院发展的实际问题，内部控制体系建设便成为辅助的管理工具。

 二、内部控制手段达到了预期目标

公立医院通过内部控制的必要措施和程序，以内部控制量化评价为导向，对医院经济运营活动的风险进行防范和管控，使医院领导层、管理部门和执行部门之间形成相互制衡、相互督促和协调配合的关系。

通过建立与医院治理体系和治理能力相适应的、权责一致、制衡有效、运行顺畅、执行有力的内部控制体系，将医院各项经济运营活动控制在合理范围内，既保证医院经济运营的合法合规，也保证了医院资产安全和使用有效，又保证了医院财务信息的真实完整，有效防范舞弊和预防腐败，提高资源配置和使用效率。

同时，规范了公立医院内部权力运行、促进依法办事、推进廉政建设和提升医院的公益性，切实解决人民群众的就医问题，实现国家倡导的医、养、康、健的"大健康"战略。

第七章 现代公立医院物资管理

摘要：医院提供的临床医疗等卫生服务是人力物力与技术资源有机融合与转化的过程，卫生服务需要大量的各类物质资源做支撑。物资需求规划、论证、采购、储存、供应、维护等环节的科学组织，确保卫生服务得以顺利实施，减少医院成本消耗与损失浪费，是现代医院经济管理的重要内容。本章对医院物资管理的组织领导、管理范围、各环节主要内容与方法进行探讨。

第一节 现代医院物资管理概论

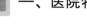 **一、医院物资管理概念与作用**

1. 物资资源管理概念

医院的物资资源即医院占有、使用的能以货币计量的经济资源，包括各种资产、债权和其他权利的总和。包括国家拨给的资产，按照国家政策规定运用国有资产组织形式形成的资产，以及接受捐赠和其他经济法律确认为医院所有的资产。医院的各项资源是实现医院医疗服务供给的物质基础，医院对占有、使用的国有资产负有一定的法律责任，要严格按照国家有关国有资产管理的各项规定，结合医院实际，制定并完善加强对本单位国有资产管理的各项具体办法和措施，确保国有资产的安全与合理使用，充分发挥使用效益，防止国有资产流失与保值增值。

医院物资资源管理是医院进行正常业务活动不可缺少的物质基础，关系到医院的建设和发展，关系到医院社会效益和经济效益的发挥，是对医院物资整个流转过程的科学管理，包括物资的需求计划、采购、保管、供应和使用管理。

2. 医院物资管理的作用

对医院物资资源的科学管理，是充分利用各种物资资源，发挥资金效用，提高经营管理水平，获取最佳技术经济效果的一个有效途径和重要手段。随着医学技术的日新月异，医学物资丰富与供应能力提高，医院实行信息化、智能化管理，开展全成本核算，医院的物资管理更加重要。

（1）发挥对医疗服务物资保障作用。医疗服务提供过程就是生产要素的消耗过程。医院的各项业务活动过程，是使用和消耗各种物资的过程。医院的每一项业务活动必须有物资作基础，只有抓好物资管理，为各项业务活动提供必需的物资保障，医院的医疗活动才能正常运转。物资延迟供应和短缺状态都会影响业务开展，超储积压、管理不善同样会造成损失浪费。物资供应是否及时，结构是否合理，数量是否充足，价格是否适中，质量是否合格，性能是否完好，以及物资验收、保管得好坏，即各种物资在医院内流转过程中的每一个环节，都直接或间接地影响着医院的技术经济效果。

（2）发挥对医疗服务技术支撑作用。医院的每项医疗服务活动都离不开诊断、治疗、康复等医学技术支撑。而这些技术的实现必须依托适宜对路的现代检验、治疗设备，各类医用耗材供给实现。物资供应结构与需求标准有差距，会影响医疗质量和治疗效果，甚至会出现事故，危及患者生命。现代医院先进的物资管理理念是取得较好技术经济效果的重要支撑。

（3）发挥提高医院运营效率作用。医院物资资源消耗是仅次于医院人力资源消耗的重要成本构成要素。医院固定资产的折旧、低值易耗品的摊销、卫生材料的消耗成本占医院年业务支出的50%以上。

二、医院物资管理的基本特点

1. 应急救治作用突出

医院急诊对生命的救治作用，往往就在于几分钟甚至数十秒钟的关键节点。医用物资对救治危重病人生命的紧迫性十分突出，这就要求医用物资供应满足应急需要。关键把握两方面的工作，即及时供应和建立物资保险储备。及时供应就是对医疗需要的物资按计划品种、质量、数量及时准确供应到位。为了确保各项医用物资配套衔接，就必须建立应急物资的最低保险储备，既要保证全院性的库房里数量满足整体需求，还要保证相关科室与诊疗环节具有一定数量的储备，例如急救器材、药品等，满足全院性及全链条全方位的供应保障。

2. 种类多管理差异大

医院工作所涉及的物资种类非常多，如几百种的医疗器械、几千种的中西药品、上百种的卫生材料和医用材料等。因为数目繁多，所以在保存条件、使用条件、储备定额、采购方式等各个方面都有不同要求。因此需要有一个科学的物资分类方法，现代化的信息管理手段，分门别类加以管理。要配备精干的管理人员，维修保养技能的专业人员，利用信息化手段，加强医用物资管理。提供相应的设施和条件，例如，具有足够可容纳和保管各类物资的库房，同时保障所必需的设施。

3. 管理技术要求高

医院所需要的物资中，有许多项管理具有一定程度的技术性。尤其是一些高精尖的医疗仪器，维修保养技术要求较高，涉及光学、电子学、声学等多种技术，特别是生物技术科学日新月异的发展，医院设备更新周期越来越短，新的技术不断引进，因此，对医院物资管理人员技术要求也就更高。

4. 资金占用比重大

现代医院的收入中，60%～80%需要补偿在医疗工作中所消耗的药品、材料、能源以及各种医疗仪器的购置、维修保养费用，为了提高医院资金的利用效果，必须强调科学的物资管理，一方面减少医院物资占用的资金总额中的比重；另一方面加快流动资金周转速度，提高医院固定资产的利用率，提高物资资金占用的经济效益。

三、医院物资管理的具体任务

医院物资管理任务是根据医院对卫生服务需求，从需求论证到物资使用全链条的管理过程。

1. 建立健全物资管理制度

包括建立领导组织与管理机构制度，各重要岗位的责任制度，需求计划预算论证制度，采购审批与招标制度，定额与储备管理制度，物资管理内部控制制度等。

2. 制订需求论证与采购计划

编制物资供应计划。根据上年实际业务量需求结合本年度业务量计划，综合考虑市场因素等制订采购计划。与各科室进行论证，征求业务科室意见。

3. 进行市场调研与预算编制

按计划对所需物资的品种、数量、质量、价格、供货期限进行调研分析，为各环节决策提供真实可靠的市场信息资料。

4. 采购计划审批与招标管理

通过一系列采购计划审批环节后，在保证各类物资的及时供应前提下，实行招标采购，达到政府集中招标标准由政府集中采购，或进入政府招标采购系统线上采购。达不到政府采购标准的由院内招标采购。

5. 物资定额与消耗管理

定期对物资消耗情况进行监督检查，加强控制，降低物资消耗，提高物资利用效率。

6. 医院物资仓储管理

库房的专人管理，出入库环节的内部控制，账目记载的及时完整，效期监控与四防安全管理等。

四、医院物资分类

1. 按物资价值分类

按物资价值分类，可分为固定资产、低值易耗品、药品和材料，这也是目前医院物资管理中常用的一种分类方式。

（1）固定资产。是指单位价值在1 000元以上（其中：专用设备单位价值在1 500元以上），使用期限在一年以上（不含一年），并在使用过程中基本保持原有物质形态的资产。单位价值虽未达到规定标准，但耐用时间在一年以上（不含一年）的大批同类物资，应作为固定资产管理。对于应用软件，如果其构成相关硬件不可缺少的组成部分应当将该软件价值包括在所属硬件价值中，一并作为固定资产进行核算；如果其不构成相关硬件不可缺少的组成部分，应当将该软件作为无形资产核算。图书参照固定资产管理办法，加强实物管理，不计提折旧；

（2）低值易耗品。通常是指未达到固定资产入账标准条件和管理范围，耐用期较短的易破损的都划分为低值易耗品。低值易耗品一般能重复参加生产过程并保持其实物形态，使用期较短需要经常补充更新，例如：医用小型器械（可反复高压使用的注射器、压舌板、小夹板、医用剪刀、钳、镶等）以及办公、生活用品（病房热水瓶、脸盆等）；

（3）药品。药品是卫生部门业务活动中一次性消耗的物质资料，包括中药和西药；

（4）材料。包括医用材料和其他材料。医用材料特点是专业性强，规格性能及技术要求严、分布广、耗量大，主要包括各种敷料、化验试剂、针管、放射材料、胶管、医用记录纸等；其他材料主要包括各种基建、照明、车辆用的材料、各种被服装具用材料等。

2. 按照自然属性分类

按照固定资产的自然属性，医院的固定资产分为房屋和建筑物、专用设备、一般设备和其他固定资产。

（1）房屋和建筑物。指医院拥有或控制的房屋和建筑物及其附属设施。其中，房屋包括门诊、病房、影像室、制剂室等医疗服务用房、库房、职工宿舍、职工食堂、锅炉房等；建筑物包括道路、围墙、水塔等；附属设施包括房屋和建筑物内的通信线路、输电线路、水气管道等；

（2）专用设备。指医院根据业务工作的实际需要购置的具有专门性能和专门用途的设备，如核磁共振、CT、化验检验设备等；

（3）一般设备。指医院持有的通用型设备，如办公家具、交通工具、供水供电供气设施等；

（4）其他固定资产。指以上各类未包含的固定资产，其中包括图书等。

3. 其他分类

固定资产还可按使用部门分类为临床服务用固定资产、医疗技术用固定资产、医疗辅助用固定资产和行政后勤用固定资产。按使用情况分为在用固定资产、未使用固定资产和不需用固定资产。按资金来源分为财政性资金形成的固定资产、科教项目形成的固定资产、其他资金形成的固定资产，以及按照所有权分类分为自有固定资产和租入固定资产。

第二节　物资需求论证与计划编制

 一、医院物资需求论证

1. 需求论证工作组织

需求论证是物资管理的第一道关，申请部门、申请人员提出的申请需求是否合理是论证的关键。论证工作由主管需求论证和采购计划、预算编制的部门组织，主管需求论证工作的部门领导参与并督办论证会的应参与论证部门与人员结构、论证程序、论证质量把关。主管业务需求部门领导参与论证会，并对申请部门的需求理由把关，接受论证部门及专家咨询的深层次咨询解答。除申请部门和主管部门参会外，财务科、审计科、纪检室、合同办、工会等部门参与咨询与监督。

2. 需求论证的内容

（1）审核需求的性质。是常规物资消耗品的补充，还是更新换代，还是新增需求。是否符合实际情况；

（2）需求物资的数量、结构、档次、技术性能；

（3）需求物资同资质的市场价格参考；

（4）需求预算及资金来源；

（5）可行性、社会效益、经济效益说明。

3. 论证结果使用

讨论记录相关人员签字，作为备查记录。论证组织部门将讨论结果形成报告体，经主管领导把关后，提交院长办公作为决策依据。

 二、医院物资的定额管理

物资定额管理是医院物资管理各项工作的基础和主要依据，包括物资消耗定额管理、物资储备定额管理及物资节约定额管理三个部分。

1. 物资消耗定额管理

物资消耗定额一般是指在医院一定的医疗技术和组织形式下，完成某项医疗任务合理消耗的物资数量标准。医院物资消耗定额的确定方法是：依据国际疾病分类编码与临床路径有关技术文件及《疾病分类代码国家临床版 2.0》《手术操作分类代码国家临床版 2.0》《关于印发有关病种临床路径（2019 年版）的通知》等技术标准。根据医疗业务工作任务性质、特点和要求，分析某一项业务各阶段各环节所需要的物资情况，经过技术分析计算确定出消耗定额。再参考历年每项医疗业务工作量与实际消耗比例分析作为调整系数。该项定额确定后还要协商医保部门的认可，才能在补偿费用中得到支付。

2. 物资储备定额管理

物资储备定额是指医院在一定的条件下，为了保障医院工作任务的完成而规定的物资储备标准，是制订医院物资供应计划、进行物资采购的主要依据。通常物资储备有以下几种形式：

（1）经常性储备。指用于经常周转的各种物资的储备，这种储备的物资库存量是经常变动的。经常储备定额计算公式为：

$$某种物资经常性储备定额 = 平均每日需用量 \times 储备天数$$

$$平均每日需用量 = 计划期需用量 \div 计划期天数$$

（2）保险储备。在采购物资发生延误的情况下，保证医院各项工作不间断而建立的物资储备，这种物资储备形式对医院来讲格外重要。保险储备定额计算公式：

$$保险储备定额 = 平均每日需用量 \times 保险储备天数$$

（3）季节性储备。一般多由于自然条件影响物资供应而建立的物资储备，这类储备一般只限于某些特定物资，例如一些中药材的供应季节性较强，就必须在收获季节做好储备。季节性储备定额计算公式：

$$季节性储备定额 = 平均每日需用量 \times 季节储备天数$$

经常性储备定额、保险储备定额和季节性储备定额的总和就构成了医院总的物资材料最高储备定额，医院物资总的储备水平不应超过这个限度。最高储备定额计算公式为：

$$最高储备定额 = 经常储备定额 + 保险储备定额 + 季节储备定额$$

3. 物资节约定额管理

指在保证医院业务的前提下，为了更有效利用物资而规定的物资节约指标。可以把节约指标落实到各个科室，按照节约指标的完成情况，制定奖惩标准。我们通常制订节约定额方法分为两种，对于消耗可以定额的物资来说：节约定额 =（上期实际物资消耗量 - 计划期物资消耗定额）× 计划期任务量，而对于消耗无法定额的物资，可按下面公式：节约定额 =（上期实际物资消耗量 ÷ 报告期实际业务收入 - 计划期物资消耗量 ÷ 计划期业务收入）× 计划期任务量。

三、医院物资供应计划管理

医院物资供应计划是指医院为了保证医疗护理工作的顺利进行而编制的，旨在保证所需各种医院物资的及时合理供应的科学计划。医院物资供应计划管理的工作一般包括：制订本院物资供应目录、确定各种物资的需要量、确定储备量和采购日期等。

1. 制订物资供应目录

这是制订医院物资供应计划的基础工作。医院物资管理部门应该全面收集本院所需要的各种物资情况，按物资分类进行系统整理，对每一种物资的名称、规格、型号、技术参数、计量单位、价格、来源、功能等进行详细了解；还应收集有关物资消耗、技术经济效果、资金周转等情况，在此基础上制订物资供应计划。

制订物资供应目录的关键在于如何从几种同样功能的物资中选择最适合本院的品种。物资管理部门应从物资的有效性、安全性、经济性等方面综合考虑，结合本院医疗业务实际情况，选择物资品种。此外，随着医学科学的不断发展，医用物资不断更新换代，新的物资也不断涌现，因此物资供应目录在制订后要注意保持随时更新。

2. 确定医院物资需要量

医院物资需要量是指在既定的时间段内为保证按质完成预期的诊疗护理工作和其他任务而所需的物资数量。各种物资在诊疗工作中的消耗量和消耗特点不同，因此确定医院物资需要量应该对每一种具体物资分别进行计算，一般有两种方法。

（1）直接计算法。又称定额计算法，它是通过既定的时间内预期任务量的大小和物资消耗定额来确定物资需要量的一种方法。适用于医疗器械物资和部分消耗定额的医用材料，优点是准确可靠。计算公式为：物资需要量 =（预期任务量 + 预计废品量）× 单位物资消耗定额 ×（1 + 调整供应系数）– 计划回用废品数量，其中调整供应系数考虑非诊疗工作损耗导致的需要量增加，一般根据历年统计资料确定。

而对于一部分消耗定额的医用材料，可采用公式：某种医用材料需要量 =（预期任务量 + 预计废品量）× 某种医用材料的消耗定额。

（2）间接计算法。又称比例计算法，指对未确定消耗定额的某种物资采用按一定比例来估计物资需要量的方法。计算公式：某物资需要量 = 本期计划业务任务量 ÷ 上期实际完成业务任务量 × 上期实际消耗该物资总量。

3. 确定储备量和采购日期

确定储备量。为确定物资采购量，除了计算本次计划期内物资需要量外，还需要清楚物资储备量的变化。如果计划期初储备量超过预期，那么采购物资就可以相应减少。通常计算公式：计划期初物资储备量 = 编制计划时的实际库存量 + 计划期初前的到货量 – 计划期初前的耗用量；计划期末储备量即经常储备量与保险储备量之和。

确定采购日期。采购日期亦称供货周期，它的确定主要应该考虑：物资的需要量、物资的储备量、物资的保存成本和有效期限、物资的采购成本以及物资采购的难易程度等。把这些因素综合在一起考虑来确定最佳的采购日期，以使整体达到最优。

第三节 现代医院物资采购管理

一、医院物资采购的含义

医疗服务供给提供资源储备的过程。采购过程可以具体分为需求论证与采购计划、市场分析与询价、招标采购组织、采购合同签订、督办落实预验收把关等关键环节。根据政府采购政策，结合医院的发展，医院物资采购是医院采办各种物资材料的一种活动，是采购部门根据医院物资供应计划和采购规程，按时、按质、按量从供应商处获取物资资源为规划，落实采购制度与科学组织采购过程，降低医院采购成本，采购到医院所需要的各种物资，保证医院各项工作的顺利开展，提高医院运营效率。

二、物资采购工作的组织领导

1. 加强组织领导

设立物资采购管理领导小组，由院长、分管院长和采购办、不同业务（设备、供应、总务）主管科室、工会及审计人员等组成。物资采购领导小组是医院物资采购的领导机构，负责对物资采购的程序、采购物资的质量、价格等进行监督。领导小组下设集中招标采购办公室，即医院采购办，采购办是医院物资采购的具体实施部门。

2. 严格论证与审批

医院各部门所需采购的物资必须先提出采购计划，需求和采购论证，院长办公会研究，三重一大报党委会研究，院长审批后，方可交物资集中招标采购办采购。

三、医院物资采购工作具体环节

1. 物资采购需求论证与编制采购计划

采购部门应根据医院物资总体供应计划，及时编制计划期内的采购预算，财务部门根据预算来筹措所需款项。主要依据就是计划期内的物资需要量、上次计划期末的物资库存量、物资价格等。医院物资计划采购数量 = 计划需要量 − 计划期期初库存量 + 计划期期末库存量；医院物资计划采购金额 = 物资计划采购数量 × 物资计划价格。采购计划编制就是根据医院各项实际工作中物资材料需求和市场变化情况，预计计划期内的物资采购数量、供应来源的计划。主要内容：拟定采购物资的名称、规格、数量、使用科室等；物资供货来源、价格等；采购方式及订购手续等。

2. 物资市场调查与询价

医院物资采购人员在采购过程中必须与市场密切接触，及时广泛收集有关物资材料发展的新趋势、新情况，全面了解医院物资材料的供应来源、市场情况、技术发展等多方面信息，为医院正确制订出供应计划和采购决策奠定基础。一般调查内容应包括：①国内外物资发展趋势；②医院所需各种物资的市场供求变动和价格变化；③各种新产品、新材料、新技术的发展调查；④对供货厂商的调查。

3. 物资采购原则与方式

物资采购原则。采购物资本着公平公正公开的原则，实行阳光采购；必须坚持秉公办事，维护医院利益的原则，本着处处节约的原则，并综合考虑质量、价格及售后服务等方面，择优选择。物资采购三种方式，一是数量少、金额小、使用频次不多的定额以下需求，由采购办直接采购；二是采购量余额达到院内规定标准，但不足政府集中招标采购标准的，由医院内部组织公开招标；三是达到政府集中采购定额的组织到政府采购中心社会公开招标采购。

4. 物资集中招标采购

（1）医院内公开招标采购。医院采购物资额度低于政府招标采购限额的实行院内公开招标采购。采购办在接到经过审批的采购计划后，应迅速组织相关人员办理审批手续限期将所需物资采购到位，不得拖延，影响工作。采购办根据需求论证、审核批准、公示后方可进入招标流程。遵循公开、公平、公正和诚实信用原则。

在招标、评标过程中，审计部门、纪检部门、财务部门和相关职能部门及使用科室、专家全程参与，确保招标、评标的公正性。根据招标项目本身的要求，在招标公告或者投标邀请书中，要求潜在投标人提供有关资质证明文件和业绩情况，并对潜在投标人进行初步资格审查；开标时，由审计、纪检、财务等检查投标文件的密封是否完好，并对投标人的资质进行正式审验。评标程序参照政府开标评标程序。

（2）医院物资采购事项达到地方政府与财政部门规定的集中招标采购标准的，医院必须严格申报审批采取政府集中招标方式招采。严格遵照《中华人民共和国招标投标法》执行招标采购工作。一是经过财政主管处室对采购需求、资金来源的审批。二是政府招标办的审批。三是根据招标项目的特点和需要进行招标文件的编制。招标文件应当包括招标项目的技术要求、对投标人资格审查的标准、投标报价要求和评标标准等所有实质性要求和条件以及商务条款。国家对招标项目的技术、标准有规定的，应当按照其规定在招标文件中提出相应要求。四是发布招标公告，应当载明招标项目的性质、数量、实施地点、时间以及获取招标文件的办法等事项。

国家对投标人的资格条件有规定的，依照其规定。不得向他人透露已获取招标文件的潜在投标人的名称、数量以及可能影响公平竞争的有关招标投标的其他情况。招标人设有标底的，标底必须保密。在招标文件要求提交投标文件的截止时间后送达的投标文件应当拒收。不得强制投标人组成联合体共同投标，不得限制投标人之间的竞争。投标机构原则上不少于 3 家，经申请可进行竞争性谈判或单一来源采购。依法组建评标小组。投标文件应当当众予以拆封、宣读。开标、评标过程应当记录，并存档备查。任何科室和个人不得非法干预、影响评标的过程和结果；设有标底的，应当参考标底。评标委员会完成评标后，应当向招标人提出书面评标报告，并推荐合格的中标候选人。

5. 签订管理合同与督办

采购人员在采购物资时必需签订采购合同，而合同中应包括有关物资名称、类型、规格、特性、质量、价格与技术要求、注意事项、交货时间、付款方式、质保期限、质保金比例、违约责任等诸多内容，经合同办、审计部门审核、主管部门批准后签订合同。而签订后，采购办责成专人负责合同的管理及督办落实，要注意维护医院的合法利益。

6. 验收、维保与分期付款

按照采购合同，对采购到货物资进行验收。要核对产品的生产许可证、质量合格证，产品说明书。核对与签订的采购合同的质量标准、技术参数等内容是否一致。对设备的整机性能技术指标进行复核。对设备进行安装调试合格。签订维保协议。对技术培训进行协调。按规定比例预留质保金后，给分期付款的相应部分。

第四节 现代医院物资储备管理

一、储备管理是医院物资管理的一项重要组成部分

医院物资采购完成后，使用之前一般需要在仓库中保管储存，因此做好仓库管理工作对保证物资的质量和性能，提高物资利用的效益，减少医院物资的无效损耗，保证医院正常工作顺利开展起到重要的作用。

二、库房设置

医院仓库的种类由于医院所需物资的品种丰富多样，并且各自都有不同的保存特点，因此对库房有着不同的要求。当前我国的医院的仓库可分为药品仓库、医疗器械库房、被服家具库房、建筑材料库房、总务库房、食堂主副食品库房、放射物资及危险品库房等，而有的科室为了工作所需还会有自己的小库房，例如临床科室会有一些急救材料的储备等。

三、仓库管理的基本内容

1. 入库验收

做好物资入库前的各种准备，包括：根据物资特点指定存放地点、安排接收物资的人力等；物资验收，从质量到数量；办理入库手续。按随货同行单或发票办理入库，不能因手续不全出现先用后办入库核算账目导致出现红字。

2. 物资保管

做到储存安全、数量准确、质量保证、使用方便、管理完善，合理使用有限的仓库空间；定期对物资进行盘点，从物资的数量、质量、保存条件等各个方面进行检查，保证保管安全。

3. 物资出库

做好物资出库前准备工作、出库验发、办理出库手续、物资出库登记等工作。实行先进先出法，避免物资出库混乱，超期造成损失。

4. 质保预警

建立保质期预警机制，利用现代信息手段和软件管理。保质期进入一个季度软件警示，进入一个月亮红灯，抓紧使用或调换，避免损失。医院应加强对各类物资储备进行科学管理，特别是对物资消耗量大、比较贵重、占用资金多的物资实行严格的控制，从订购量、储备量到物资清点、请领使用都要有严格要求。

 四、物资储备效益管理

随着医院信息化建设与成本管理规范化的深入，物资储存成本核算纳入日程。如何以最低成本来达到最佳库存，满足临床科室和管理部门运行的最佳化。主要关注两点：一是库存成本最小，二是储存物资的品种，数量最佳化。而最佳库存成本和最优储存结构的结合点就是医院存货管理的最佳状态。适量的存货有利于医院医疗活动的顺利开展，及时满足患者需求。医院存货管理的基本目标是在物资的收益与成本之间权衡利弊，充分发挥存货功能，降低成本，增加收益，实现最佳组合。

综合考虑以上因素，做到以下几点。

（1）对物资实施预算管理，纳入计划管理，在编制财务预算时，根据经费额度确定物资档次，实行定额管理，定量供应。

（2）明确管理职责，统一物资的采购核算。

（3）建章立制，提高物资的使用效益。建立物资管理制度，实行专人专管。定期对存货进行盘点，保证账实相符。对于物资盘盈、盘亏、变质、毁损等情况，应当及时查明原因，根据管理权限报经批准后及时进行处理。

（4）定期核查物资，编制物资盘点表，查找盈亏原因，经过批准后进行账务处理，达到账物相符，账实相符，提高医院的资金使用效益。

（5）医院物资清查的方法通常采用实地盘点法，盘点时应在盘点清册上逐一登记各种物资账面结存数量和实存数量，并进行核对。对账实不符的物资应查明原因，分清责任，并根据清查结果编制"物资盘存报告单"，作为存货清查的原始凭证。

 ## 五、影响医院物资库存的因素

（1）库存周转率。

（2）平均库存。

（3）平均订货批量。

（4）安全库存量。

（5）缺货率。

 ## 六、物资储备管理的内部控制

为了加强医院物资管理，准确核算存货"进、销、存"情况，保证其安全和完整，提高医院物资会计核算信息的质量。内部控制范围包括不相容岗位相互分离、互相牵制、采购审批控制、预算申报控制、验收入库控制、限制接触控制、盘点核对等。具体涵盖了物资的采购、入库、领用、消耗及结存等多个环节。

第五节　现代医院大型医疗设备管理

医疗设备科学的管理可以有效利用设备资金，促进医疗设备的布局合理、功能配套，提高设备的使用效率，最大限度地发挥医疗设备的效益。所以，医院医疗设备的使用管理是指设备从到货起，经过验收入库，出库发放，财产账目，技术档案，使用率调查等一系列程序，直至设备报废为止这一全过程的管理。在设备物质运动的这个过程中，使用所占时间最长，所以使用管理是一个重要环节。

一、现代公立医院医疗设备管理内容

医疗设备管理是围绕医疗设备而开展的一系列组织和计划工作的总称。它是为医疗工作提供包括设备的选择、评估、使用、检查、维保、修复、补偿，直到报废的全过程的管理工作。建立医疗设备管理的基本制度，并健全管理的实施细则。例如：审批制度；采购、验收入库房管理制度；设备档案制度；仪器性能、精确度鉴定制度；使用、维修、保养制度；领发、破损、报废、赔偿制度；使用安全制度及操作规程，使用人员考核制度等。

医疗设备管理的重点环节包括设备需求论证、内部决策和审批、向各级卫健委办理配置申请、集中招标采购、采购合同签订，办理入库与安装调试、使用管理、维护保养、性能评价、效益分析、档案管理等。医院设备要求账目健全，账账相符，账实相符。管理账目是仪器管理和清查核对的依据，是在用仪器各种数据统计核算的原始资料。二级以上医疗机构应当配备与其功能、任务、规模相适应的医学工程及其他专业技术人员、设备和设施。应当设立医疗器械临床使用管理委员会；由本机构负责医疗管理、质量控制、医院感染管理、医学工程、信息等工作的相关职能部门负责人以及相关临床、医技等科室负责人组成，负责指导和监督本机构医疗器械临床使用行为，日常管理工作依托本机构的相关部门负责。

目前公立医院设备管理存在的问题：购置论证不充分，设备配置的系统性不强，盲目升级，追求高精尖；维保费用高，自身维修技术人员弱，靠商业维保；利用不充分，更新淘汰快，增加成本。

 二、医院医疗设备的功能分类

为了做好医疗设备的科学管理，建立一个全国统一的分类方法。从医疗设备的使用功能方面进行分类。

1. 诊断设备类

包括 PET - CT、磁共振成像系统、血管造影、X 射线诊断、功能检查、超声诊断、核医学诊断、内镜检查、实验室诊断、五官科检查、病理诊断等。

2. 治疗设备类

包括病室护理、手术治疗、放射治疗、核医学治疗、物理治疗、激光治疗、其他治疗等。

3. 辅助设备类

包括高温高压消毒设备、空气调节设备、制冷系统、血液冷藏存储设备、中心吸引系统、中心供氧系统、超声波洗涤装置、病菌制剂及制药设备，以及医院数据处理设备、医学摄影录像设备、图书馆缩微设备、放映设备以及电子计算机等。

 三、医疗设备管理的特点

1. 安全、有效性

医疗设备直接接触人体，安全性是第一位。从设备的合理设计、精心制造到对使用者进行技术培训，对设备定期维修保养等方面。而急救设备和生命维持系统的安全性要求更高。要认真审核设备安全指标和性能，严格执行操作规程，定期进行设备安全检查和消毒设备的可靠性检查，以避免对人体产生任何伤害；有效性指诊断和治疗设备所具有的满足临床需要的最大能力。医疗设备没有或达不到诊疗效果，不能实现诊断价值或治疗效果，除了加重病人经济负担外，还会延误病情，造成更严重的后果。接受市场监督部门对于医用计量器具与设备的严格管理与使用规定。凡属计量器具的医疗设备一定要严格按照国家规定进行计量检定，确保设备对疾病的诊疗结果符合标准。最好的评价方法是用最终临床实际结果来验证设备的设计、研制、生产过程中设定的有效参数；同时，在设备管理中还要预测使用某种设备后可能出现的情况和效果，提前采取对策。

2. 周期性

性能要求高，更新周期快。随着医学科学技术的不断提高，涉及范围不断扩大，对医疗设备的性能要求也越来越高，购置时考虑的先进性只能与当时的同类产品相比较而选取。比原来的设备科技含量高，更灵巧，用途更广泛，更便于使用的新型设备正在加速发展，设备更新换代周期缩短。

3. 协同性

常规设备与高精尖设备合理搭配。常规设备是保证医院正常工作顺利进行的基础，高精尖设备则代表医院设备的技术档次，是提高医疗技术的手段之一。两类设备的配置标准和配置比例，应该从医院的任务、规模、技术水准和技术条件的现状出发，兼顾未来发展而综合定出。

4. 经济性

加强设备管理与提高使用效益。设备使用中建立预防性维修制度，提高设备完好率与使用率，保证设备正常运转，延长设备使用寿命。要充分发挥医疗设备管理职能，积极利用各种科学的管理方法，配备最恰当的医疗设备，提高设备利用率，节约支出，提高效益。

5. 医疗设备资源共享

加强医疗设备管理，提高设备利用率，资源共享是提高利用率的有效途径，医疗设备运行中采取协作共用制、有偿占用制、补偿使用制、设备股份制、租赁制等设备管理方式，都是设备管理资源共享有益探索。医院之间发挥各自特长，取长补短，协同服务，利用售后服务，依靠社会力量做好维修保障工作。

 四、医院医疗设备装备标准及原则

1. 装备标准

是指带有指导和规范性质的行业规定，由国家卫健委负责制定和修订，目的是为科学、合理地配置医学装备，提高装备使用的综合效益。根据《大型医用设备配置与使用管理办法》总则第五条以及第二章配置规划的相关规定标准来配置医疗设备。配置大型医用设备必须适合我国国情、符合区域卫生规划原则，充分兼顾技术的先进性、适宜性和可及性，实现区域卫生资源共享，不断提高设备使用率。但在具体实施中，各医院的规模、任务、技术状况与条件不同，仪器设备的装备标准也不同。各医院在遵守共同原则的基础上，根据发展规划与医院实际情况作适当地削减增补。

2. 装备原则

（1）经济原则。所谓经济原则，是指按经济规律办事，注意设备投资的经济效益和厉行节约，降低成本，减轻医院和病人经济负担。为实现经济的原则，关键是实行计划管理。用计划来组织、领导、监督、调节设备物资的分配供应活动。遵循有计划、按比例发展的客观规律和价值规律，使人力、物力、财力得到充分有效的利用。对有些现代化的技术及先进的设备，其利用率和经济效益不能只从一个单位考虑，不能只求大、洋、全，不能不讲社会效益，不能不考虑医院负担，实行计划管理，统一领导，合理安排。

（2）适用原则。功能适用就是物尽其用，充分利用和发挥仪器设备资源的作用，从临床实际工作出发选择比较实用的功能，过多地选择不常用的功能是不适用的。例如，选购门诊一般检查用的仪器设备就应如此。对用于研究、开发的各类临床实验室的仪器设备，除了选择当前工作需要的功能外，还需要考虑到学科发展中所需要增加的功能，也要选择比较齐全的功能。总之，根据临床工作的实际需要，实事求是地选择仪器设备的功能是功能适用的选购原则。

（3）规划原则。医院大型医用设备配置应当符合政府的配置规划，应当与国民经济和社会发展水平、医学科学技术进步以及人民群众健康需求相适应。申请配置甲类大型医用设备的，经地方卫健部门逐级批准向国家卫生健康委员会提出申请。甲类设备包括：①X线——正电子发射计算机断层扫描仪（PET-CT，包括正电子发射型断层仪即PET）；②伽马射线立体定位治疗系统（γ刀）；③医用电子回旋加速治疗系统（MM50）；④质子治疗系统；⑤其他未列入管理品目、区域内首次配置的单价在500万元以上的医用设备；申请配置乙类大型医用设备的，向所在地省级卫生健康行政部门提出申请，报省级卫生行政部门批准。乙类设备包括：①X线电子计算机断层扫描装置（CT）；②医用磁共振成像设备（MRI）；③800毫安以上数字减影血管造影X线机（DSA）；④单光子发射型电子计算机断层扫描仪（SPECT）；⑤医用电子直线加速器（LA）。医疗器械使用单位应当根据功能定位、临床服务需求、相应资质、医疗技术水平和专科发展等合理选择大型医用设备的适宜档次和机型。国家卫生健康委员会组织制定并发布大型医用设备档次机型的阶梯分型。

3. 配置申请

大型医用设备应当如实、准确提交申请材料。《大型医用设备配置与使用管理办法》第十六条。申请材料及主要内容分为新增和更新两种情况。

（1）新增大型医用设备提交申请材料。①申请报告。主要内容包括：申请机构基本情况；拟申请设备名称、规格和主要配件；相关辅助配套设备名称、数量和使用人员取得岗位培训证书情况；②可行性论证报告、需求分析。主要内容包括：申请配置的主要理由；所申请设备的技术发展前景；在临床、科研中的作用；预期使用率；人员取得岗位资质情况；购置经费来源以及经济分析等。

（2）更新大型医用设备。①设备的更新理由、购置时间；②申请更新设备的《大型医用设备配置许可证》复印件；③使用情况：包括每年的检查治疗人次，开机天数，故障停机天数；④对更新设备的处理意见和拟装备设备的档次。卫生行政部门按管理权限，从大型医用设备配置申请受理之日起 60 个工作日内，作出是否同意的批复。

五、医院医疗设备的准入及采购管理

1. 医疗设备配置准入管理

医疗设备的配置准入管理是医疗设备管理的重要一环，是确保引进先进设备的质量、数量及按时安全投入使用的重要工作。国家卫健委颁布的《医疗器械临床使用管理办法》对医疗设备准入作了相关的规定，为落实这一文件精神，做好这项工作，医院的设备管理部门除了制定完善的设备准入管理规章制度外，对每一项先进设备的配置准入必须根据实际情况制定出详细的准入标准，从而维护医院的利益。

（1）计划审批。无论是引进、还是更新大型医疗设备，均应依据医院的性质、规模、发展规划、装备标准、经济状况及临床医教研的实际需要和装备条件，根据统筹兼顾、择优支持、保证重点、科学选择和有步骤、分阶段的原则，按照一定的程序，制订具体购置计划。购置领导小组须对拟购置的大型医疗设备的先进性、可靠性及装备的必要性、可行性进行科学论证，并报上级主管部门批准、存档。同时应根据《大型医用设备配置与使用管理办法》第三章配置审批规定，成立由领导、专家和仪器设备管理人员组成的仪器设备咨询委员会。各职能科室根据发展需要，提出设备购买申请。由咨询委员会进行科学论证和技术经济分析，审批和组织制订本单位年度购置计划和中、长期装备规划。

（2）设备的选择和评价。在设备申购批准后，要对设备的质量、性能、参数、先进性、经济性、安全性进行论证，确定最佳方案，选出最佳机型。由于医疗设备的选择是管理的起始环节，直接关系到仪器性能的好坏，功能多少，寿命长短，价格贵贱，选择不当，会造成管理上的先天不足，达不到预定目标。选择设备应首先考虑：需求评价指购置此项设备是否合理？临床上为什么要购买？其需求的迫切性如何？有无其他可供选择的代替办法？可行性主要指三方面：第一，资金来源，我国医院购置设备的资金主要来自国家拨款和医院的业务收入，必要时亦可采取融资租赁等分期付款方式取得设备。第二，硬件条件，卫生主管部门对于设备采购是否有具体规划部署等限制，是否有

足够的场地空间来供设备使用。第三，技术条件，即医院目前是否具备使用的技术力量，医院临床科室人员专业技术开展程度高低，后勤科室有无相关安装和维修的技术力量。技术评价应评价该设备的成本效益，性能，是否过时；可靠性以及设备临床应用时的效能特点，自动化程度、准确性、精密度等一系列参数，还要考虑精度和准确性的保持性，零件的耐用性等。其中最主要的一点是看该设备的性能是否符合技术要求。选型该设备是否国内已生产？其质量如何？如需引进，国外有哪些国家生产，罗列国别、厂牌、型号以及各厂牌型号的价格，比较各型的优缺点和价格，再在性能质量与价格之间进行权衡，选择价廉物美的设备。对于精度的选择，要从实际需要出发，不能盲目地追求高、大、精、尖，应讲求实效。

2. 医疗设备购置

在医疗设备的管理中，采购工作是极其重要的环节。设备购买应统筹安排，精打细算，有效利用资金，避免积压浪费，不仅要考虑目前的需求，同时要考虑到发展的趋势。

（1）医疗设备的购置方式。医院设备采购主要分为两类：政府采购和医院自行采购。政府采购是指各级国家机关、事业单位和团体组织，使用财政性资金（纳入预算管理的资金）采购依法制定的集中采购目录以内的或者采购限额标准以上的货物、工程和服务的行为。比较常用的采购方式为招标采购。招标采购又可分为两种方式，公开招标和邀请招标。招标采购体现了公开、公正和公平原则；体现了竞争原则；体现了优化原则。除了招标采购，政府采购方式还有竞争性谈判、单一来源采购、询价以及国务院政府采购监督管理部门认定的其他采购方式。医院自行采购指医院采购集中目录以外且采购限额标准以下的货物、工程和服务的行为。医院应参考政府采购相关法律法规规定，结合工作实际，制定本单位的政府采购制度。主要环节包括：采购论证、预算审批、采购执行、签订合同、验收入库；设备采购可行性论证．医院设备采购可行性论证包括两方面的内容：项目论证和技术评价。

（2）项目论证：是在编制计划过程中的主要环节，是对设备购买进行初步的讨论，一般不涉及具体型号、技术指标的深入研究。为了做好项目论证工作，各部门在上报购置申请表时，应提供以下信息：

①社会效益分析：包括本单位和本地区现有同类医疗设备运行情况，申购医疗设备应对医院现有的诊断和治疗水平有实质性的提高，并在医疗、教学和科研工作中对提高诊断水平，完成科研任务，发挥应有的作用。应避免重复和低水平投资。

②经济效益分析：对申购设备的运行成本应进行详细分析，包括设备的折旧费用、维修费用、日常耗品（如试剂、易损件、水、电等）成本、人工费等。从使用效率分析、预测其检查人次。用标准收费乘于年人次数就是设备的毛收入，去除运行成本是设备的年收益。评价购置后能否充分使用，发挥应有作用。

③技术可行性：包括项目是否符合上级卫生行政部门规定的医疗技术准入要求；对

使用科室技术人员配备是否具备技术要求，通过技术培训能否掌握机器设备的操作，对于大型设备根据规定应配有《大型医用设备上岗人员技术上岗证》等。

④安装条件：要论证是否具备安装条件，安装场地面积层高、承重能力及特殊的防护要求等，使用环境能否达到设备的技术要求条件，配套条件，如水、电气供应、屏蔽防潮等条件是否具备，有无排污、防放射等环保问题，如何解决等。

（3）项目技术评价。

①技术先进性：是对计划购置的设备的设计原理，各项功能指标达到的先进程度的评价，是国际先进还是国际一般水平，是国内先进水平还是一般水平。

②设备可靠性：主要是指设备的使用寿命，也就是在设备的规定使用时间内能保证正常使用，能确保其各项功能技术指标和安全指标都能符合标准要求，是否通过了国际国内的质量论证及许可，有关证件是否齐全等。

③可维护性：可维护性主要是指厂方能否提供维修资料、长期的技术服务、零配件及消耗品供应等。

（4）设备选型：选型是对计划购置设备的各家厂商的医疗设备产品进行评价，评价其同类设备在其他医院使用状况，功能利用情况，并对不同厂家同类产品性能进行比较；其技术先进性和适用性如何，近几年内是否会有重大更新改进，该厂家的竞争力如何；根据其功能配套及生产国看其价格是否合理等。选型应在三家以上，保证采购招标程序的要求。

六、医院医疗设备的使用管理

1. 建立医疗设备技术管理档案

大型医用设备使用应当遵循安全、有效、合理和必需的原则。医疗器械使用单位应当建立大型医用设备技术管理档案，对于大型精密仪器，尤其是万元以上的贵重设备，都应建立技术档案。技术档案建立内容包括：订货合同、国内外发票、提货单据、出入库凭证副联、验收记录、产品样品说明书、线路图、安装及使用技术要求、安装调试记录、检验报告、使用操作登记、操作规程、保养维修质量控制、报废审批等有关资料。技术档案卡片一式两份，一份"正本"由设备部门保管、存入档案内。一份"维修副本"交专职分工的维修人员，记录仪器的重要特征和校验结果，基本测定数据，以及按时检验记录。

2. 医疗设备的技术管理

医疗设备使用的技术管理是使医疗设备完好运行、发挥效能的保障，是提高设备完好率的有力保证。设备的技术管理贯穿设备的前期、中期、后期三期的管理之中，从前期的可行性论证和谈判，中期的使用操作、功能开发和维修，以及后期报废的技术鉴定都离不开技术管理。设备使用阶段的技术管理主要包括技术验收、操作技术培训、使用率管理和维修管理等 4 个方面。

（1）医疗设备的技术验收。技术验收是以一定的技术指标、技术手段和方法，对设备的技术参数进行检定，这项工作贯穿安装、调试、试运行及使用的整个过程，其核心内容是严格的安装调试验收，技术验收的内容应按照设备技术说明书、操作手册及有关的其他技术资料的要求，安装、调试设备，检测设备的各项技术指标是否都达到了规定的要求，检验设备是否具有稳定、准确、安全可靠的良好的技术状态。

技术验收是为医院把关的关键，也是索赔的依据，必须对设备的每一项技术指标、每一项功能进行认真的实际检验，切不可走过场和敷衍了事，否则高价购买的设备就难免得不到充分的开发和利用。比如，在 X 射线机的验收中，高压发生器和 X 射线管都要达到规定的功率指标，其中任何一项达不到，都影响设备完成预期的功能。

技术验收的测试记录是以后设备质量控制的依据，必须对所有检测的数据结果做详细的记录。如 CT 机验收时记录的技术参数（空间分辨率、密度分辨率、CT 值的线性及偏差、切片厚度的精度、原始图像等），是 CT 验收的依据，也是以后检测设备技术状态和进行质量控制的标准。

由于存在机械部件的磨合及电子元器件的稳定老化等问题，设备的试运行阶段也是故障多发期，必须从技术上对这一阶段暴露的问题进行研究分析，查明并消除一切不良质量因素，确保设备绝对安全地投入临床应用，并为设备的中期技术管理打下基础。

（2）医疗设备操作的技术培训。医疗设备的使用操作、维护保养及管理应定点由专人负责。实行中心化管理的通用性医疗设备，可根据各科室的工作需要，又可使指定的技术人员自行上机操作。然而，不论是专人操作，还是多人操作，所有能上机操作的医技人员，都必须严格遵守事先一定要经过上机操作培训和考核的规定，未经上机培训和考核合格者一律不准操作。

设备操作的技术培训应包括：了解医疗设备的基本原理、结构及主要功能；使用操作的规程和方法；正常运行状态与非正常运行状态的鉴别和处理以及测试结果的正确分析等内容。考核合格者，可发放上机操作许可证。

3. 医疗设备维护与质量评价

医疗器械使用单位应当按照大型医用设备产品说明书等要求，进行定期检查、检验、校准、保养、维护，确保大型医用设备处于良好状态。设备的维修是维护保养、检查和修理的总称。由设备科建立医疗设备维修中心。有利于病人诊断治疗，又可缩短修理时间，节省经费开支，符合科学管理要求。根据医院规模，设立医疗设备维修中心，配备一定数量的专业技术人员和维修人员，储备技术图纸、说明书等技术资料，装备一定数量的测试仪器和机械设备以及必要的修理工具，储备各种维修材料，提高科学管理水平。设备保养和检查。设备保养是仪器技术性能的客观要求，主要做好防尘、防湿、防蚀、专人保管、定期保养、定点存放、定期检验。

医院设备一般实行三级保养制。日常保养：由仪器保养人负责，它的内容是表面清洁，紧固易松动的螺丝和零件，检查运转是否正常，零部件是否完整。日常保养主要在设备外部。一级保养：由仪器保养人按计划进行，主要是内部清洁，检查有无异常情况（如湿度、声音等），局部检查和调整。二级保养：一种预防性的修理，由仪器保养人及修理人员共同进行，检查设备的主体部分，成立主要组件，调整精度，必要时更换易损部件。

设备检查就是对设备的运行情况、工作精度、磨损程度进行检查和校验。常与维护保养结合起来进行，检查可分为以下两种方式。一是每日检查：一般在下班前或交班时同日常保养结合起来，由保管人员或操作人员执行，及时发现问题，及时解决。二是定期检查：由保管人员、操作人员、维修人员参加，全面检查，根据所发现问题及时进行维护措施。检查内容包括两种：一是功能检查，二是精度检查。功能检查指测定的各项功能是否符合仪器说明书和技术文件的要求。精度检查指测定设备的精度，特别是计量仪器，如天平、比色剂等，还需定时地由国家计量部门来检查、鉴定。设备维修设备的修理和设备的维护保养不能相互代替，修理主要是修复和更换已磨损或损坏的零件，使仪器设备的功能得以恢复。实践证明，仪器设备的使用率和寿命在很大程度上取决于维修的好坏。目前设备维修工作已被人们所重视。

大型医用设备必须达计量认证标准。做到计（剂）量准确、辐射防护安全、性能指标合格后方可使用。应当按照国家法律法规的要求，定期进行计量检测，计量监督部门颁发计量合格证书方可使用。建立完善大型医用设备使用信息安全防护措施，确保相关信息系统运行安全和医疗数据安全。医疗器械使用单位承担使用主体责任，应当建立健全大型医用设备使用评价制度，加强评估分析，促进合理应用，定期向县级以上卫生健康行政部门报送使用情况。

4. 技师资质与使用安全

大型医用设备使用人员应当具备相应的资质、能力，按照产品说明书、技术操作规范等使用大型医用设备。发现大型医用设备不良事件或者可疑不良事件，应当按照规定及时报告医疗器械不良事件监测技术机构。发现大型医用设备使用存在安全隐患的，或者外部环境、使用人员、技术等条件发生变化，不能保障使用安全质量的，应当立即停止使用。经检修不能达到使用安全标准的，不得继续使用。不得使用无合格证明、过期、失效、淘汰的大型医用设备，不得以升级等名义擅自提高设备配置性能或规格，规避大型医用设备配置管理。严禁引进境外研制但境外尚未配置使用的大型医用设备。

5. 医疗设备使用率管理

医疗设备使用率是作为仪器效能的衡量指标。提高仪器设备的使用率，是充分发挥设备使用价值，减少设备资金占用比重，获得较好的经济效益的一个有力措施。从一定意义讲，提高设备使用率是仪器管理的主要目的，每台仪器都应有使用登记本，其数据作为定期统计使用率的依据。

6. 大型医用设备的监督管理

国家卫生健康委员会依托大型医用设备配置与使用监督管理信息系统，及时公布大型医用设备配置与使用监督管理信息，便于公众查询和社会监督。医院应当定期如实填报大型医用设备配置使用相关信息。卫生健康行政部门对医院配置与使用大型医用设备的监督检查，实行随机抽取检查对象、随机选派执法检查人员，抽查情况及查处结果及时向社会公开。医院和个人应当配合相关监督检查，不得虚报、瞒报相关情况。在大型医用设备配置许可申请和大型医用设备使用中虚报、瞒报相关情况的，卫生健康行政部门应当将单位负责人和直接责任人违法记录通报有关部门，记入相关人员的信用档案。鼓励行业协会建立和完善自我约束机制，加强行业自律和相互监督，促进大型医用设备安全合理使用。对于不按照操作规程、诊疗规范合理使用，聘用不具有相应资质、能力的人员使用大型医用设备，不能保障医疗质量安全的，由县级以上卫生健康行政部门依法予以处理。

第八章　现代公立医院基本建设管理

摘要： 本章概述强化医院基本建设规划编制和项目前期论证，落实基本建设项目法人责任制、招标投标制、合同管理制、工程监理制、质量责任终身制等。对公立医院的基本建设工作进行总体管控的主要环节与关键点，向管理者提示基本建设工作的政策依据、决策程序、可研、审批、设计、预算、造价、招标、过程管控、验收、决算、审计等环节符合政策制度标准要求。推动基本建设工作管理科学，程序规范，少走弯路，实现质量、进度、经济、安全等目标。

第一节　公立医院基本建设概论

公立医院的基本建设包括两部分，一部分是定期的维修项目，这是根据医院的环境设施需要开展的维修项目；另一部分是新开工建设的大型基本建设项目。本章主要针对的是第二类，即超过一定规模和资金额度的医疗、教学、科研、办公业务用房及附属用房等公用设施新建、改扩建工程。基本建设要符合区域卫生规划，符合卫生部门的政策要求，更要符合医院的长远发展需要。要经过院内外专家充分的论证，更要有医院职代会和医院理事会、医院党委会研究决策。"严格控制公立医院盲目扩张。从严控制公立医院床位规模、建设标准和大型医用设备配备，严禁举债建设和豪华装修，超出规模标准的要逐步压缩床位。公立医院的设置和改扩建、病床规模的扩大、大型医疗设备的购置等，无论何种资金渠道，必须按照区域卫生规划的要求和程序，严格审批，规范管理。"① 医院的基本建设工作的首要任务是加强对建设工作的领导，既要保证党委对该项"三重一大"事项的科学决策，也要明确医院院长对项目落实的管理责任。要建立基建管理组织，明确主管领导，相应的部门责任。建立健全各项规章制度，强化内部控制，抓好工程的可研、设计、环评、审批、造价、各环节的招标、签订合同、监理等。做好现场的质量进度安全成本控制等。达到质量、进度、安全、经济等总体要求。

---

① 见《黑龙江省建立现代医院管理制度实施方案》。

第二节　公立医院基本建设组织指挥体系

医院的大型基本建设工作是医院经济工作的重要组成部分，基本建设的预算控制、成本控制、各项内部控制制度建设，对保障工程质量、进度、节约投资，防止浪费，预防和避免腐败行为发生具有重要作用。因此，需要强有力的领导机构进行严格的管理与科学的组织。医院领导与相关部门对在建工程内部控制制度的建立和有效实施负责。

 一、成立项目管理组织

（1）项目领导小组：组长（院长兼），副组长：后勤副院长或指定副院长。成员由院办、总务科、基建办、财务科、合同科、采购办等科室科长兼任。

（2）基建办公室：主任、副主任。成员若干。

（3）工程技术部：总工程师、暖通工程师、弱电工程师、医学技术顾问、感控顾问等。

（4）认质认价与造价咨询部：审计、财务人员、工程造价与工程技术人员等。

（5）基建管理班组设置。

①综合协调组：基建工作日常管理，综合协调，基建接待、督办、考核及基建资料档案、工作流网上提交等管理工作。

②外联手续办理组：基建外联手续办理、工作流程、资料组织具体申办工作。

③土建管理组：主要负责基建工程土建管理工作。

④水、暖通、空调、消防管理组：主要负责基建工程水、暖通、空调工程消防管理工作。

⑤强、弱电管理组：工程建设强、弱电管理、智能化建设。

⑥安全管理组：基建工程安全管理工作。

⑦验收管理组：工程基建验收、项目变更工作。

⑧技术协调组：工程技术协调、工程施工图纸审核工作。

 二、各部门与重要岗位工作职责

（一）领导小组职责

（1）负责严格执行国家相关法律、法规，保证基建工作顺利进行。根据医院规划，负责研究制订年度基建工作计划。

（2）负责对基建项目实施管理和监督检查工作规章制度落实。

（3）负责与基建工作有关的上级主管部门及政府相关职能部门的联络与协调工作。

（4）负责审议基建工程规划、设计、图纸会审等方案。

（5）负责工程施工过程中质量、进度、现场管理，对项目的整体目标进行明确下达。

（6）负责对施工过程中出现的问题进行决策和处理。

（7）负责工程各阶段验收和竣工验收把关。

（8）负责基建预算、招投标、进度拨款、工程决算等财经工作领导。

（9）负责做好基建工作人员的思想教育、加强廉政建设，强化监督，规范工程管理。

（10）完成医院交办的其他各项任务。

（二）工程总指挥工作职责

在医院党委的领导下，主持工程项目全面工作。带领、指导、监督、检查、协调医院工程基建办及施工方、监理方等工作人员工作。确保工程质量、工程进度。

（1）遵照国家施工规范，工程质量和安全生产检验评定标准，以及有关规定和制度，按设计要求负责工程组织和领导，并做好协调工作。

（2）对本工地施工工程的质量，安全生产，劳动保护，工期承担全面的责任。

（3）负责协调建设主管部门重要工作事项，接受各相关部门对基建工作的监督检查。负责处理建设期间与施工方、监理方相关工作的协调。负责协调设计变更，现场重要签证的讨论等。

（4）负责组织和健全本单位的工程质量保证体系，安全生产保证体系，组织人员履行责任范围内的各项工作。

（5）向医院党委汇报项目工程组织工作，服从接受医院的监督检查和业务指导，负责落实整改事项，贯彻医院制定的各项管理制度和规定。

（6）负责对项目工程业务技术干部的管理使用，监督检查基建办各部门人员工作质量和效率，不断提高队伍的思想觉悟、职业道德、安全意识、技术素质和管理水平。

（7）关心职工生活劳动保护，做到不断改善职工生活和劳动条件。

（三）工程总工程师职责

（1）负责基建项目的全面技术管理工作。

（2）负责参与审定项目设计方案、初步设计、施工图设计、对设计中存在的技术问题提出修改意见。

（3）负责参与招标文书中技术要求的审定工作。

（4）负责检查相关专业图纸、纪要内容的落实情况。

（5）负责基建项目地质勘测和设计管理，图纸会审等工作。

（6）负责深入施工现场，遵照有关施工规范、负责工程技术管理及对工程质量、工程进度和安全的监督。重点负责检查施工单位是否按施工要求和工程规范要求进行施工，严格检查工程质量，把好工程质量关。

（7）负责向施工单位解释施工图中有关技术问题，并及时处理施工现场的有关技术问题；负责对工程变更提出相关意见。

（8）负责配合项目领导协调政府相关部门、设计、监理、总包、分包及合作商的技术对接和管理对接，理顺相关工作和业务关系。

（9）负责质量、安全、文明施工管理，严格工序控制，组织竣工验收。

（10）坚持调查研究，及时发现问题，采取措施，及时纠正、整改。定期向项目领导汇报工程进展情况。

（11）完成领导交办的其他各项任务。

（四）工程医学技术顾问职责

具有全面的医学专业技术知识，高级卫生专业职称，并具有一定的工程管理经验。负责基建项目的总体规划衔接、功能规划、布局设计、流程审核等规范工作。将卫生建筑学功能与医学专业需求相结合，满足卫生建筑医学布局，急诊急救，医技流程，感染控制等项融合。

（1）负责基建项目的总体规划、功能规划、布局设计、流程简洁等规范工作。

（2）负责与设计院对接建筑平面布局、流程工作。

（3）负责参与审定项目设计方案、初步设计和施工图设计，并对设计中存在的技术问题提出修改意见。

（4）负责向施工单位解释施工图中相关技术问题，并及时处理施工现场的有关技术问题；负责对工程变更提出相关意见。

（5）坚持调查研究，及时发现问题，同时尽可能提出解决问题的办法，并向主管领导汇报。

（6）完成领导交办的其他各项任务。

（五）暖通工程师职责

资质是具有暖通专业工程管理高级资质和从事工程暖通工作丰富经验。掌握工程技术理论与工程技术相关学科的知识。负责基建项目上下水、采暖、通风、消防、轨道物流等技术管理。

（1）负责基建项目上下水、采暖、通风、消防、轨道物流等技术管理工作。

（2）负责参与审定项目相关设计方案、初步设计、施工图设计、并对设计中存在的技术问题提出修改意见。

（3）负责参与招标文书中技术要求的审定工作。

（4）负责检查相关专业图纸、纪要内容的落实情况。

（5）负责深入施工现场，遵照有关施工规范、负责工程技术管理及对工程质量、工程进度和安全的监督。重点负责检查施工单位是否按施工要求和工程规范要求进行施工，严格检查工程质量，把好工程质量关。

（6）负责向施工单位解释施工图中有关技术问题，并及时处理施工现场的有关技术问题。负责对工程变更提出相关意见。

（7）负责配合项目领导协调政府相关部门、设计、监理、总包、分包及合作商的技术对接和管理对接，理顺相关工作和业务关系。

（8）坚持调查研究，及时发现问题，采取措施，及时纠正、整改。定期向项目领导汇报工程进展情况。

（9）完成医院交办的其他各项任务。

（六）医疗设备工程师

资质是具有高级医学技术职称，从事医疗设备安装时间较长，具有丰富的医疗设备安装工作经验。掌握医疗设备安装工作理论与医疗设备安装工作相关学科的知识。负责基建项目医疗设备安装技术管理工作。

（1）负责基建项目医疗设备安装技术管理工作。

（2）负责参与审定项目相关设计方案对设计中存在的技术问题提出修改意见。

（3）负责深入施工现场，遵照有关施工规范、负责工程技术管理及对工程质量、工程进度和安全的监督。重点负责检查施工单位是否按施工的要求和工程规范要求进行施工，严格检查工程质量，把好工程质量关。

（4）对需要购置和安装的大型医疗设备研究设备参数、型号、技术图纸，负责与使用科室对接，与施工现场对接。

（5）坚持调查研究，及时发现问题，采取措施，及时纠正、整改。定期向项目领导汇报工程进展情况。

（七）基建办工作职责

（1）认真贯彻执行国家有关基本建设的方针、政策，坚持按基本建设程序办事，保质保量完成医院下达的各项基本建设任务。

（2）根据医院规划，负责拟订详细的年度基建工作计划，并在实施中严把工程进度与质量关。

（3）负责建立健全各项规章制度和岗位职责。

（4）负责组织审议基建工程可研、环评、立项、规划、设计、图纸会审等方案。

（5）负责与基建工作有关的上级主管部门及政府相关职能部门的联络与协调工作。

（6）负责基建项目报建、施工许可证和开停工申请、工程造价、组织编制工程预算、施工队伍招标等对外协调工作。

（7）负责施工现场"三通一平"，施工现场管理工作。

（8）监督施工材料的采购、验收、质检、留样等工作。

（9）负责监督检查工程质量、进度、安全工作。

（10）负责组织工程各阶段验收和竣工验收把关。

（11）负责基建管理队伍技能培训工作，组织业务知识学习，不断提高工作效率，以适应基建工作需要。

（12）负责做好各类基建技术档案的收集、整理及归档移交工作。

（13）负责完成领导交办的其他工作任务。

（八）综合协调组工作职责

（1）负责项目工程所有外事接待事宜。

（2）负责项目日常综合管理工作，重大决策，重要工作部署落实情况进行催办和反馈。

（3）负责对基建办所有人员的工作情况进行考核。

（4）负责对项目工程资料室进行管理及工作流程文件的提交。

（5）负责管理工程项目合作咨询公司。

（6）负责有关项目工程所有会议的准备工作。

（7）负责完成上级领导布置的协调工作。

（九）督办组工作职责

（1）督办工作始终按照围绕全局抓重点，紧扣中心抓落实的总体要求，确保医院工程重大决策，重要工作部署和一个时期的中心工作的落实到位，并对落实情况进行催办、督察和反馈。

（2）通过对召开的各类会议形成的重要文件、重要决定事项及会议精神的贯彻落实情况进行催办、督促检查和反馈。

（3）办理主要领导批示、批件和交办事项，并反馈办理落实情况。

（4）办理上级部门交办的督办事项并按要求进行反馈。

（5）建立高效灵活的督办工作机制，对在督办过程中所发现的问题要按要求及时进行反馈，并及时发布督办通报。

（6）协调部门之间、科室之间认真落实共性工作任务，并对落实情况进行反馈。

（7）切实提高督办室全体人员的政治素质、政策水平和业务能力，坚持说实话、报实情、进真言、实事求是的原则，努力维护医院形象。

（8）遵守医院各项规章制度，加强自身业务学习，全力做好各项服务工作。

（十）档案管理组工作职责

（1）认真学习有关档案工作的法律、法规和规定。建立和健全基建档案的保管、利用等制度和规范。

（2）负责对工程资料的收集（施工现场影像资料）、整理、归档工作，达到标准化、制度化、规范化的管理。

（3）负责定期检查档案的保管状况，对破损或变质的档案，要及时修补或复制，认真做好文件档案防火、防鼠、防湿、防盗工作。

（4）负责保证工程资料的真实、完整准确，基建资料应与项目建设同步进行。

（5）负责严格遵守档案查、借制度，认真办理借阅登记手续；复印有关材料，须经主任批准，由档案人员办理。

（6）完成领导交办的其他各项任务。

（十一）外联手续办理、工作流具体申办工作组职责

（1）负责掌握政策法规，恪守办事程序，处理好与政府各行政职能部门的关系。建立健全外联手续工作制度和规范。

（2）负责办理基建项目相关的手续工作，包括项目的土地、规划、建设、消防、人防等前期报建和相关费用的缴纳工作，确保工程的顺利开工及验收等有关手续。

（3）负责向设计单位提供项目相关资料，保证设计合理。

（4）负责协调基建项目规划、设计等修改问题，做到及时沟通。

（5）负责对相关基建项目资料进行收集和整理，及时把有关批件和资料进行内部归档。

（6）负责院内基建工作流手续工作。

（7）负责对外协调联络有关的上级主管部门及政府相关职能部门。

（8）负责协助招标部门完成工程招标等相关工作。

（9）完成领导交办的其他各项任务。

（十二）相关专业管理组职责

相关专业管理组包括暖通、空调、土建、水电、消防、弱电管理组等，各专业管理组分别承担以下工作职责。

（1）认真学习国家相关专业建设标准规范，贯彻执行标准规范要求，建立健全各专业管理组工作制度和规范。

（2）负责审核施工图纸，对图纸中的问题和实际施工中出现的问题及早发现并及时解决，负责有关图纸会审、设计变更、施工验收等事项。

（3）负责审查施工组织设计、监理实施细则、各项施工方案、材料计划。督促相

关专业的施工单位及时填写收集整理工程资料，保证资料与施工同步，避免遗漏后补。

（4）负责相关专业施工的质量管理，巡视检查施工质量，填写工作日志，施工质量管理记录。

（5）负责相关专业施工的进度管理，督促各施工单位按施工组织设计和进度计划完成任务。及时向领导反映各单位工程进度情况和影响工期的主要因素。

（6）负责相关专业材料的质量把关，检查核对进场使用中材料质量，严禁不合格的材料设备使用到工程上。

（7）负责现场签证。对分步、分项工程、隐蔽工程、变更工程认真负责地检查，照存图像如实签证。

（8）负责监督、检查现场施工单位施工质量及监理单位工作。

（9）负责相关专业施工安全检查监督，避免各类安全事故的发生。

（10）完成领导交办的其他各项任务。

（十三）安全管理组工作职责

（1）认真学习有关安全生产的规程、规定、制度和措施，贯彻执行标准规定。建立健全安全管理制度。

（2）负责施工项目开工前，认真接受安全技术措施交底，并履行交底手续。

（3）负责对全员的安全警示教育及检查施工现场工作人员安全防护情况，提出改进安全生产与环境保护工作的建议。

（4）负责检查作业场所，做好安全防护措施，以确保施工人员不伤害自己、不伤害他人、不被他人伤害。

（5）负责对施工中发现不安全问题应妥善处理或向上级报告，对无安全技术措施和未经安全技术交底的施工项目，有权拒绝施工并向上级报告。

（6）负责制止他人违章，对危害生命安全和身体健康的行为，有权提出批评。

（7）完成领导交办的其他各项任务。

（十四）验收管理组工作职责

（1）认真学习有关工程验收和材料验收的质量标准，贯彻执行标准规定。建立健全工程验收和材料验收制度和规范。

（2）负责对材料质量的验收，并要求供货方提供产品的"出厂合格证、生产许可证、检验报告"等有关证件审存。

（3）负责对施工中材料进行随机抽查，留样封存及施工材料的二次质检报送，发现不合格材料应立即停止使用。

（4）负责现场施工材料质量及隐蔽工程施工情况的质量管理，巡视检查材料质量及施工质量，填写工作日志，收集、整理、保存材料质量检查和隐蔽工程管理记录、影像资料，对现场隐蔽工程的验收。

（5）负责审查施工组织设计、监理实施细则、各项施工方案、材料计划。督促施工单位及时填写收集整理工程资料，保证资料与施工同步，避免遗漏后补。

（6）负责现场签证。对分步、分项工程、隐蔽工程、变更工程认真负责地检查，如实签证。

（7）负责有关图纸会审、设计变更、施工验收等事项。

（8）负责材料质量、隐蔽工程向上级部门报验工作。

（9）负责监督、检查现场施工单位工作。认真监督、检查现场施工单位施工质量及监理单位工作。

（10）负责施工安全检查监督，避免各类安全事故的发生。

（11）完成领导交办的其他各项任务。

（十五）图纸管理组工作职责

妥善保存图纸，方便相关人员的使用，并确保对技术图纸的所有权，使技术图纸规范化、程序化。

（1）负责对新形成图纸及时归档，归档程序为：对图纸进行鉴别，判断是否符合归档要求。按照图纸内容，确定其归档位置，并按类别清点、编号、记账以保证借阅、归档准确无误。负责在目录补登图纸名称及有关内容，将新图纸存档。

（2）每月负责检查核对图纸。对图纸负有保密责任，不能泄露图纸内容。

（3）负责对图纸的统计工作。具体统计内容为：①图纸数量；②图纸材料收集、补充情况；③档案整理情况；④档案保管情况。

（4）负责图纸的使用。①设立专门场所用于图纸查阅、监督查阅，防止图纸的泄密和丢失。②负责对借出图纸的催还。③负责图纸查阅、借用的登记。

（5）负责组织图纸协调工作。①负责组织、协调与设计院的图纸对接工作；②负责规划、审批关于图纸方面的协调工作；③负责组织图纸会审及图纸问题协调工作。

（十六）认质认价及造价咨询部工作职责

在编制招标控制价和施工过程中，会遇见有一些建筑材料在建设行政主管部门编制的建设工程造价信息中没有该规格的材料价格，需要建设单位对建筑材料认质认价。工程进度拨款时需要对施工单位上报的完成工作量进行审核，确认进度拨款金额。

（1）负责严格执行国家相关法律、法规，保证基建工作顺利进行。

（2）严格执行建设工程《造价信息》、建设工程计价依据《建设工程费用定额》和建设行政主管部门有关文件及相关规范。

（3）认真学习专业知识，熟练掌握和运用定额，咨询市场建筑材料价格。

（4）加强廉政教育学习，不谋私利，实事求是。

（5）经常进入施工现场实地勘察核实施工完成情况。

（6）执行预算、管控支出、量力而行、厉行节约。

第三节　建立健全项目管理制度

医院应建立健全在建工程管理制度，对在建工程进行有效控制，并进行实时检查与监督。基本建设各环节工作制度是完善医院内控制度的重要组成部分。工程环节控制是医院为提高建设资金使用效益，防范在建工程各个环节的弱项与短板，提高工程质量，结合卫生工程的特点和管理要求而制定的内部控制制度与程序。强化在建工程内控制度建设，有助于促进医院实施工程项目规范管理，做到各个环节的操作有章可循，确保工程项目质量、进度、安全和效益。保障国有资产的安全与完整，提高工程项目的投资效益，防止建设资金损失浪费。防范医院实施工程项目过程中出现违法违规现象，及时纠正各种错误。医院工程项目包括工程预算、工程项目招标、投标、定标、工程项目施工到工程项目竣工验收各个环节。为了保证工程项目业务顺利进行，实现工程项目管理目标，提高单位资金使用效益，防范决策失误及防止舞弊行为，建立一套完整的工程项目施工管理内部控制制度。

 一、基建核心管理制度

1. 建立健全集体授权批准制度

医院的基本建设属于"三重一大"范畴，医院的投资及固定资产的购置，以及工程项目的立项和建造，都必须经过充分论证，医院党委会议等高层管理机构集体讨论通过，职工代表大会通过决定，不能个别人员确定。

2. 建立健全部门职责分工制度

对于工程项目的预算、决算、招标、投标、评标，工程质量监督，工程物资采购、审批、验收、保管等，均应明确划分权限及责任，由专门部门和专人负责，有利于防范工程发包、承包、施工、验收等过程中的贪污舞弊行为。

3. 建立健全工程项目预算制度

预算制度是工程项目管理制度中最重要的制度。医院应编制旨在预测与控制工程项目立项、建造和合理运用资金的年度预算。对立项和建造应按照预算对实际支出与预算的差异以及未列入预算的特殊事项应履行特别的审批手续，研究其发生的必然性及合理性。

4. 建立健全内部控制制度

医院基本建设项目要实行全流程各环节内部控制把关。按照工程项目类别和每项工程项目进行明细分类核算，对投入的工程物资等及时、准确地进行记录和核算。医院工程项目控制主要采取不相容职务相互分离控制、授权批准控制、业务流程控制、决策控制、概预算控制、质量控制、价款支付控制、竣工决算控制等控制方法。工程项目整个控制环节包括工程项目预算、勘探设计、招标、评标、定标和商签合同，工程施工与监理，核算工程成本及控制费用支出，工程项目竣工验收和工程项目竣工决算等控制。医院要重点控制工程项目的项目决策、项目预算、项目实施、价款结算、项目竣工决算和审计、项目验收以及移交等环节。

5. 建立健全工程项目监督管理制度

一般工程项目投入资金较多，管理人员较多，从立项到施工再到竣工验收决算时间较长，尤其是工程质量至关重要。工程发包、承包、施工、验收等过程中比较容易发生舞弊行为。因此，医院应对工程项目的全过程实施监督和管理。组织各部门协作配合，调整各方利益，以确保工程项目总目标的最终实现。

（1）在工程总指挥的领导下，开展现场质量监管工作并及时汇报工程的进展情况。

（2）依据建筑管理法律、法规、工程建筑技术验收标准、操作规程、会同勘察设计文件，对施工进度、施工材料、施工质量全过程进行监督。

（3）根据其施工图纸，对施工中增减工程量认真核实，按照规定对工程经济技术签证进行把关。

（4）发现施工质量缺陷后，及时会同监理、质检等单位对施工过程中出现的问题，进行整改处理，并做好文字记录。

（5）监督监理单位、施工单位工作，如监理和施工班组不作为，应马上通知相应领导协调解决相关问题；如有重大质量安全隐患，可通过工程总指挥直接向市建设主管部门报告。

（6）在施工管理过程中，做到公平、公正、公开，不徇私情。

（7）保质保量完成好工程任务，完整收集、保存、归档工程各项资料（含影音资料）的收集。

（8）施工质量日巡查办法。巡视检查施工进度；巡视检查施工质量是否符合相关规范要求；巡视检查安全、文明施工情况；巡视检查进场材料、成品、半成品质量；巡视检查监理工作情况。每次巡视检查后均应做工作记录。对巡视检查过程中所有发现的问题、问题整改落实情况等均应记录在案。如发现异常情况无法解决的，除应详细记述时间、部位、险情外，必要时应拍照片或录像记录。巡视检查过程中出现较严重问题或异常情况时，应及时向领导反映、及时处理。

6. 建立健全工程项目竣工、验收、决算制度

工程项目竣工以后，医院应组织对工程项目进行验收和决算。重点从以下几个方面着手：一是概算和预算的准确性和完整性；二是审查工程项目竣工决算的项目是否真实准确，是否有不属于工程范围的项目计入工程项目的竣工表；三是对偏离预算的费用应妥善处理，以正确核算工程项目的总成本，确定固定资产的原值。

7. 建立工程项目招投标管理制度

严格落实政府招投标管理制度。按照规定的项目、额度、程序、方法严格落实招投标制度。建安工程造价成本价应随时掌握好，须做到心中有数，避免投标单位以低于成本价恶意竞标。目前由于采用工程量清单招标，医院要选择具有相应资质的专业工程咨询单位根据设计文件和经审核的工程施工图编制工程清单及工程标底；并提交给具备审计资格的咨询单位对工程量清单及招标控制价进行审查，重点审查工程量清单计量的准确性、标底计价内容、计价依据，以及标底价格是否在经批准的投资限额内。《关于控制公立医院规模过快扩张的紧急通知》，要求"严格控制公立医院建设标准。严禁豪华装修，原则上二级及以下公立医院门急诊、医技、住院等医疗功能用房建安工程造价控制在当地同类型住宅建安工程造价的2.5倍以内，三级公立医院控制在3倍以内"。

8. 建立廉政建设制度

（1）加强医院基建工作廉政建设，保持基建工作队伍的清正廉洁，严格落实政策法规，遵守各项财经纪律，杜绝违法乱纪行为。

（2）严格落实医院各项内控制度，增强廉洁奉公和遵纪守法意识，严格依法按照基本建设工作的有关程序办事，不违规操作，不违规审批。

（3）认真落实治理商业贿赂专项工作的文件和法律法规，充分认识基建工作高危行业及商业贿赂的严重性和危害性，增强拒腐防变能力。

（4）发扬艰苦奋斗、勤俭节约精神，不公款招待，不接受投标单位、施工队伍、有关厂家赠送的礼金、礼品、有价证券、宴请。不吃、拿、卡、要及可能影响公正执行公务的消费娱乐。

（5）严格执行国家颁布的工程施工质量管理监督条例，工程验收人员要坚持原则，秉公办事，对发现的质量问题要责令改正，确保质量。

（6）不准打着单位或领导的旗号办私事，不准贪占公共财物，严格财务制度，厉行节约。

（7）接受相关部门和群众的监督，对存在的不规范行为要追究当事人和责任人的责任。

9. 安全、文明施工管理制度

为加强工程建设的安全生产管理，减少安全事故发生，落实《建筑法》《安全生产法》《建设工程安全生产管理条例》等相关法律法规。防范强于救灾，责任重于泰山！

（1）必须遵守安全生产法律、法规和《建设工程安全生产管理条例》，保证施工安全，依法承担施工安全责任。

（2）施工单位开工前，必须在施工组织设计中明确安全文明施工条款。

（3）必须坚持"安全第一，预防为主"的方针；做到现场代表管理施工现场必须管理施工安全；建立和落实施工安全责任制。

（4）加强经常性的安全教育，严格遵守安全操作规程，对于特殊工种必须坚持上岗前进行安全知识培训，上岗时持证上岗。

（5）督促和检查施工单位的施工安全管理制度、施工安全措施和操作规程执行情况。坚持定期检查和临时检查，普遍检查和个别检查相结合，及时发现不安全的因素，及时进行整改，及时消除事故隐患，对于隐患严重者应暂停施工。

（6）施工现场周围必须设临时围墙或围挡，并做到及时修补损坏部位，保证围挡整齐。

（7）施工现场材料必须按施工平面图中规定部位堆放，并要求码放整齐。

（8）施工现场建筑垃圾必须放在指定位置，并及时清运。

（9）施工现场不得随便抛弃垃圾，施工区、生活区、道路等处应经常清扫，保持环境卫生整洁，施工区严禁吸烟。

（10）施工现场安全消防工作主要由施工单位负责，建设单位负责安全消防监督。

（11）施工单位在施工组织设计中必须有安全消防条款，在分项工程施工前，施工单位应向班组进行安全教育并进行技术交底，在施工现场，施工单位应有专职安全员。

（12）施工单位负责落实安全工作，主要指：安全帽佩戴、个人劳动保护、施工架子、安全网、洞口、沟道等处防护以及相关施工机电设备安全保护。

（13）建设单位负责监督安全事故易发部位，例如预防高空坠落，预防物体击伤，预防机械伤害，预防触电事故，预防坍塌事故等措施落实情况。

（14）安全管理组负责监督施工单位各项安全制度的落实。

（15）施工现场必须保证消防道路畅通，消防设施齐全，消防组织有力。

（16）自觉做到不违章指挥和不违章作业，坚决抵制和纠正违章指挥和违章作业的行为，不明示和暗示施工单位购买、租赁、使用不符合安全施工要求的安全防护用具、机械设备、施工机具及配件、消防设施和器材。

（17）认真落实和检查各类安全标牌和警示标志的设置情况。

（18）主动向施工单位提供建设工程有关安全施工措施的资料，主动配合工程监理单位审查施工组织设计中的安全技术措施或专项施工方案是否符合工程建设强制性标准。

（19）非施工人员不得随意进入施工现场，进入施工现场必须佩戴安全帽；除施工人员外，任何人不得进入非安全区域。

（20）督促各施工单位根据施工现场情况制定施工安全事故应急救援预案，建立应急救援组织，配备应急救援人员，配备必要的应急救援器材设备，并定期组织训练。

10. 文件、档案资料管理制度

加强基建工程文件、档案资料的管理，确保文件、档案的完善和齐全，便于查找利用，充分发挥档案的作用。

（1）基建办设专人负责文件、档案资料的收集、分类、整理、立卷、归档工作，保证文件档案资料的齐全完整，提高案卷质量，使文件档案管理工作达到标准化、制度化、规范化的要求。同时设专门房间存放文件、档案资料。

（2）医院基建资料的收集、整理工作，应与项目建设同步进行，并作为工程验收时的依据之一。

（3）凡是医院基建工作中形成的文件和具有查考利用价值的各类资料等都要齐全完整地收集、整理、立卷、保管。

（4）以下资料均应定期整理存档保管。日常工作资料：收发文件、会议记录、请示报告、工作流文件、交接班记录、工作日记、各种影像、声音、图片记录等资料；工程档案资料：按照项目收集，包括前期的审批文件、施工期间的报告、批文、设计资料、图纸、设计变更、工程洽商、合同、监理文件、施工日志、各种验收证件、检测报告、材料设备的合格证与设备说明书等，均应予以收集、保存，按规定装订成册。

（5）医院基建办档案室管理员对所有保存文档要按顺序分类存放，同时做出相对应的文档目录清单，如果有新资料入档，必须在文档目录中及时添加。对有价值的文档要及时备份并做好保密工作。

（6）文件柜、档案室要保持整洁卫生，认真做好文件档案防火、防鼠、防湿、防盗工作。要常抓不懈、要定期检查、经常核对文件档案资料，发现问题及时处理、报告并做好相关记录，确保文件档案资料的完整与安全。

（7）档案资料在收发借阅存档各环节中，应严格登记，借阅文件经基建办主任同意应在借阅指定地点进行。

（8）档案资料需借出或复印的，须经基建办主任同意方可借出或复印。

（9）档案资料要定期清查，若发现丢失的要及时追查处理，并且及时采取补救措施；对未按时归档的要及时追踪进度，必须做到物单相符。

（10）医院基建工程结束后，基建档案由保管员负责收集、整理并在基建办主任监督下转交医院档案室统一管理，并做好交接手续工作。

（11）项目竣工后将全部资料交由医院档案室统一保管。

11. 基建档案归档资料内容

（1）勘察、测绘、设计文件。①工程地质勘察报告；②初步设计图纸和说明；③技术设计图纸和说明；④审定设计方案通知书及审查意见；⑤施工图及说明；⑥设计计算书；⑦政府部门对施工图设计文件的审批意见。

（2）招投标文件。①勘察设计招投标文件；②勘察设计承包合同；③施工招投标文件；④施工承包合同；⑤工程监理招投标文件；⑥监理委托合同。

（3）开工审批文件。①建设工程规划许可证及附件；②建设工程开工审查表；③建设工程施工许可证；④工程质量监督手续。

（4）建设、施工、监理机构及负责人。①工程管理机构及负责人名单；②工程项目监理机构及负责人；③工程项目施工管理机构及负责人。

（5）监理文件。①监理规划；②监理月报表中的有关质量问题；③质量控制；④分包资质审核；⑤监理通知；⑥合同及其他事项的管理；⑦监理工作总结。

（6）施工文件。①施工组织设计及其他专项方案；②图纸会审纪要；③施工日志；④工程图纸变更记录；⑤工程质量检查评定记录；⑥质量事故及处理记录。

（7）竣工验收文件。①单位工程质量验收记录；②竣工验收证明书；③竣工验收报告；④竣工验收备案表；⑤工程质量保修书。

（8）竣工图。①建筑竣工图；②结构竣工图；③装修工程竣工图；④电气工程竣工图；⑤给排水工程竣工图；⑥采暖通风空调工程竣工图；⑦燃气工程竣工图。

（9）来往函件。①设计单位往来函件；②监理公司来往函件；③与施工单位来往函件。

（10）现场签证资料。①工程量收方记录；②零星记工。

二、基建专项管理制度

1. 工程设计变更管理制度

为加强对工程变更与签证的管理，规范工程变更与签证的程序，杜绝随意变更，有序控制工程造价，特制定本制度。

（1）设计变更应立足于确保结构安全、改善使用功能、合理控制造价和方便施工、安全施工，保证施工质量和工期。

（2）设计变更应本着节约原则，实事求是，严禁弄虚作假，严禁迎合承包人利益而变更。

（3）所有的设计变更应先填写设计变更申请报告，主管院长批准后通知设计单位，设计单位依此作出设计变更。

（4）设计变更申请报告应包括：设计变更申请人；设计变更原因；设计变更方案可能增加或降低工程造价的估算，包括返工重做的经济损失和工期的影响（延误或提前）；工程总工程师批复意见。

（5）设计变更的程序：设计单位出于对施工图自我完善和补充，在不改变原使用功能和不提高原造价的前提下，由设计单位自行出变更图（或变更通知），经基建办和工程总工程师确认后下发。设计单位虽出于对施工图自我完善和补充，且不改变原使用功能，但提高了工程造价，应事先书面征求基建办和工程总指挥意见并填写设计变更申请报告，经工程总指挥和基建办批准后，方可出设计变更图（或变更通知），经基建办和工程总工程师确认后下发。施工单位、监理单位、基建办提出的设计变更要求，由施工单位、监理单位、基建办填写设计变更申请报告，经基建办和工程总指挥批准后，由工程总工程师通知设计单位，由设计单位作出设计变更图（或变更通知），经基建办和主管院长确认后下发。

（6）设计变更图（或变更通知）应由基建办发给监理和施工方。未经基建办同意确认的设计变更（或变更通知），不能作为施工、办理竣工资料和办理结算的依据。

（7）设计变更应与工程进度同步，不得事后补图。若遇特殊情况，按协调会议纪要先行施工，但应及时补办设计变更手续。否则，该设计变更图为无效变更图（或变更通知）。

2. 进场材料验收管理制度

为加强对进场材料的质量管理，保证材料质量安全，确保工程质量。特制定本制度。

（1）基建办派专人负责进场材料的验收、登记工作。

（2）材料的进场工作由基建办、监理方、施工方质检员按国家相关质量标准共同严把材料进场验收关。

（3）检查内容包括：产品的规格、型号、数量、外观质量、产品出厂合格证、准用证以及其他应随产品交付的技术资料是否符合要求。

（4）检验人员做好验收记录书写工作。

（5）夜间进场材料如不能及时验收的，先入库保管，次日由施工方组织基建办、监理质检员对材料进行验收。

（6）所有进场材料均需取样封存和二次复检。送检工作应在基建办和监理单位见证下进行，到指定的具有质量检验资质的机构进行检验并出具检验报告，未经检验的不得使用，检验不合格的严禁使用，必须清出施工现场。

（7）检验员应经常巡视施工现场对材料进行质量抽验。

（8）材料验收合格后要填写"材料验收记录"，建设方、监理方、施工方三方材料检验员进行验收签字。

3. 分包公司施工现场准入制度

为保证工程建设质量、强化施工队伍进场施工程序，经建设单位、施工单位、监理单位协商一致，特制订本制度。

（1）分包单位进场施工须持由医院基建办、内审科、合同办、纪检监察科、总包方、监理方组成的联合审查组发放的施工准入证明进场进行施工。

（2）分包单位进场前，按资质审核程序申办报名，大包方须向基建综合办报告，由基建综合办组织各单位和部门审核合格后，获得施工准入证明方可进场施工。

（3）医院相关部门作为建设单位将不定期进入施工现场检查施工准入证明。

（4）发现分包单位未持施工准入证明，擅自进场施工，将立即勒令该分包单位停止施工，该分包单位的所有损失由总包方负责。造成医院工程质量问题的，由总包方承担全部经济责任和其他衍生责任，并向建设单位交付造成损失的两倍罚款。

（5）施工准入证明，应建设单位、施工单位、监理单位和相关人员签署意见，并加盖公章，方为有效。

4. 经济签证管理制度

施工现场签证是工程施工期间的各种因素和条件发生变化情况的真实文字记录和证实。也是甲、乙双方承包合同以外的工程质量变化的实际情况记录。它是合同外费用的原始依据，也是工程施工阶段造价管理的主要组成部分，而现场签证的正确与否，直接影响到工程造价。

（1）所有经济签证需填写经济签证表。

（2）现场发生经济签证时，严格遵守建设方、施工方、监理方"三方"会签制度。具体由监理工程师负责通知基建办代表，会同施工方共同签证。各方代表需准备一个现场经济签证专用记录本，对现场情况及时做翔实记录，待正式签证手续办理完毕后与施工方进行核对或备查。

（3）进行现场签证时，要翔实记录签证内容（时间、部位、原因、工程量、简图等），同时注意签证的时效性，施工方需及时并按要求完成现场经济签证的全部手续。

（4）现场经济签证单办理程序：由施工方具体填写签证表，同时附上签证预算以及签证中需要认价的材料清单；报送监理方确认、签章；报送基建办审核、确认、签字。

5. 施工现场消防管理制度

基建办成立安全防火领导小组，负责施工项目的防火工作；落实防火责任人，有关人员每天应对重点防火区域进行检查；施工现场设备、建筑材料及办公室、宿舍、食堂的布置，必须符合消防要求；用火必须经基建办主任批准，要有专人负责监护；食堂做饭、烧水，禁止使用木材等明火；施工工地禁止吸烟；临时用电，必须严格按照JGJ46—88规范执行；严禁擅自安装电气设备、拉设电源线；消防器材应配备整齐完好，设置在易发生火灾的场所并不得随意挪动，且周围不准有堆积物，必须保证道路畅通；经常对施工人员进行消防知识教育，提高其防火意识；在日常检查中，也应检查安全防护工作的执行情况；对违反规定造成火灾的责任人，要依法承担责任接收处罚。

6. 隐蔽工程质量控制制度

（1）隐蔽工程自检合格后以书面形式通知监理人员、甲方质量管理组人员和甲方分管工作组人员，并注明验收时间和内容；

（2）隐蔽工程验收必须由甲方质量管理组人员和甲方分管工作组人员、监理人员、施工单位及施工班组长共同验收，必要时要有下道工序施工班组负责人参加。

（3）甲方质量管理组人员要对隐蔽工程进行拍照，图像资料要标明详细地点、事项、日期、拍照人。要及时收集、整理隐蔽工程相关资料进行存档管理。

（4）甲方质量管理组人员应及时向市大项目办报送隐蔽工程相关资料。

（5）基底、基槽、桩基础工程验收要有勘察单位、设计单位相关负责人员或相关检测单位负责人参加。

（6）隐蔽工程验收合格后，由监理人员、甲方质量管理组人员和甲方分管工作组人员签署隐蔽工程验收记录后，施工单位方可进行下道工序进行施工。

（7）隐蔽工程验收不合格的，经整改后必须重新验收，合格后方可签署隐蔽工程验收记录，允许下一工序施工。

（8）砌体拉接筋工程可由监理人员或分管人员的日常检查进行抽查验收。

（9）隐蔽工程验收不合格的，限期必须整改，如未及时整改将对施工单位予以警告或处罚。

三、基建日常管理制度

1. 基建办工作人员工作制度

（1）基建办工作人员在基建办主任的领导下，对工程项目的质量进行监督，并不断总结施工经验。

（2）熟悉业务、掌握施工工艺和技术规范要求，发现问题应及时处理，并报告科室领导。

（3）对工程合同要严格遵守，不得超越权限，做无关的事。

（4）竣工房屋应积极协助施工方清理，对资料应完善手续，督促做好预、决算审查工作。

（5）与施工单位共同搞好工程质量监督，在保证质量的同时保证工期。

（6）有责任、有义务搞好文明施工，杜绝事故发生。

（7）竣工资料应及时送交工程资料室存档

2. 基建例会管理制度

（1）为提高医院基建工程整体工作效率，便于各组施工情况信息共享，及时解决施工过程中的重点、难点问题，建立早交班会、周例会、各项专题会议制度。领导视察调研会议，按领导要求及时开会。

会议由基建办主任主持，或主任委托人代理主持，要求全体基建办工作人员参加。各项专题会议，由召集人通知基建办人员或相关人员参加。协调各部门的工作方法、工作进度、人员及物品的调配。集思广益，提出建设性意见，及时、妥善解决施工过程中的各种问题。

（2）早交班会议：①夜班人员交班前需先写好夜班工作记录后逐项口头在早会上叙述；②各工作组汇报前一日施工检查情况，汇报存在问题及解决情况；③领导安排当天工作；④交班后工作人员应立即巡视工地及时解决未完成的工作和领导的指令、要求。

（3）周例会会议：①传达院周会内容；②传达贯彻上级的重要指示、决定命令；③各工作组汇报施工情况、工作完成情况、施工过程中出现的问题；④讨论施工过程中出现的问题，提出解决方案，对解决情况进行反馈；⑤研究部署当前及下一步工作；⑥通报有关重要事项。

（4）会议要求。专题会议根据内容通知有关科室参加。会议设专人负责记录，做到每次会议有签到、有录音、有会议记录，由会议记录员在会议结束后交基建办主任审阅签字并整理相关材料归档管理。

3. 基建工作流管理制度

为提高基建工作效率，符合医院内部审批要求，规范基建工作流程，结合基建工作实际情况，制定本工作制度。

（1）基建工作流分行政办公工作流与外联手续工作流两类。行政办公工作流由基建综合协调办负责；外联手续工作流由外联组负责。

（2）提交工作流按事项类型提供给相应负责人员，工作流文件包括科室申请、请示、报告及相关附件（论证报告、会议纪要、医院及各级政府文件、批复等佐证材料）。提交时必须完成科室申请（需工程总指挥签字、基建办主任签字、基建办公章、内审人员签字确认），完成相关附件。

（3）负责工作流的工作人员在收到合格的工作流全套材料（申请、附件）后，拟稿工作流内容并将附件内容扫描制成电子版一同网上提交到医院 OA 办公平台形成工作流，待工作流 OA 平台领导批示办结后，打印形成纸质形式交给工程总指挥，供工程总指挥将工作请示内容在院长办公会上集体研究审议。工作流事宜完结后，工作流工作人员负责将事项办理情况整理形成完整档案，交基建工程资料室存档。

（4）基建工作流统一格式为：标题为黑体、小二号字、加粗，内容为宋体三号字，标明准确时间及落款。

4. 工作信息反馈制度

为建立科学有序、信息畅通的工作推进机制，不断提高工作质量和效率，推动各项工作落实，结合工程实际建立信息反馈制度。

（1）工作信息反馈内容。①医院党委、工程指挥部下达的工作任务。②工作任务执行过程中出现的新情况、新问题，包括阶段性工作的成效以及影响目标完成的突出问题。③上级领导要求及时上报的工作信息。

（2）工作信息反馈任务。①各组具体责任人，要根据情况收集信息，及时以书面形式报送基建综合协调办归档备查。②重要工作反馈。上级部门下达的重要工作各相关工作组承办落实情况，按要求向上级有关部门报告。

（3）工作信息反馈方法。①进行工作反馈时，各工作组按照"归口反馈、逐级反馈"的原则，按交办方的要求采取电话联系、当面汇报、发送邮件、书面报告等相对灵活的方式向上级有关部门进行反馈。②凡立项督查的事项，需要基建综合协调办组织落实的工作，承办部门要将办理结果报分管领导并建立督办档案存档。

（4）工作信息反馈的有关要求。①反馈信息应原则上应一事一报。要求言简意赅，及时、准确、可用。反映情况应特点突出，可供领导决策借鉴、参考。②实行工作信息反馈把关制。每项反馈信息由工作组负责人把关，重要信息由分管领导把关，坚持谁把关谁负责。③基建综合协调办根据工作信息反馈情况及时对未达到预期目标的工作进行催办。

5. 基建设备管理制度

基建办负责医院有关基建设备的管理、使用。

（1）购入或调入的设备，应有台账。如发现问题及时向基建办主任汇报，按医院程序处理。

（2）基建设备要进行分类保管、使用，要求账物相符，要防止损坏丢失，设备的账目做到清晰明确。

（3）基建设备须有专人负责，贵重设备应指定专人使用，定期维护保养。

另外基建项目办公室还要在公章使用、接待工作、车辆管理、食堂管理等重要方面制定严密的管理制度。

四、突发事件应急预案

1. 施工现场突发事故应急救援预案

预防或减少施工中安全事故，紧急情况发生时保证人员和物品安全、降低损失。根据《中华人民共和国安全生产法》及有关法律法规的要求，结合基建工作实际制定如下救援预案。

（1）指导思想。坚持"安全第一，预防为主"的方针，采取切实可行的措施，建立起建筑施工特大安全事故紧急救援体系，迅速有效地组织开展抢险救援工作。

（2）事故范围。建筑施工特大安全事故是指在施工生产过程中发生群死群伤或造成经济损失，产生重大影响的各种施工生产事故。包括建筑质量安全事故，施工现场毗邻建筑坍塌事故、土方坍塌事故、一氧化碳中毒事故，架体倒塌事故等。

（3）组织领导。为加强对建筑施工特大安全事故应急工作的领导，应成立医院工程突发事故应急救援工作领导小组。组长由医院工程总指挥担任；副组长由基建办主任、副主任各工作组组长担任。同时设立通讯组，抢救组、后援救治组、善后处理组，由各组分担职责。当工程发生特大安全事故时，应急救援系统迅速启动。领导小组成员迅速到达指定岗位。

（4）职责分工。①通讯联络组组长：基建办主任。职责：负责重特大安全事故抢救险救援时间的通讯联络工作；②抢救组组长：土建组组长。职责：组织人员保护现场，消除险情，抢救受伤人员和施工现场的物品。确定土建组为兼职救援人员，定期组织演练，提高应急救援能力；③后援与救治组组长：综合协调组组长兼。职责：负责联系施救医院，保障必要车辆及救援器材（氧气架、担架），组织成员钢筋组及时将伤员护送医院；④善后处理组组长：安全组组长兼。职责：负责受伤人员救治及善后处理工作。

（5）应急救援管理。工程施工队伍应严格操作规程，避免出现安全事故。安全事故发生后，在立即组织抢险，保护现场的同时，迅速向医院应急领导小组报告，迅速启动应急响应状态，组织抢险救援，减少伤亡和损失。

①现场负责人组织停工、疏散、保护现场。现场负责疏散的管理人员，立即做停工处理，快速疏散人员，保护事故现场；

②现场负责人根据伤员伤势情况组织分类施救。现场负责抢救的管理人员立即用通讯设备向120急救中心求救，同时利用备用担架或急救物资按不同伤害情况分轻重缓急组织临时救护；

③事故报告。安全员在第一时间内立即向工程总指挥汇报有关事故伤亡情况及原因。工程总指挥第一时间口头向医院院长、有关部门汇报伤亡情况和事故原因，尽快取得上级的指示；

④现场的保护。现场管理人员在第一时间内用安全绳或其他材料固定现场区域，关闭现场做好保护。必须搬动物品救人时，要最小限度地移动，并划出标志符号，或进行拍照。立即寻找并确定目击证人。上级机关在未到达现场之前，不得清理现场；

⑤事故的调查：基建办主任立即组织相关人员对发生事故的原因进行全面的调查、取证，并形成调查报告和相关报表，呈报医院。

2. 火灾事故应急救援预案

（1）目的。为降低火灾事故发生时，对建设工程造成的不良影响，保证人员的生命，财产安全和减少经济损失，依据《中华人民共和国安全生产法》及《建设工程安全生产管理条例》第二十六条的规定，结合本项目部施工现场范围内可能出现的火灾事故，特制定本应急救援预案。

（2）建立急救援指挥组。组长由医院建设工程总指挥担任；副组长由基建办主任、副主任及各工作组组长担任。同时设立通讯组，抢救组、后援救治组、善后处理组，由各组分担职责。当工程发生火灾事故时，应急救援系统迅速启动。领导小组成员迅速到达指定岗位组织救援。

（3）明确职责。①通讯联络、引导组：基建办主任组织火灾事故抢险救援事件的通讯联络工作。②灭火组：（事中）在专业救援人员没有到达事故现场前，勘查可疑着火点，尽量控制火情，组织人员进行灭火工作。③救护组：（事中）按总指挥要求，指挥有关人员对事故现场伤亡人员进行救助及妥善安置。及时送伤者到医院救治。④善后处理组：在事故处理过程中，协助上级主管部门对伤亡者家属进行安抚与理赔工作。

（4）火警级别与灭火要求。①初级火警：火势很小，易燃物较少，且周围没有其他可燃物品及爆炸物品。初级火警,项目部可自行组织人员灭火,不必向消防部门报警。②重大火警:火势较大,易燃物较多,且周围还有较多可燃物及危险爆炸物品。重大火警,由维护电工立即切断所有电源,再立即报告消防部门与第一医院相关部门。

(5)应急预案启动程序。火灾事故发生后,本预案组织机构中各小组应同时启动救助工作程序;总指挥在接到报告后,必须亲临现场指挥、协调抢险、救援工作;组织机构全体及相关人员必须通力合作、全力以赴,玩忽职守者,追究其法律责任。

①火灾事故发生时,如果总指挥不在现场,在总指挥返回前,由副组长代替总指挥主持灭火、救护工作。如果个别小组长不在项目部,在组长返回前,按组员排列顺序,由本组成员代替组长组织灭火、救护工作;

②任何管理人员有责任在接到火警事故报告后,在第一时间通知总指挥、副组长、安全员及通讯组成员;

③火警事故发生后,所有有关人员立即赶赴火灾事故现场,根据火势情况判断火警级别,制订抢险方案、组织人员抢险;

④属于初级火警事故,有关人员立即按各自职责组织灭火工作。在自行灭火抢险时,其他相关小组成员密切注意火情变化,相互配合,使灭火工作顺利完成。初级火险自行灭火后,立即勘查现场、查清原因,防止死灰复燃,总结经验,预防类似事故发生;

⑤如果属于重大火警,应按以下程序进行救火:一是由工程总指挥或现场最高管理者立即安排通讯组人员向消防部门和医院报告。二是通讯组长负责记录领导的指示及与有关部门、人员联络情况,处理总指挥安排的新任务;通知相关机构成员迅速到达火灾现场;如有人员受伤,拨打120救援;负责引导工作,指挥有关人员在路口迎接并引导消防车辆、救护车辆进入火警现场。三是后援组成员立即指挥有关人员,对火灾现场进行隔离封锁,禁止除救护人员外的任何人员、车辆进出现场。四是后援组协助消防人员进行配合灭火,提供所需物品。清楚熟悉现场危险部位分布位置。排查电源,由维护电工全部断电。负责清理消防通道。五是在场全体成员,使用灭火工具配合灭火。六是消防队到达后,全体灭火人员的行动听从消防队领导的指挥,密切配合消防战士的灭火工作;

⑥抢救组长负责将火灾现场伤员情况及时汇报总指挥,并负责对轻伤人员进行简单救治,对重伤者及时转交救护医生;

⑦善后组处理工作程序:重大火险在消防部门灭火并勘查完现场后,积极配合上级有关部门与医院相关科室了解遇险人数、家庭、伤亡等情况并及时登记。安排人员照顾被救人员,安抚其情绪。通知遇险人员家属,协助政府有关部门、按照国家有关规定处理遇险人员善后事宜。同时由工程总指挥安排有关人员调查事故原因,总结经验教训,将结果上报医院,防止类似事件发生。

第四节 公立医院基本建设项目过程管控

 一、工程项目建议与决策环节

1. 动议

领导班子对基本建设项目初步提出动议。主要是需求的正当与合理性，是否符合政策，建设规模与内容，资金来源，投资回收与经济和社会效益等。

2. 论证

由医院投资项目牵头部门组织，相关部门提供资料，拿出初步论证意见，完成可行性研究、项目建议书、专家评审、民主评议、概算、投资评估。对拟建项目必要性、可行性进行技术评价，对不同建设方案进行比较选择，提出初步评价意见。附各种依据，提交医院决策机构。

3. 决策

医院党委集体研究决策、职代会通过。医院主要领导根据评估意见，向上级主管部门领导详细汇报项目的概况，必要时一同向主管市领导进行汇报。征得上级主管部门同意后，由医院党委按照"三重一大"事项讨论程序研究，对拟建项目的技术经济指标做出判断进行集体决策。做出推进决策后，提交职代会讨论，通过后推进实施。

 二、项目实施具体环节要点

医院要重点控制工程项目的项目决策、项目实施、价款结算、项目竣工决算和审计、项目验收以及移交等环节。

（一）发改委项目可研手续

（1）由建筑设计院编制项目可行性研究报告报发改委评审后批复（国家、省投资项目为批复、自筹项目为核准批复）。

（2）根据国家发展和改革委员会文件及地方政府有关要求，勘察、设计、监理、施工、设备等进行招投标（按投资限额规定执行）。

（二）自然资源部门土地手续

（1）自然资源局（规划委员会办公室）出具规划条件指标及地块控制性详细规划

图，该图应由政府规划委员会公示。

（2）医疗卫生用地可政府划拨或土地招拍挂出让所得，政府划拨后也可协议出让。

（3）国土测绘院宗地图测绘，携带相关手续到不动产交易大厅办理不动产证。

（4）划拨土地携带国土资源局签发国有建设用地划拨决定书、宗地图等相关资料办理不动产证。

（三）自然资源部门规划手续

（1）根据规划条件指标和控祥规划图，由建筑设计院编制建筑工程设计总平面（代坐标）和日照分析报告，报规划委员会办公室，经规划专家会讨论、规划委员会审批、公示（七个工作日）。

（2）根据建筑工程设计总平面（代坐标）由城市规划设计院绘制工程管线综合规划图表报规划委员会办公室审批。

（3）城市规划设计院会同建筑设计院总平面图绘制建设区内综合管线图报规划委员会办公室审批。

（4）建筑设计院出具建筑外立面报规划专家会讨论，规划委员会审批。

（5）与民航和空军有协议的测绘院编制净空报告报当地空军、民航审批，批准文件规划备案。

（6）项目建筑单体设计文件技术审查由第三方审查后报规划委员会办公室。

（7）携带土地手续、规划审批的建筑总平面图、民航和空军净空手续、单体楼设计图、建筑外立面等相关手续报规划委员会办公室审批，办理建设工程规划许可证。

（四）环境保护评估手续

（1）根据发改委、设计图纸、项目功能等资料由第三方编制环境影响报告书或报告表，组织专家评审，报告书全文公示及公众参与说明公开。

（2）评审后环评报告报环保部门备案。

（五）人民防空部门审批手续

（1）按人民防空主管部门要求由建筑设计院（具有国家人防办颁发的人防专业设计资质）根据单体楼面积计算出应建防空地下室建筑面积报人民防空办公室，提出结合民用建筑修建防空地下室建设要求。

（2）人民防空工程施工图设计文件审查（提供地下室设置人防部分），必须有专业资质的机构审查。

（六）勘察设计

具有勘察设计资质的单位到项目现场进行地质资料钻探，出具岩土工程勘查报告。

工程项目勘探设计控制包括对勘探设计单位的选定、勘察设计协议或合同的签订、设计单位推行限额设计和标准设计的监督及勘察设计分阶段的审核等过程的控制。外埠建筑勘察、设计、施工企业须到项目所在地建设行政主管部门登记备案。

(七) 图纸审查

确定有资质的施工图审查机构：

(1) 施工图消防审查（提供除结构图外全部图纸）。到住建局指定审查机构，出具《建设工程消防设计审核意见书》。

(2) 消防专家施工图审查。

(3) 根据消防法规文件要求，投资额在 30 万元以下或者建筑面积在 300 平方米以下的建设工程不需要进行消防备案。

(4) 全部施工图审查。

(5) 精装修二次设计也需要施工图审查。

(6) 将施工图设计文件技术审查意见书反馈到建筑设计院修改，由审图机构出具工程施工图审查合格书及携带有关资料报住建局行政审查备案。严格审查施工图纸中所设计的设备和主要材料。特别对价格差异幅度较大的设备和材料要进行必要的限价或者明确说明品牌和材质，从而可以避免投标方根据各自的理解投标报价，从而导致各自所报的设备、主要材料价格相差悬殊，同时也可以避免在结算时出现不必要的争论。对于图纸中做法不明确的，必须经第三方专业审图机构进行审图，在开标前必须明确，以避免在签证和结算时引起争议。

(八) 编制工程预算

具有造价资质和较强实力的造价中介机构，经相关部门认可，协商造价编制费用，建设单位与其签署项目造价编制协议。造价部门根据评审后的设计图纸，建设单位根据预算能力确定的材质档次和建设部门的材料价格信息编制工程造价。建设工程造价机构编制工程量清单及价格（地方财政投资项目报财政评审中心评审把关。报住建局定额站对评审后的预算进行招标控制价确定）。

(九) 工程报建

携带规划审批的总平面图、发改委批复、土地等相关手续到住建局填表报建。

(十) 工程招投标

工程项目招标、评标、定标和商签合同控制包括对投标人资格的审查、评标委员会的组建、书面合同的订立、合同履行情况的监查等过程的控制。

(1) 确定招投标代理公司编制招标文件。由代理公司到政府招标部门办理公告前审查（携带发改委批复、规划、土地等资料），工程量清单及价格及公告在招投标网发布，公示期 20 个工作日。

（2）投标代理机构在网上发布建设工程项目信息，投标企业报名并上传相应的材料，同时开标、评标，确定中标单位。

（3）三个工作日后发放中标通知书。

（十一）施工合同

取得中标通知书一个月内甲乙双方签订施工合同。订立的合同必须符合国家有关的法律法规；订立的合同条款必须完备、准确。针对赔偿金和违约金的约定要尽量准确，以避免发生争议。关于工程预付款、进度款、保修款的约定一定要明确。设备和主要材料的涨价风险。

（十二）监理委托

对监理单位进行招标，签订监理合同。工程施工与监理控制具体包括对施工全过程中资金的筹集、到位、使用、支付、核算与报告，工程项目质量、进度、安全的监督与管理，工程项目变更的提出、论证及决策等过程的控制。

（十三）施工场地三通一平

（1）电通与电力部门沟通安装施工临时变压器及计量表；水通与供水部门沟通安装临时用水计量表或按建筑面积每平方米收费；路通现场与市政道路无障碍；平整施工现场。

（2）现场硬化道路和围挡由施工单位按建设行政主管部门要求自行解决，这笔费用在预算文明施工费中，建设单位不另承担。

（十四）开工前手续及施工许可证办理

（1）携带中标通知书、土地、规划许可证、招标办业务联系单等资料上缴城市基础设施配套费（上水、下水、道路、燃气、供热、路灯、绿化、消防等、无人防工程需要缴费），每平方米约 160 元。

（2）携带监理单位、施工单位中标通知书及合同文件；施工图设计审查报告和施工图审查合格证；监理单位人员有关资料；建设、勘察、设计、施工、监理、检测、审图七方责任主体项目负责人质量终身责任承诺及法定代表人授权书等资料申报一体化平台，办理《工程质量监督通知书》。

（3）携带《安全监督登记表》、施工和监理中标通知书及合同、施工现场总平面图、施工进度计划、特种专业人员资格证等资料到建设安全监督管理站备案。

（4）到人力资源和社会保障局劳动监察办理农民工工资保障金缴费基数审核单。

（5）携带土地、规划许可证、施工和监理中标通知书、发改委批复、施工图审查合格书、质监站、安全站等资料到建设行政主管部门办理建筑工程施工许可证。

（6）根据住建部令第 18 号《建筑工程施工许可管理办法》规定工程投资额在 30 万元以下或建筑面积在 300 平方米以下的建筑工程，可不申请办理施工许可证。

（7）取得建筑工程施工许可证后方可开工。

（8）确定建设工程质量检测机构，授权委托工作人员现场检测工程及现场见证材料取样，施工单位和建设单位同时确定（费用有建设单位承担的也有施工单位承担的）。

（十五）建设工程定位

（1）根据规划审批的总平面图和施工建筑平面图到建筑设计院或规划设计院出具单体楼建设工程定位记录表。

（2）持建设工程定位记录表到有资质的勘察测绘院到施工现场定位。

（3）定位成果报规划委员会办公室和城市管理局备案。

（十六）施工中应注意有关事项

（1）基础底板验线检查：（建设单位需要提供有测绘资质单位出具的底板验线报告）；城管局、规委办、测绘单位、建设单位四家需到现场检查。

（2）±0 阶段检查（建设单位需提供有测绘资质单位出具的 ±0 验线报告）、建设工程一层平口阶段、建设工程封顶阶段、建设工程外装修阶段城管局检查。

（3）隐蔽工程和施工中需要拆改扒的地方要留照片和录像资料。

（4）施工图加晒最少 10 套图纸加盖审图章，建设单位留三套待工程竣工后需要送质监站、城建档案馆及单位存档。

（5）现场经济签证要请财政、审计等有关部门到现场确认，留存原始资料及影像资料。

（6）工程子项目完工后要求监理组织阶段性验收。

（十七）质量监控

施工质量管理内容如下：《建设工程质量管理条例》规定。

（1）施工单位必须按照工程设计图纸和施工技术标准施工，不得擅自修改工程设计，不得偷工减料。施工单位在施工过程中发现设计文件和图纸有差错的，应当及时提出意见和建议。

（2）施工单位必须按照工程设计要求、施工技术标准和合同约定，对建筑材料、建筑构配件、设备和商品混凝土进行检验，检验应当有书面记录和专人签字；未经检验或者检验不合格的，不得使用。

（3）施工单位必须建立健全施工质量的检验制度，严格工序管理，做好隐蔽工程的质量检查和记录。隐蔽工程在隐蔽前，施工单位应当通知建设单位和建设工程质量监督机构。

（十八）图纸变更

医院要建立完善的计量、变更、支付的管理办法，对于施工单位提出的变更申请，要通过监理单位审核、设计单位确认并出具变更设计、建设单位审核审批的程序。有些变更需经建设单位同意后设计单位方可出具设计变更。并且在说明变更处理方案时，要同时说明相应的变更价款，避免由于大量变更导致造价失控。

（十九）工程签证

现场签证应本着"内容明确、分级管理、事前审批、事后验收，效率效益兼顾"的原则进行。签证的发起应有利于项目功能、质量和投资的优化，有利于项目的推进实施；发起前各部门应充分沟通，以减少不必要的审批空转；签证相关内容应确保真实、准确、合理和及时。

（1）现场签证分以下类型：

①条件变化类签证，是指在施工过程中由于场地、环境等施工条件以及地下、墙体、吊顶等未测及地带边界条件发生变化，引起的施工组织、设计方案、技术措施等的临时修改。

②纠错完善类签证，是指因使用单位要求、合同缺陷、违约、设计变更或施工图错误等导致的返工或技术处理措施等造成业主或承包商经济损失方面的签证。

③工程工期类签证，主要是在实施过程中因主要材料、设备进退场时间及业主等原因造成的延期开工、暂停开工或缩短工期的签证。

（2）现场签证由项目负责人全程跟踪流转至审批完毕，具体应按照以下流程审批：

①施工单位应将工程现场实际情况及时向项目工程师汇报，经项目工程师同意方可发起签证流程。

②施工单位填写现场签证单，现场签证单一式四份，由施工单位通知工程监理单位、造价咨询单位、跟踪审计单位到现场进行见证。

③工程监理单位就签证内容的必要性、可行性和合理性进行审核；造价咨询单位、跟踪审计单位分别就签证的计算依据、工程量、工作量和价款等进行审核。审核期间，工程监理单位、造价咨询单位、跟踪审计单位应将有关情况及时向基建办和审计部门相关负责同志汇报，必要时应开会协调。

（3）报分管院长审核同意后，相关材料提交院审计部门审核备案，基建办负责与审计部门做好沟通协调，审计部门线上审核同意后，加盖基建办图章后送审计部门，审计返回审计纸质意见，审核程序结束。基建办负责台账记录、归档，并返还施工单位完整签证一份。

（4）项目负责人应会同监理单位监督现场签证的执行情况。已经完成的现场签证任务，项目负责人须对完成情况、完成时间和工作内容进行核实并注明，然后交档案管理存档。

（二十）价款结算

备料款、设备款、进度款的定期结算。支付工程进度款时，支付申请须经监理单位、内审机构、确认或复核，而且款额要按合同约定准确计算。在竣工验收、竣工决算、保修期等节点要有付款控制措施标准。建设项目竣工决算要有交付使用资产明细表。

（二十一）工程竣工验收

工程项目竣工验收控制包括对各项会计资料的清理，报送竣工材料真实性、完整性的审查，竣工项目的及时组织验收，验收合格工程项目的固定资产转增等过程的控制。

（1）质量监督站验收：监理单位组织有关验收工程及表格填写，施工单位将施工图加盖竣工图专用章（监理、施工各专业有关人员签字）、施工单位内业资料及有关表格等报质量监督站申请验收，携带消防、人防、防雷检测合格证等验收手续。

（2）消防验收：委托有资质的第三方进行消防检测；携带外墙保温材料、内部装修材料、建筑自动消防设施、竣工技术检测报告，办理建设工程消防行政审批或备案抽查、承诺书、单位授权委托书、建设工程竣工验收消防备案申报表、工程竣工验收报告、申报材料中施工记录和验收记录检查重点等资料报住建局并到现场验收。

（3）移交档案：立项文件、建设用地文件、勘察设计文件、招投标文件、工程建设基本信息；开工审批文件、施工技术文件；竣工验收备案文件、竣工结算文件、工程声像文件；监理文件；施工管理文件、施工技术文件、施工物质出厂质量证明及进场检测文件、施工记录、建筑与结构工程、施工质量验收记录、竣工验收文件、给排水、暖通消防等其他文件；全套竣工图；城建档案数字化文件。

（4）规划验收：委托有资质的勘察单位进行单体楼实物测量，出具竣工测量报告；携带规划许可证、规划审批的建筑外立面图等资料到区规划部门申请验收。

（5）环保验收：委托有资质的环保检测机构的第三方根据环评报告对污水、污物、食堂排烟、锅炉等检测及验收；并提供医疗垃圾处理合同、生活垃圾处理合同、医疗污水处理池沉淀的淤泥无害化处理合同等。

（6）城市管理验收：到现场实地检查园林绿化、道路、施工垃圾清运、建筑物等核对规划指标。

（7）人防工程验收：委托有人防资质的第三方检测机构对人防工程进行检测；携带勘察、设计、人防施工图审查、施工单位、监理单位防护设备厂合同、中标通知书、法人执照、资质证书；总监理工程师、施工项目经理、项目总工程师资格证书；填报有关表格报人防办质量监督站。

（8）建设工程竣工验收备案：建设单位、勘察单位、设计单位、施工单位、监理单位、施工图审查机构、检测单位在备案书盖章，携带质监站、规划、消防等手续报住建局备案。

（二十二）基本建设项目竣工结（决）算

工程项目竣工决算控制包括对施工单位提交竣工决算书的审核、竣工决算的编制与审计、竣工决算后的分析考评及成本效益分析等过程的控制。

（1）施工单位上报的各单项工程结算，应报财政或会计师事务所第三方审计，建设单位必须按工程价款结算总额的5%预留工程质量保证金。

（2）基本建设项目竣工财务决算是正确核定新增固定资产价值，反映竣工项目建设成果的文件，是办理固定资产交付使用手续的依据。

（3）基本建设项目竣工财务决算的依据，主要包括：可行性研究报告、初步设计、概算调整及其批准文件；招投标文件；历年投资计划；经财政部门审核批准的项目预算；承包合同、工程结算等有关资料；有关的财务核算制度和办法；其他有关资料。

（4）建设项目在编制竣工财务决算前要认真清理结余资金。应变价处理的库存设备、材料以及应处理的自用固定资产要公开变价处理，应收、应付款项要及时清理，清理出来的结余资金按下列情况进行财务处理。

①经营性项目的结余资金，相应转入生产经营企业的有关资产。

②非经营性项目的结余资金，首先用于归还项目贷款。如有结余。30%作为建设单位留成收入，主要用于项目配套设施建设、职工奖励和工程质量奖。70%按投资来源比例归还投资方。

（5）建设单位应在项目竣工后三个月内完成竣工财务决算的编制工作。

（6）基本建设项目竣工财务决算报表：根据财政部门要求填报。

（二十三）决算审计

建设单位将建设项目竣工决算编制后应报会计师事务所第三方进行审计。

需要准备的主要材料有：项目前期相关手续和文件批复、资金来源相关文件、审定后的单项工程结算书、基本建设财务账本、决算的财务账本及报表等资料、审计部门随时需要的佐证材料。

 三、医院工程项目控制流程

医院工程项目控制流程见图8-1。

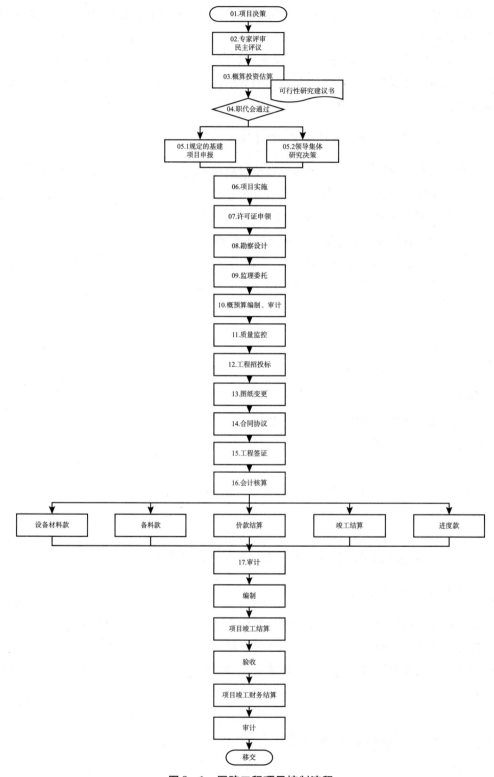

图 8-1 医院工程项目控制流程

四、重点环节日常工作流程图

1. 施工现场基建工作总程序流程图（见图8-2）

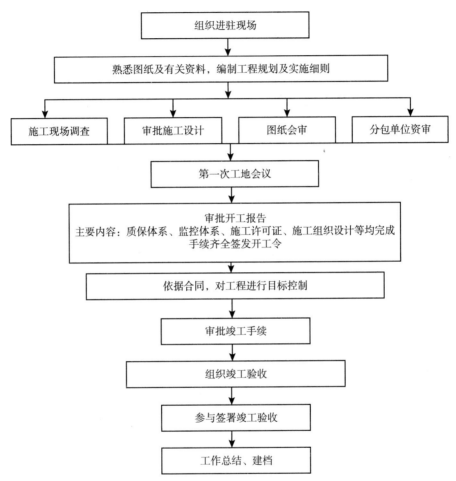

组织进驻现场

熟悉图纸及有关资料，编制工程规划及实施细则

施工现场调查　审批施工设计　图纸会审　分包单位资审

第一次工地会议

审批开工报告
主要内容：质保体系、监控体系、施工许可证、施工组织设计等均完成
手续齐全签发开工令

依据合同，对工程进行目标控制

审批竣工手续

组织竣工验收

参与签署竣工验收

工作总结、建档

图8-2　施工现场基建工作总程序流程

2. 施工阶段基建工作主程序流程图（见图 8 – 3）

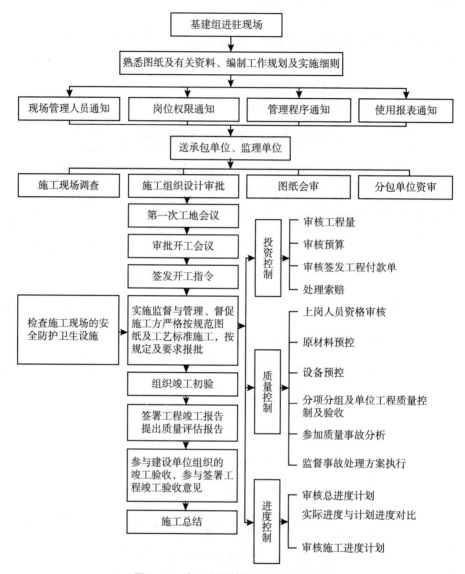

图 8 – 3　施工阶段基建工作主程序流程

3. 项目手续工作流程图（见图 8 - 4）

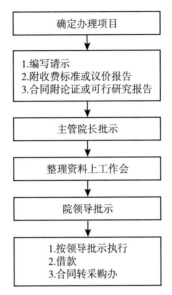

图 8 - 4　项目手续工作流程

4. 每日巡查工作流程图（见图 8 - 5）

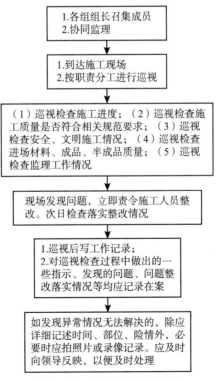

图 8 - 5　每日巡查工作流程

5. 早会工作流程图（见图 8 – 6）

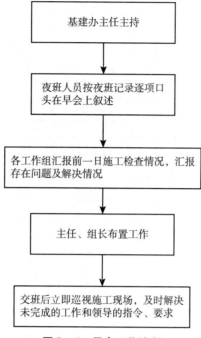

图 8 – 6　早会工作流程

6. 周例会工作流程图（见图 8 – 7）

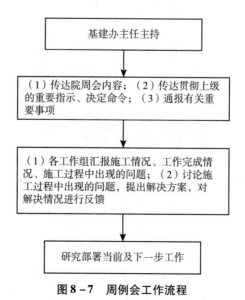

图 8 – 7　周例会工作流程

7. 文件、档案管理工作流程图（见图 8 – 8）

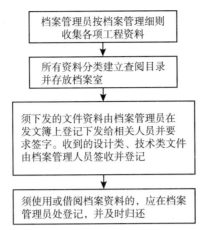

图 8 – 8　文件、档案管理工作流程

8. 施工现场工作流程图（见图 8 – 9）

施工组织设计（方案）审核程序流程图

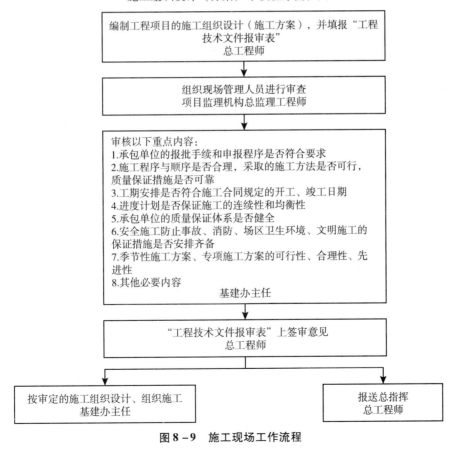

图 8 – 9　施工现场工作流程

9. 工程变更（洽商）处理程序流程图（见图 8 - 10）

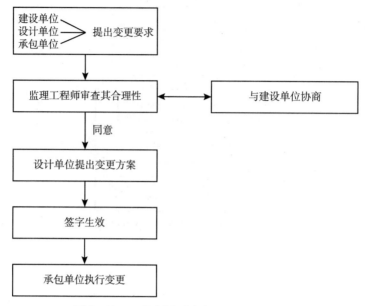

图 8 - 10 工程变更（洽商）处理程序流程

10. 工程停、复工程序流程图（见图 8 - 11）

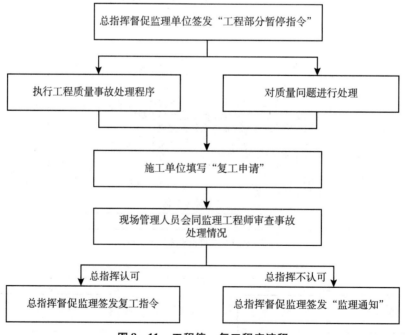

图 8 - 11 工程停、复工程序流程

11. 施工阶段质量控制程序流程图（见图 8 – 12）

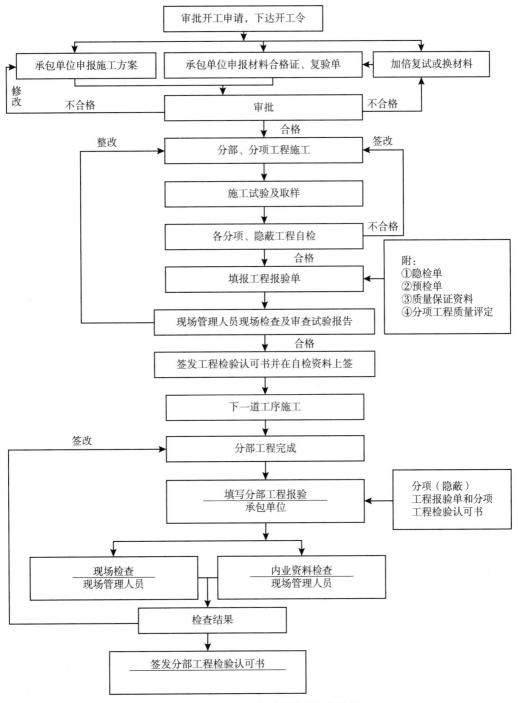

图 8 – 12　施工阶段质量控制程序流程

12. 图纸会审程序流程图（见图 8 – 13）

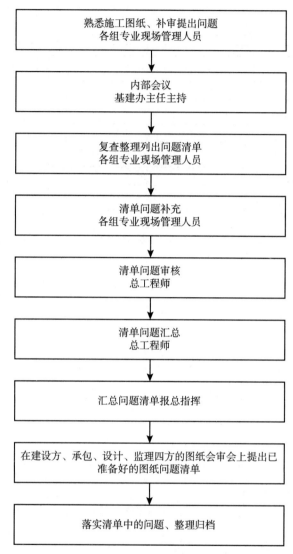

图 8 – 13　图纸会审程序流程

13. 施工阶段进度控制程序流程图（见图8－14）

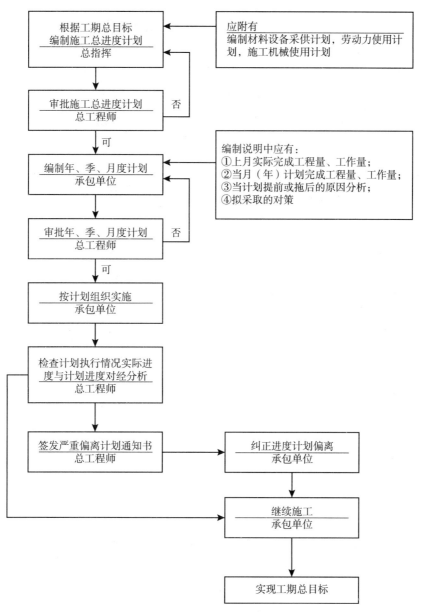

图8－14　施工阶段进度控制程序流程

14. 隐蔽工程质量控制程序流程图（见图 8 – 15）

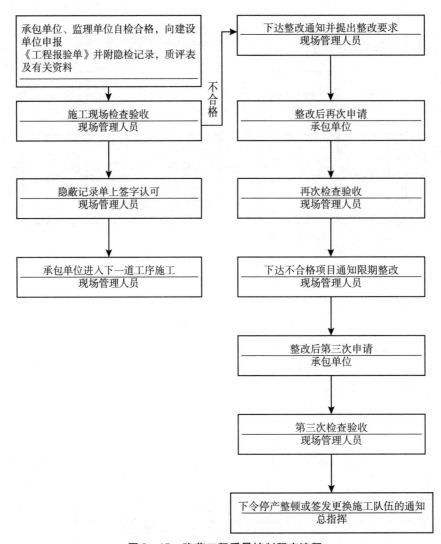

图 8 – 15　隐蔽工程质量控制程序流程

15. 竣工验收程序流程图（见图 8 - 16）

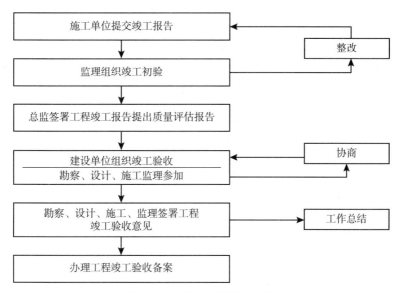

图 8 - 16　竣工验收程序流程

16. 隐蔽工程验收工作流程图（见图 8 - 17）

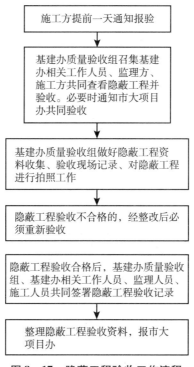

图 8 - 17　隐蔽工程验收工作流程

17. 进场材料验收流程图（见图 8-18）

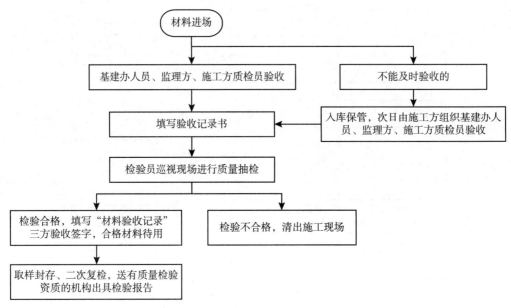

图 8-18 进场材料验收流程

18. 基层原材料质量控制程序流程图（见图 8-19）

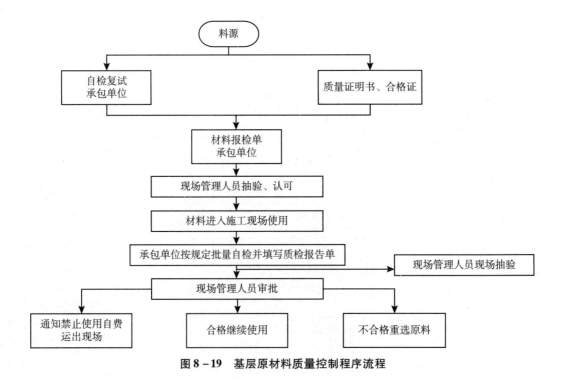

图 8-19 基层原材料质量控制程序流程

19. 工程质量事故处理一般程序流程图（见图 8 – 20）

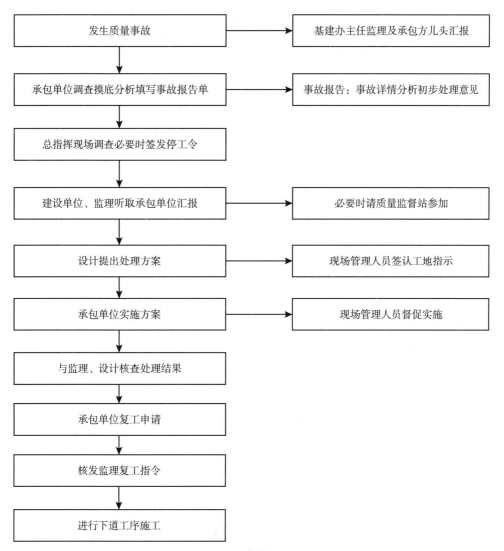

图 8 – 20 工程质量事故处理一般程序流程

20. 工程质量事故处理程序分三种情况处理流程图（见图 8 – 21）

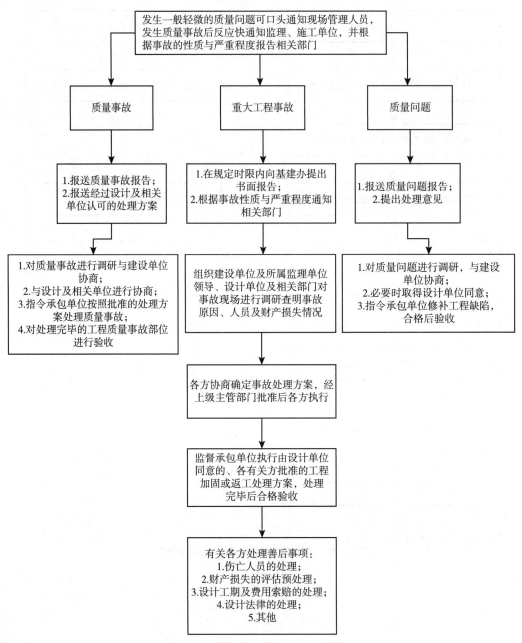

发生一般轻微的质量问题可口头通知现场管理人员，发生质量事故后反应快通知监理、施工单位，并根据事故的性质与严重程度报告相关部门

质量事故	重大工程事故	质量问题

质量事故
1. 报送质量事故报告；
2. 报送经过设计及相关单位认可的处理方案

1. 对质量事故进行调研与建设单位协商；
2. 与设计及相关单位进行协商；
3. 指令承包单位按照批准的处理方案处理质量事故；
4. 对处理完毕的工程质量事故部位进行验收

重大工程事故
1. 在规定时限内向基建办提出书面报告；
2. 根据事故性质与严重程度通知相关部门

组织建设单位及所属监理单位领导、设计单位及相关部门对事故现场进行调研查明事故原因、人员及财产损失情况

各方协商确定事故处理方案，经上级主管部门批准后各方执行

监督承包单位执行由设计单位同意的、各有关方批准的工程加固或返工处理方案，处理完毕后合格验收

有关各方处理善后事项：
1. 伤亡人员的处理；
2. 财产损失的评估预处理；
3. 设计工期及费用索赔的处理；
4. 设计法律的处理；
5. 其他

质量问题
1. 报送质量问题报告；
2. 提出处理意见

1. 对质量问题进行调研，与建设单位协商；
2. 必要时取得设计单位同意；
3. 指令承包单位修补工程缺陷，合格后验收

图 8 – 21 工程质量事故处理程序分三种情况处理流程

第五节　公立医院基本建设核算与审计

 一、在建工程的核算

（一）在建工程的账户设置

医院应设置"在建工程"科目，核算医院为建造、改建、扩建及修缮固定资产以及安装设备而进行的各项建筑、安装工程所发生的实际成本。本科目应当按照具体工程项目等进行明细核算。该科目属于资产类科目，借方登记在建工程的增加，贷方登记在建工程的减少。本科目期末借方余额，反映医院尚未完工的在建工程发生的实际成本。

（二）在建工程的主要账务处理

1. 建筑工程

（1）将固定资产转入改建、扩建或大型修缮等时，应按固定资产的账面价值，借记"在建工程"科目，按已计提的折旧，借记"累计折旧"科目，按固定资产的原价，贷记"固定资产"科目。

（2）根据工程价款结算账单与施工企业结算工程价款时，按医院应承付的工程价款，借记"在建工程"科目，贷记"银行存款"等科目。

使用财政补助资金向施工企业支付工程款时，按照支付金额，借记"财政项目补助支出"科目，贷记"财政补助收入""零余额账户用款额度"等科目；同时，借记"在建工程"科目，贷记"待冲基金——待冲财政基金"科目。

（3）在改建、扩建、大型修缮过程中收到的变价收入，按收到的金额，借记"银行存款"等科目，贷记"在建工程"科目。

（4）医院为建筑工程借入的专门借款的利息，属于建设期间发生的，计入在建工程成本，借记"在建工程"科目，贷记"长期借款"科目。

（5）工程完工交付使用时，按建筑工程所发生的实际成本，借记"固定资产"科目，贷记"在建工程"科目。

2. 设备安装

（1）购入或融资租入需要安装的设备，借记"在建工程"科目，贷记"银行存款""应付账款""长期应付款"等科目。

使用财政补助资金购入需安装设备时，按照支付金额，借记"财政项目补助支出"等科目，贷记"财政补助收入""零余额账户用款额度"等科目；同时，借记"在建工程"科目，贷记"待冲基金——待冲财政基金"科目。

（2）发生安装费用，借记"在建工程"科目，贷记"银行存款"等科目。

使用财政补助资金支付安装费用时，按照支付金额，借记"财政项目补助支出"等科目，贷记"财政补助收入""零余额账户用款额度"等科目；同时，借记本科目，贷记"待冲基金——待冲财政基金"科目。

（3）设备安装完毕达到预定可使用状态时，借记"固定资产"科目，贷记"在建工程"科目。

 二、基建工程并账核算两种账务处理形式

（1）根据基建账户原始凭证复印件进行医院财务账务处理，如表 8 - 1 所示。

表 8 - 1　　　　　基建账户原始凭证复印件进行医院财务账务处理

会计业务	基建账	医院财务账套
1. 日常收到财政拨款 ①拨入存款时 ②收到授权支付额度到账通知书	借：银行存款 　　贷：基建拨款 借：零余额账户用款额度 　　贷：基建拨款	借：银行存款——××银行 　　贷：财政补助收入 借：零余额账户用款额度 　　贷：财政补助收入
2. 医院事业户拨基建自筹款	借：银行存款——自筹 　　贷：基建投资借款	借：银行存款——A银行 　　贷：银行存款——B银行
3. 支付备料款及进度款等（非财政拨款）	借：建筑安装工程投资/设备投资/待摊投资 　　贷：银行存款——自筹	借：在建工程——基建工程——具体项目名称 　　贷：银行存款——自筹
4. 支付备料款及进度款等（当年财政拨款） ①政直接支付	借：建筑安装工程投资/设备投资/待摊投资 　　贷：基建拨款	借：财政项目补助支出 　　贷：财政补助收入 借：在建工程——基建工程——具体项目名称 　　贷：待冲基金——待冲财政基金——在建工程
②财政授权支付	借：建筑安装工程投资/设备投资/待摊投资 　　贷：零余额账户用款额度	借：财政项目补助支出 　　贷：零余额账户用款额度 借：在建工程——基建工程——具体项目名称 　　贷：待冲基金——待冲财政基金——在建工程
5. 固定资产交付使用	借：交付使用资产 　　贷：建筑安装工程投资/设备投资/待摊投资	借：固定资产 　　贷：在建工程基建工程——具体项目名称 同时： 借：待冲基金——待冲财政基金——在建工程 　　贷：待冲基金——待冲财政基金——固定资产

（2）基建账科目与"大账"科目的主要对应关系如下：

①基建账"交付使用资产"科目→医院大账"固定资产"科目。

②基建账"待核销基建支出""转出投资""建筑安装工程投资""设备投资""待摊投资""其他投资""应收生产单位投资借款""预付工程款""预付备料款"等科目→医院大账"在建工程——基建工程"科目（使用财政性资金直接支付资本性投资时，计入医院大账"待冲基金"）。

③基建账"待处理器材损失"→医院大账"待处理财产损溢"。

④基建账"银行存款""财政应返还额度""零余额账户用款额度""现金"等科目→医院大账"银行存款"（使用财政性银行存款支付资本性投资时计入医院大账"待冲基金"）、"财政应返还额度""零余额账户用款额度"（使用财政授权支付资本性投资时，计入医院大账"待冲基金"）、"库存现金"等科目。

⑤基建账"有价证券"→医院大账"短期投资"或"长期投资"（根据证券性质归入医院大账相应科目）。

⑥基建账"预付设备款"→医院大账"预付账款"。

⑦基建账"应收有偿调出器材及工程款""应收票据""其他应收款"科目→医院大账"其他应收款"科目。

⑧基建账"固定资产原价""累计折旧""固定资产清理""待处理固定资产损失"→医院大账"固定资产""累计折旧""固定资产清理""待处理财产损溢"。

⑨基建账"基建拨款"科目（财政直接支付）→医院大账"财政补助收入""财政项目补助支出"科目。

⑩基建账"基建拨款"科目（单位自筹）→医院大账"其他应收款"科目（若医院将自筹资金结转基建账户时在大账中记入"在建工程"科目，则对应医院大账"在建工程"科目）。

⑪基建账"项目资本"→医院大账"事业基金"（若本科目余额一直存在于基建账中，且不存在减值，则对应医院大账中的"事业基金"（其他情况则根据项目资本的性质计入医院大账的相应科目）。

⑫基建账"项目资本公积"→医院大账"事业基金"。

⑬基建账"基建投资借款"科目→医院大账"长期借款"科目。

⑭基建账"应付器材款""应付工程款"科目→医院大账"应付账款"。

⑮基建账"应付有偿调入器材及工程款""其他应付款"科目→医院大账"其他应付款"科目。

⑯基建账"应付票据"→医院大账"应付票据"。

⑰基建账"应付工资及福利费"→医院大账"应付职工薪酬""应付福利费"。

⑱基建账"未交税金"→医院大账"应交税金"。

⑲基建账"未交基建收入"→医院大账"在建工程——基建工程"冲减"在建工

现代公立医院经济管理概论

程——基建工程"成本。

⑳基建账"其他未交款"→医院大账"其他应付款"。

㉑基建账"留成收入"→若不需上交，留存在基建账中，计入"事业基金"；其他情况则根据本科目核算内容的性质计入医院大账的相应科目。

基建账与医院大账科目对应参考表见表8－2。

表8－2   基建账与医院大账科目对应参考表

基建账	医院大账	备注
交付使用资产	固定资产	
待核销基建支出	在建工程——基建工程	使用财政性资金直接支付资本性投资时，计入医院大账"待冲基金"
转出投资		
建筑安装工程投资		
设备投资		
待摊投资		
其他投资		
应收生产单位投资借款		
预付备料款		
预付工程款		
待处理器材损失	待处理财产损溢	
银行存款	银行存款	使用财政性银行存款支付资本性投资时，计入医院大账"待冲基金"
财政应返还额度	财政应返还额度	
零余额账户用款额度	零余额账户用款额度	使用财政授权支付资本性投资时计入医院大账"待冲基金"
现金	库存现金	
有价证券	短期投资、长期投资	根据证券性质归入医院大账相应科目
交付使用资产	固定资产	
预付设备款	预付账款	
应收有偿调出器材及工程款	其他应收款	
应收票据		
其他应收款		
固定资产原价	固定资产	
累计折旧	累计折旧	
固定资产清理	固定资产清理	
待处理固定资产损失	待处理财产损溢	待处理财产损溢——待处理非流动资产损溢

续表

基建账	医院大账	备注
基建拨款（财政直接支付）	"财政补助收入""财政项目补助支出"	
基建拨款（单位自筹）	其他应收款	若医院将自筹资金结转基建账户时在大账中记入"在建工程"科目，则对应医院大账"在建工程"科目
项目资本	事业基金	若本科目余额一直存在于基建账中且不存在减值，则对应医院大账中的"事业基金"；其他情况则根据项目资本的性质计入医院大账的相应科目
项目资本公积	事业基金	
基建投资借款	长期借款	
应付器材款	应付账款	
应付工程款		
应付有偿调入器材及工程款	其他应付款	
其他应付款		
应付票据	应付票据	
应付工资及福利费	应付职工薪酬、应付福利费	
未交税金	应交税金	
交付使用资产	固定资产	
未交基建收入	在建工程——基建工程	冲减"在建工程——基建工程"成本
其他未交款	其他应付款	
留成收入		若不需上交，留存在基建账中，计入"事业基金"；其他情况则根据本科目核算内容的性质计入医院大账的相应科目

第九章 现代公立医院医保政策运用与医保经费管理

摘要：随着医疗改革进程的不断推进，人们关注重点集中在医疗保障问题上。"建立健全覆盖城乡居民的基本医疗卫生制度"是新医改的总体目标。医疗改革中，一方面通过精细化的医疗改革具体措施对医疗体制中存在不符合社会发展的医疗保障内容和医疗服务内容进行改进，通过医疗改革对医院发展中费用结构安排和提供医疗服务进行合理规划安排，同时医改也重视药品、耗材价格的集中管理，确保新医改全面开展，达到医保费用的有效控制。另一方面对于公立医院医疗服务中存在过度医疗的问题，加强公立医院和相关部门的监管，使得公立医院能够提供更加优质和便捷的医疗保障服务势在必行。为此，国家出台了相应的"为民、利民、便民"政策。公立医院要规范医疗服务行为，做好医疗服务和医保控费，监督好医保政策的落实和医保基金的规范使用与回笼。

第一节 医疗保险的概念

 一、医疗保险的起源

医疗保险起源于西欧，可追溯到中世纪。随着资产阶级革命的成功，家庭作坊被大工业所取代，出现了近代产业队伍。由于工作环境的恶劣，流行疾病、工伤事故的发生使工人要求相应的医疗照顾。可是他们的工资较低，个人难以支付医疗费用。于是许多地方的工人便自发地组织起来，筹集一部分资金，用于生病时的开支。但这种形式并不是很稳定，而且是小范围的，抵御风险的能力很低。18 世纪末 19 世纪初，民间保险在西欧发展起来，并成为国家筹集医疗经费的重要途径。

 二、医疗保险概念

医疗保险属于我国社会保障五大险种之一，医疗保险一般指基本医疗保险，是为了补偿劳动者因疾病风险造成的经济损失而建立的一项社会保险制度。通过由国家财政、企事业单位及参保个人共同出资建立医疗保险基金，对参保个人所发生的疾病风险给予基本保障、补偿个人患病期间所发生的医疗费用，参保人员患病就诊发生医疗费用后，由医疗保险机构对其给予一定的经济补偿。

三、医疗保险特征

医疗保险具有社会保险的强制性、互济性、社会性等基本特征。因此，医疗保险制度通常由国家立法，强制实施，建立基金制度，费用由用人单位和个人共同缴纳，医疗保险金由医疗保险机构支付，以解决劳动者因患病或受伤害带来的医疗保险。

医疗保险提供一些制度性的保障，即基本医疗保险制度的建立与实施，使得参保成员集聚了单位和社会成员的经济力量，再加上政府的资助，减轻医疗费用负担可以抵御疾病风险，增进健康，防止"因病致贫"。

第二节　医疗保险的内容及作用

一、医疗保险的发展历程

我国医疗保障制度改革发展轨迹主要体现在"待遇保障、筹资运行、医保支付、基金监管"四大机制。在不同的阶段呈现出不同的特征。

（1）城镇职工基本医疗保险制度建立：20世纪90年代，我国开始建立城镇职工基本医疗保险制度。

（2）2003年，开始建立新型农村合作医疗制度。

（3）2007年，开始建立城镇居民基本医疗保险制度。

（4）2008年10月国务院办公厅发布《关于将大学生纳入城镇居民基本医疗保险试点范围的指导意见》。

（5）2016年1月《国务院关于整合城乡居民基本医疗保险制度的意见》。意见正式印发，2018年城乡居民基本医疗保险制度建立，整合完成。

城乡居民医保整合后，报销就高不就低、用药就宽不就窄、定点医院就多不就少，给参保者带来了实实在在的好处。

二、医疗保险的内容

目前医疗保险的种类包括职工医疗保险、城乡居民医疗保险、离休人员医疗保险、工伤医疗保险、大病医疗保险、生育医疗保险。

 ### 三、医疗保险的作用

（1）满足城乡居民的基本医疗保障需求。目前，我国已建立起世界上规模最大的基本医疗保障网，参保率稳定在95%以上，贫困人口参保率稳定在99.9%以上。职工医保、居民医保住院费用政策范围内报销比例分别达到80%和70%左右，贫困人口经基本医保、大病保险、医疗救助三重制度保障后住院和门诊慢特病费用实际报销比例稳定在80%左右。2018年以来，医保扶贫政策已累计惠及贫困人口就医5亿人次，助力近1 000万户因病致贫家庭精准脱贫，"基本医疗有保障"突出问题得到有效解决。基本医疗保险以低水平、广覆盖、保基本、多层次、可持续、社会化服务为基本原则，主要通过建立国家、医疗机构、家庭和个人责任明确、合理分担的多渠道筹资机制，实行基本医疗保障基金和个人共同分担的医疗费用共付机制，实现社会互助共济，满足城乡居民的基本医疗保障需求。到2020年，"覆盖城乡居民的基本医疗卫生制度基本建立"的目标已经实现。

新冠肺炎患者治疗费用全部由国家承担。国家医保局会同财政部第一时间推出"确保患者不因费用问题影响就医、确保收治医疗机构不因支付政策影响救治"的"两个确保"举措，并将疑似患者医疗费用纳入医保报销范围。

（2）具有一定收入替代作用。我国社会保障体系包括养老保障、医疗保障、失业保障还有人身保障等，而养老保障体系和医疗保险体系是社会保障的重点关注对象，参与医疗保险可以使居民摆脱了对于疾病风险的后顾之忧，降低了通过就业收入来弥补未来的疾病支出的不确定性，具有一定的收入替代作用。

（3）实现健康中国战略的重要保障。2000年世界卫生组织（WHO）将"健康公平"（Health Equity）定义为"不论以社会、经济、人口、地理等何种方式界定组群，组群之间都不存在可避免的健康差别"。健康公平不仅关乎一个国家的国民身体素质，还影响着国家的经济发展与社会稳定。2017年，中国正式提出实施"健康中国"战略，其中一个重要目标就是提升国民健康水平、促进社会公平正义。随着中国老龄化程度的加深，老年群体的医疗需求与健康需求持续增长，《中国卫生和计划生育统计年鉴》数据显示，截至2017年，中国60岁以上人口占全国人口数量高达17.3%，60岁以上老年人住院人数占总住院人数的36.9%，近1.5亿的老年人患有慢性病，中老年人（55岁以上人口）两周就诊率占两周就诊总人数的50.9%，越来越多的医疗服务资源被老年群体"占据"。在需求增加的同时，老年群体看病就医过程中的不公平现象也日益凸显，门诊医疗服务利用和住院医疗服务利用等方面均存在着明显的不公平问题。因此，解决老龄群体的健康问题、促进老龄健康公平，对于健康中国战略的实施与推进具有非常重要的意义。

　　为解决老年群体的医疗和健康问题，保证老年群体公平地享受医疗卫生服务，中国政府先后推出多项政策措施，不断完善基本医疗保障体系。建立健全有中国特色的医疗保障制度和优质高效的医疗卫生服务体系，不仅有利于满足老年群体的医疗与健康需求，也是实现健康中国战略的重要保障。至 2021 年，我国已建立起世界上规模最大的基本医疗保障网，基本医疗保险覆盖超过 13.6 亿人，基本实现全民参保。基本医疗保险制度的一个重要目标是保障国民公平地享用医疗和健康服务，提升医疗卫生服务水平以及降低医疗自付费用。

　　（4）基本医疗保险显著提升了居民的幸福感。高收入和低收入居民的幸福感有了较明显的提升。

　　（5）有利于提高劳动生产率，促进生产的发展。医疗保险是社会进步、生产发展的必然结果。反过来，医疗保险制度的建立和完善又会进一步促进社会的进步和生产的发展。一方面医疗保险解除了劳动者的后顾之忧，使其安心工作，从而可以提高劳动生产率，促进生产的发展；另一方面也保证了劳动者的身心健康，保证了劳动力正常再生产。

　　（6）调节收入差别，体现社会公平性。医疗保险通过征收医疗保险费和偿付医疗保险服务费用来调节收入差别，是政府一种重要的收入再分配的手段。

　　（7）维护社会安定的重要保障。医疗保险对患病的劳动者给予经济上的帮助，有助于消除因疾病带来的社会不安定因素，是调整社会关系和社会矛盾的重要社会机制。

　　（8）促进社会文明和进步的重要手段。医疗保险和社会互助共济的社会制度，通过在参保人之间分摊疾病费用风险，体现出了"一方有难，八方支援"的新型社会关系，有利于促进社会文明和进步。

　　（9）医疗保险是推进经济体制改革，特别是国有企业改革的重要保证。

第三节　公立医院医保政策及应用

　　公立医院医疗保险经历了制度确立、发展、改革和完善等几个阶段。从覆盖范围、筹资、补偿、基金运行和监管等几个角度来看，不同发展阶段的法定医疗保险又各有侧重点。

一、不同时期医疗保险制度的颁布实施

　　（1）20 世纪八九十年代，我国处于经济体制转轨、改革发展动荡期，国企改革三年脱困攻坚在即，上千万职工面临下岗分流，企业拖欠职工的报销的医疗费数额大，已无力报销。公费医疗、劳保医疗制度已无法正常运转，基本名存实亡。社会稳定压力巨

大，解决好基本保障问题事关稳定发展大局、事关人民群众切身利益，原来的医保制度本来"很美"：看病基本不花钱。但正是这种国家和单位大包大揽的过度福利制度，造成严重浪费和欠费并存的困境。在这种背景下，1998 年国务院颁布《关于建立城镇职工基本医疗保险制度的决定》，要求在全国建立覆盖全体城镇职工，社会统筹和个人账户相结合的基本医疗保险制度。这标志着全国城镇职工医保改革的开始，也是我国建立适应社会主义市场经济的社会医疗保障体系建设的开始。

以该决定为主干，相关配套文件为支撑，基本确立了我国医疗保险制度的基本模式、基本原则、基本政策和管理体系，为实现全民医保奠定了坚实基础。

（2）2003 年 1 月国务院办公厅转发卫生部等部门《关于建立新型农村合作医疗制度意见》的通知，开始试点新型农村合作医疗制度，2010 年新农合基本覆盖全国农村居民。

（3）2007 年 7 月国务院发布《关于开展城镇居民基本医疗保险试点的指导意见》，试点推行覆盖全部城镇居民的医保制度。

（4）2008 年 10 月国务院办公厅发布《关于将大学生纳入城镇居民基本医疗保险试点范围的指导意见》，使大学生在大学期间的医疗就医有了保障。

（5）2009 年，《中共中央　国务院关于深化医药卫生体制改革的意见》出台，标志着我国正式迈入医改新纪元。该意见提出了"有效减轻居民就医费用负担，切实缓解'看病难、看病贵'"，"建立健全覆盖城乡居民的基本医疗卫生制度，为群众提供安全、有效、方便、价廉的医疗卫生服务"的改革目标。

（6）2010 年 10 月《中华人民共和国社会保险法》颁布。

（7）2014 年 1 月国务院医改办《关于加快推进城乡居民大病保险工作的通知》，居民大病的报销有了依据。

（8）2014 年 11 月人力资源社会保障部财政部国家卫生计生委《关于进一步做好基本医疗保险异地就医医疗费用结算工作的指导意见》，方便了异地就医患者医疗费用结算。

（9）2016 年 1 月国务院印发《关于整合城乡居民基本医疗保险制度的意见》。

2013 年 11 月，党的十八届三中全会提出整合城乡居民基本医疗保险制度。2015 年 12 月，中央全面深化改革领导小组第十九次会议审议通过《国务院关于整合城乡居民基本医疗保险制度的意见》。2016 年 1 月，意见正式印发。意见就整合城乡居民医保制度政策明确提出了"六统一"的要求，即统一覆盖范围、统一筹资政策、统一保障待遇、统一医保目录、统一定点管理、统一基金管理，使保障更加公平。

城乡居民医保整合后，报销就高不就低、用药就宽不就窄、定点医院就多不就少，给参保者带来了实实在在的好处。整合城镇居民基本医疗保险和新型农村合作医疗两项制度，建立统一的城乡居民基本医疗保险制度。这是推进医药卫生体制改革、实现城乡居民公平享有基本医疗保险权益、促进社会公平正义、增进人民福祉的重大举措，2018

年城乡居民基本医疗保险制度建立完成。

（10）2020年3月5日，中共中央、国务院印发了《关于深化医疗保障制度改革的意见》提出，要制定完善医保基金监管相关法律法规，规范监管权限、程序和处罚标准。

（11）2021年5月国家医保局和国家卫健委联合出台的《关于建立完善国家医保谈判用药"双通道"管理机制的指导意见》，从分类管理、遴选药店、规范使用、完善支付政策等7个方面对"双通道"管理提出了要求。

二、《关于深化医疗保障制度改革的意见》（本部分以下简称《意见》）出台的背景与意义

1. 医疗保障是民生保障的重要内容，也是为全社会所高度关注的一个特殊领域

改革开放以来，我国的医疗保障改革持续推进，取得了显著的成效，目前已建立起一个包括城镇职工基本医疗保险、城乡居民医疗保险和医疗救助制度等在内的全民医保体系，为全体国民提供医疗保障。目前，全国基本医疗保险参保人数超过13.6亿人，覆盖面稳定在95%以上，医保基金收支规模和累计结存稳步扩大。总体上，全民医保的发展已基本上解决了绝大多数人"病有所医"的问题，这是我国改革开放事业所取得的一个伟大成就。然而，"病有所医"目标下的中国医保体系尚面临诸多深层次的问题，体现了"不平衡不充分"的特征，无法满足人民群众日益增长的医疗和健康需求，无法满足"病有良医"的需求。这决定了继续深化医疗保障体制改革成为我国医疗保障事业发展的核心任务。

从近期来看，医疗保障制度改革主要需要解决以下五个方面的问题。

一是体系发展不充分问题。我国的多层次医保体系发展还很不充分，目前依然是以政府提供的基本医保为绝对主体，商业医保或其他补充性医保发展程度低，这必然制约医保总体保障水平的提升。

二是机制不健全问题。医疗保障是一个包含众多要素的复杂体系，其正常运转有赖于合理的机制及机制的综合作用，机制的不健全必然导致目标的难以实现。例如，在筹资方面，各方责任分担失衡，影响着医保的公平性和可持续发展。在制度模式方面，个人账户弱化了共济保障功能。在保障结构方面，突出了住院保障，门诊保障程度较低。

三是待遇不平衡问题。例如，由于制度多样化和碎片化，制度间、地区间和人群间保障水平差异大，过度保障与保障不足现象并存，既损失公平又损失效率。

四是监管不完善问题。我国医保中的道德风险表现突出，各种违法、违规行为和不合理行为侵蚀着医保基金，也侵害着群众利益，医保基金诈骗现象也时有出现，特别是，医保对医疗服务行为的激励与约束作用均未得到很好的发挥。

五是改革不协同问题。医保、医疗、医药领域都进行了一系列的改革，但仍然是一种"各自为战"式的改革，改革成果系统集成不足。近年来，医保对医疗和医药产生

重大影响的领域进行了一系列改革探索，但这些探索还没有得到很好的分析研究与总结，使得三医关系的处理在实际中仍然是一个影响全局的难题。这些问题深刻地影响着医保的高质量和可持续发展。此外，目前的医保制度主要着眼于"疾病"的保障，还不能适应健康中国建设时代"预防为主"的需要。

在这种大背景下，《意见》坚持问题和目标导向，就是为了解决这些问题"应运而生"的。由此可见，《意见》的出台具有重要的意义：一是总结改革经验，集成改革成果，使制度逐步走向"稳定成型"。二是为近期我国医疗保障事业的发展与改革指明方向，明确任务与目标。三是理顺机制，扫除障碍，规划路径，为我国医疗保障适应健康中国建设的发展奠定坚实的基础。

2.《意见》关注的重点问题主要包括四个方面

（1）医疗保障体系构架问题。我国早已明确要建立多层次医疗保障体系。然而，由于种种原因，目前仍然是多层次医保体系发展还很不充分，表现在依然是以政府提供的基本医保为绝对主体，商业医保或其他补充性医保发展程度低，这造成了一种矛盾现象，基本医保的报销比例总体上已经比较高，但居民看病就医仍然觉得"贵"，甚至经常会"负担不起"，这固然与医疗费用连续快速上涨有关，也与医保体系是一个不完善的体系有关。

（2）保障机制完善问题。《意见》重点提出了如何完善待遇保障、筹资运行、医保支付、基金监管四个机制。意见从完善基本医疗保险制度、实行医疗保障待遇清单制度、健全统一规范的医疗救助制度、完善重大疫情医疗救治费用保障机制、促进多层次医疗保障体系发展等五个方面回答了如何完善待遇保障机制的问题。从完善筹资分担和调整机制、巩固提高统筹层次、加强基金预算管理和风险预警三个方面回答了如何完善筹资运行机制的问题。可见，《意见》所讲的待遇和筹资均是广义上的概念，是指整个医保制度的待遇和筹资方式、内容与水平，涉及整个制度的基本模式和政策变量。这标志着对医疗保障认识的深化，与全民医保发展新阶段的实际相适应。

《意见》还从改革完善医保基金监管体制、完善创新基金监管方式、依法追究欺诈骗保行为责任三个方面回答了如何健全严密有力的基金监管机制的问题。

（3）如何协同推进医药服务供给侧改革问题。我国的医疗保障发展到今天，对各方面的影响日益增大，其任务绝不只是如何筹资、分配和管理好医保基金的问题，还会因医保基金具有"战略性购买"能力而对医疗、医药及健康中国建设的多个方面产生重要影响。

（4）优化医疗保障公共管理服务问题。《意见》从优化医疗保障公共服务，高起点推进标准化和信息化建设，加强经办能力建设，持续推进医保治理创新四个方面回答了如何优化医疗保障公共管理服务问题。规范和加强与商业保险机构、社会组织的合作，完善激励约束机制。意见还特别提到，要更好地发挥高端智库和专业机构的决策支持和技术支撑作用。

三、公立医院医疗保险管理制度

1. 医疗保险管理制度

（1）机构管理。

①建立医院医保管理小组，由组长负责，不定期召开会议，研究医保工作。

②设立医院医保办公室，并配备 2～3 名专（兼）职管理人员，具体负责本院医疗保险工作。

③贯彻落实市政府有关医保的政策、规定。

④监督检查本院医保制度、管理措施的执行情况。

⑤及时查处违反医保制度、措施的人和事，并有相关记录。

⑥加强医疗保险的宣传、解释，设置"医疗保险宣传栏"，公布举报奖励办法和监督电话，公示诚信服务承诺书。正确及时处理参保病人的投诉，努力化解矛盾，保证医疗保险各项工作的正常开展。

（2）医疗管理制度。

①严格执行首诊负责制，不推诿病人，接诊时严格核对病历、卡与参保人员本人相符，发现就诊者身份与所持《医疗证》、IC 卡不符时，应扣留医疗保险证（有代取药证明的除外），及时报告医院医保办，医院医保办及时报告市医保中心。

②诊疗时严格遵循"因病施治，合理用药，合理检查，合理治疗，合理收费"的原则，病历、处方、检查单等书写规范。

③药品使用需严格掌握适应症。

④收住病人时必须严格掌握入院标准，杜绝冒名住院、分解住院、挂名住院和其他不正当的医疗行为；住院用药必须符合医保有关规定，使用自费药品必须填写自费药品患者同意书，检查必须符合病情。

⑤出院带药严格按规定执行。

（3）患者基本信息、医疗项目及费用录入管理制度。

①患者入院时，收费处要及时做好详细登记工作，登记内容包括姓名、性别、年龄、身份证号、医保卡号、住院号、诊断、科别、门诊医师、入院时间。为初入院患者编上新住院号，或为再入院患者查回旧住院号才能办理有关手续，避免一人多号或一号多人的情况发生。

②患者入院后，各类医疗文件的书写由医护人员按规定按时完成；由护士核对、录入并执行医嘱；诊疗项目及费用的录入必须正确无误，对出现有项目无收费、有项目多收费或无项目有收费的，追究科室负责人责任。

③实行收费明细清单制，收费明细清单由住院科室提供，不按要求提供的追究科室负责人责任。

④医院医保办每月检查患者基本信息、医疗项目及费用录入情况，对电脑录入的患者基本信息、收费项目等与病历记录不相符的，按规定处罚并追究科室负责人责任。

（4）信息管理制度。

①当医保刷卡出现错误时，窗口工作人员及时通知医保办公室，由窗口工作人员利用读卡程序来检查卡的质量，如卡有问题，告知持卡人到市医保中心查询。

②当医保结算出现问题时，窗口工作人员及时通知医保办公室，由医保办公室人员来查对，确保结算正确，如在查对过程中发现问题，及时向医保中心查询。

③信息管理员做好医保的数据备份，定期检查服务器，确保医保系统的运行。

④严格执行《医疗保险定点机构计算机局域网运行管理制度》。

（5）药房管理制度。

①严格执行国家发改委制定公布的药品零售价格和集中采购价格，按医院药品采购供应制度采购药品。

②公布医院所使用的药品价格及一次性医用材料价格，接受监督。

③确保医疗保险药品备药率达标，不得串换药品。

（6）财务管理制度。

①认真查对参保人员的医保病历、IC卡，把好挂号、收费关，按市医保中心医疗费管理的要求，准确无误地输入电脑。

②配备专人负责与医保中心医药费结算和衔接工作，并按医保规定提供相关资料。

③新增医疗项目及时以书面形式向医保中心上报。

④严格执行医保中心的结报制度，控制各项相关指标，正确执行医疗收费标准。

⑤对收费操作上发现的问题，做到及时处理，并有相关处理记录。

⑥参保人员出院结账后，要求查询收费情况，医保窗口和财务室做到耐心接待，认真解释，不推诿。

2. 医院医保工作制度

（1）认真贯彻执行相关部门颁布的城镇职工基本医疗保险、城镇居民基本医疗保险各项配套政策和管理办法。不断提高基本医疗保险管理服务水平，努力为广大参保患者提供优质高效的服务。

（2）在医院领导的带领下，认真遵守与医疗保险管理中心签订的《医疗定点机构服务协议书》各项规定，严格按照协议要求开展医疗保险管理工作。

（3）严格按照《医疗保险定点机构计算机局域网运行管理制度》规范工作行为，熟练掌握操作规程，认真履行岗位职责。

（4）坚持数据备份制度，保证网络安全通畅。

（5）准确做好医保数据对账汇总工作，月终按照上传总额结回费用。

（6）加强工作人员的政治、业务学习，全面掌握医保、医疗政策、制度，做好医保院内管理工作。每年定期组织全院医护人员医保政策培训。

（7）全院医护人员医保政策业务考试每年不少于一次，考试合格率保证在 90%
以上。

（8）将每年医保中心下达的年度基金预算指标换算为每月预算指标分到各科室，
切实做到合理检查、合理用药、合理治疗，为参保人提供优质的服务。

（9）医保年度内每季度至少有一次医保工作总结分析。

3. 医保办公室人员行为规范

（1）职业道德规范：

①语言文明，态度和蔼，礼貌待人。

②热爱本职工作，努力进取，不断钻研业务。

③熟练掌握医保政策，并能够正确运用到工作中。

④遵纪守法，廉洁办公，接受监督和检查。

（2）行为规范：

①不断学习有关法律、法规及相关的业务知识，认真贯彻执行医保相关文件中的规
定及精神。

②工作态度端正，注重工作效率及结果，做到优质服务，接受社会监督，公示监督
电话。

③严格按照医保工作流程办事，遇到特殊情况给予耐心的解释。

④严格执行院内的各项规章制度，做到衣帽整齐，礼貌待人，热情服务，解释
耐心。

4. 医保工作信息反馈制度

（1）反馈信息包括以下几方面：

①医保管理中心的信息，如会议、文件等；

②参保人员的反馈信息，如要求、意见、投诉等；

③医院医保管理小组的建议、报告、要求、意见等；

④向科室发布的医保信息；

⑤与医保管理中心的各种联系、沟通。

（2）医院医保管理办公室要定期向各科室发送信息反馈单，同时要求备有信息反
馈登记本。

（3）分管医院医保管理的院领导指定专人负责定期收回已由相关科室填写好的信
息反馈单，逐项审阅、登记处理，对重要问题的处理，要及时与医保管理中心联系、
商议。

（4）耐心听取医保参保者的意见，并做好医保参保者意见的登记、处理。

（5）医院医保办公室要重视医保信息反馈工作，听取各科室、医保参保者的意见
与要求，对重要意见要及时登记，认真改进。

（6）对医保管理中心的要求，要尽力配合。

5. 医保工作定期总结分析制度

（1）医院医保办公室于每季度结束前，对本季度医保工作情况进行详细的总结，重点分析医院本季度医保工作中存在的问题，今后应采取的措施，指出下一季度医保工作重点。

（2）医院医保管理小组在组长的领导下，每季度召开一次小组会议，对本院医保工作进行总结，重点分析本院本季度医保工作存在的问题，今后应采取的措施，部署研究下一季度的工作重点。

（3）分管医保工作的院领导每季末对医保工作存在的问题进行汇总、分析，并与上季进行比较，指出本院及各科室应改进的工作重点。

（4）分管医保工作的院领导汇报本季医保工作情况，分析、部署下一季度医保工作重点，转达医保中心的会议、文件精神。

（5）医院医保办公室做好记录和监督、考核工作。

四、公立医院医保政策的运行管理

公立医院应严格遵循医疗保障和卫生健康行政部门的有关规定，按照医疗服务质量管理与控制指标的要求，为参保人员提供合理检查、合理治疗、合理用药服务。

1. 基本医疗保险管理措施

（1）严格执行首诊负责制和因病施治的原则，合理检查、合理治疗、合理用药，病历、处方、检查单等书写规范，做到字迹清晰，记录准确完整，医师签字规范。

（2）做到就诊患者病历、卡与参保人员本人相符，病与症相符，所患疾病与所使用的药品、诊疗项目相符，药品与需要的数量相符，使用的药品数量、诊疗项目与费用相符。

（3）在诊治、记账时必须核对病历和医保卡，不得将非医保人员的医疗费记入医保人员。

（4）应进行非医保支付病种的识别，发现因斗殴、酗酒、违法犯罪、自杀、自残患者、交通事故等患者使用医保卡就诊应及时通知医院医保办。

（5）凡向参保人员提供超出医保范围以外的用药、治疗，应征得参保人员或其家属同意，未经参保人员同意和签订同意书的，由此造成的损失和纠纷由当事人负责。

（6）医保目录内的同类药品有若干选择时，在质量标准相同的情况下，应选择疗效好、价格较低的品种。

（7）严格执行医疗质量终结检查制度。

（8）按时向医保中心上传结算数据，及时结回医保基金应支付的医疗费用，做到申报及时、数据准确。

（9）保证医保网络系统运行正常，数据安全。

2. 基本医疗保险就医管理措施

（1）基本医疗保险门诊就医管理措施。

①对前来就医的患者，接诊医生要询问是不是医保病人，如果是医保病人要核对病历和就医者是不是为同一人，严格拒绝持他人的病历就医或未履行代开药审批手续的就诊者代取药，并对来人进行耐心的解释。如医务人员未经核实给人、病历本不相符的人员开处方，所发生的医疗费用由开方医生承担。

②门诊医师在接诊医保患者就诊时，要按门诊病历书写要求认真书写医保专用病历。

③严格执行首问、首诊负责制和因病施治的原则，合理检查、合理治疗、合理用药，病历、处方、检查单等书写规范，做到字迹清晰，记录准确完整，医师签字规范。

④要主动向病人介绍医保用药和自费药品范围，尽可能最大限度地使用常用药和甲类药。

⑤坚持使用医保用药和非医保用药分处方开方的原则，坚决杜绝大处方、人情方、不规则用药处方和不见病人就开处方等违规行为。

⑥对处方用药有怀疑的病人，请患者在《职工基本医疗保险及工伤保险药品目录》中进行查询。

⑦对来门诊就医的大病和慢病的病人，严格按大病慢病的病种对症用药，认真掌握药品的适应症及大病慢病用药范围和用药原则。

⑧如有利用参保患者的名义为自己或他人开药、检查治疗的，经查清核实后将进行处罚，并取消医保处方权。

⑨严禁串换药品、串换诊疗项目、串换病种、乱收费、分解收费等行为。

⑩严禁误导消费、开大处方、重复检查。

（2）基本医疗保险住院管理措施。

①严格掌握出入院标准，对符合住院的参保人员，门诊医生应在病历本上简要写明病史、体征及处置后开入院通知单，住院办理处凭入院通知单查验住院患者与病历本是否相符，确认无误后方可办理微机住院登记。同时依据医保规定收取住院押金。

②参保人员入院后，病房医护人员应核对住院者是否与入院通知单、病历本相符。

③实行宿床制，凡符合住院标准患者住院期间每日 24 小时必须住院。

④住院期间医保病历本必须交医院管理，医疗卡患者随身携带。

⑤医保病人住院期间要坚持因病施治、合理检查、合理治疗、合理用药。

⑥建立会诊制度，控制收治患者的转院质量。

⑦对进行和使用非医保范围的医疗服务，要征得医保病人的同意，并签订《使用自费药品、治疗项目患者知情同意书》，以避免医保病人个人承担的费用增加。

⑧收治住院病人必须符合住院指征，严禁挂床住院、空床住院等不规范行为，凡经

查实有挂床、空床住院的，按医保有关规定，对所在病房处以 2 倍以上住院费用的处罚。

（3）基本医疗保险门诊慢病管理措施。医生接待门诊慢性病卡的患者，必须认真核对参保病人的身份，做到医保病历、人、慢性病卡相符，确认无误后，依据慢性病"卡"规定的病种及病情进行治疗，严格按照医保规定慢病病种用药范围内，基本医疗保险用药规定的每病种只允许选择 1～2 种主药、1～2 种辅助用药的用药原则合理选用慢病病种用药范围内的药品，合理施治，一病一处方。

（4）特检特治审批管理措施。医院各科室要严格掌握施行特检、特治的适应症。需主治医师以上填写《特检、特治审批单》，由科主任批准，送医院医保办审批后，报市医保中心审批后方可进行。

（5）转院转诊管理措施。

一是凡遇：①经本院多方会诊检查仍不能确诊的疑难病症病人；②因本院条件所限无法开展进一步治疗的病人；③危、急、重症病人必须转院抢救的；④医院无条件治疗的专科疾病病人，经主治医师提出建议，主治医师报告，经科主任审批同意后办理转院转诊手续。

二是不得借故推诿病人，凡在本院可以治疗的病人，不得向外转诊转院。

（6）医疗保险使用贵重及自费药品及项目的管理措施。

凡向参保人员提供超出医保范围以外的贵重及自费药品及诊治项目：

①属门诊治疗确需的贵重及自费药品，应征得参保人员同意后开具。

②属住院治疗确需的自费药品，应征得参保人员或其家属同意，签订《使用自费药品、治疗项目患者知情同意书》。

③属特殊人群（主要是离休干部）因抢救或确因病情需要使用贵重及自费药品、诊治项目的应征得参保人员或其家属同意，签订《使用自费药品、治疗项目患者知情同意书》后，再由主治医师以上职称医师提出申请，科主任签字，报医院医保办审批同意后，送医保中心审批同意后方可进行。

（7）医疗保险管理奖惩管理办法：

为规范医院社会医疗保险参保人就医服务管理，提高医疗保险服务质量，根据《中华人民共和国社会保险法》《城镇职工基本医疗保险暂行规定（2010）》《社会医疗保险服务管理暂行办法》及配套管理办法和社会保险定点医疗机构医疗服务协议书的要求，结合医院实际情况，制定医院医疗保险管理奖惩管理办法，以避免医保基金的损失。

3. 离休干部医疗管理措施

（1）凡持离休干部特殊病历手册就诊的离休干部，实行优先挂号（免收诊疗费）、优先就诊、优先检查、优先取药，优先治疗。

（2）对行动不便的就诊离休干部，医院指定专人为离休干部挂号、陪送就诊、检查，办理取药。

（3）离休干部住院，安排条件最好病房或单间，配备高年资的医务人员管床，出院时由护理人员陪送办理出院手续。

（4）对因病卧床不起或行走不便的离休干部，应要求要送医送药上门服务。

（5）因本院条件所限不能救治或接诊病重的离休干部要及时联系转诊上级医院。

第四节　医保基金的概念及用途

 ## 一、医保基金的概念

医疗保障基金是根据国家有关法律和合同事先约定的方式，由国家财政、企事业单位及参保个人共同出资建立的对参保个人所发生的疾病风险给予基本保障，补偿个人患病期间所发生的医疗费用专项性基金，它是整个医疗保障制度运行的物质基础和资金保障。

医疗保障基金是以法定或约定的方式，由社会保险经办机构根据不同的标准向参保单位和个人在事先确定的比例下，征集的规定数量的医疗保险费汇集而成的、为被保险人提供基本医疗保障，作为参保人基本医疗保障的经济基础。保险关系一般是以法定的方式建立起来的，也可以约定的方式建立。在保险关系中，一方为保险经办机构，另一方为参保人。参保人享受相应的医疗保险待遇，同时，按法律或合同条款规定，参保单位和参保人有义务向保险机构缴纳一定数量的医疗保险费。医疗保险基金是由国家财政、无数个参保单位和个人缴纳的医疗保险费汇集而成的。

医疗保险基金是由保险机构组织管理的，用于偿付参保人基本医疗费用的经济保障。保险机构是医疗保险基金的组织管理者，并执行医疗费用的偿付职能。医疗保险基金用于偿付医疗费用，以参保人为特定对象，依照医疗保险偿付办法，偿付符合医疗保险规定范围内的医疗费用。

医疗保险基金是一种货币形态的后备基金。医疗保险基金的筹集、医疗费用的偿付都采用货币形式。

医疗保险基金的筹集和管理带有强制性，不以营利为目的。基金财务管理的任务是，认真贯彻执行国家有关法律、法规和政策，合理筹集和使用基金，建立健全财务管理制度，组织落实基金的计划、核算、分析和考核工作，如实反映基金收支状况，严格遵守财经纪律加强监督和检查，确保基金的安全。

 ## 二、基本医疗保险基金用途

基本医疗保险基金包括社会统筹基金和个人账户两部分。

（1）基本医疗保险个人账户是参保人员用于支付医疗费用的个人账户，归个人所有，一般不得提取现金。

个人账户的用途：

①支付门诊医疗费。支付本人、配偶、父母、子女医疗费。

②支付零售药店购药费。

③支付住院医疗费中个人自负部分。

基本医疗保险统筹基金由用人单位缴费中除去划入个人账户的剩余部分构成。

（2）基本医疗保险统筹基金。基本医疗保险统筹基金是用人单位缴纳的基本医疗保险费，在扣除划入个人账户部分后剩余的资金及其利息收入即为基本医疗保险统筹基金。设立基本医疗保险统筹基金，是为了通过一定区域范围内社会群体间的互助共济来分担疾病风险，解决职工患大病时的医疗费用，以体现社会公平的原则，有利于减轻企业的社会负担。

基本医疗保险统筹基金的用途：是为了保证广大参保人员的门诊、住院医疗费用。由基本医疗保险经办机构按政策规定支付：

①参保人员住院医疗费用、门诊医疗费（包括父母、配偶、子女）。

②参保人员特殊病种门诊及特定检查项目的医疗费用。

统筹基金主要用于支付普通门诊费用和特殊病种门诊、住院医疗费用中属于基本医疗保险支付范围的费用，但不能支付全自费项目的费用。不能支付因违法犯罪、酗酒、自杀、自残、工伤、生育、交通事故、医疗事故以及其他责任事故发生的医疗费用。

基本医疗保险统筹基金的起付标准是指在统筹基金支付参保人员医疗费用前，参保人员个人按规定须先用个人账户资金或现金支付一定数额的医疗费后，统筹基金才按规定标准支付医疗费用。同时，按照规定医保统筹基金有最高支付限额。

在《条例》实施后，医保待遇清单制纳入法律规范，各级政府不得随意将其视为福利大礼包赠送，由此扰乱国家医疗保障制度建设和发展秩序。

我国实行以基本医疗保险为主的全民医疗保障，中华人民共和国境内的用人单位、职工和居民均有缴费义务，参保职工和居民发生目录内的医药费用时依法享有获益权。

第五节　医保基金严格管理的必要性及采取的措施

 一、为什么要对医保基金严格管理

医疗保障基金是人民群众的"看病钱""救命钱"。党中央、国务院高度重视医保基金的安全问题。基本医疗保障制度建立以来，覆盖范围不断扩大，保障水平稳步提升，对维护人民群众健康权益、缓解因病致贫、推动医药卫生体制改革发挥了积极作用。特别是在抗击新冠疫情过程中，及时出台有关政策，把新冠肺炎诊疗救治纳入医保基金支付范围并预付部分资金，确保患者因费用问题影响就医，收治医院因支付政策影响救治，体现了我国社会主义制度的优越性。

安全的医保基金是医保制度得以平稳运行和可持续发展的财务基础，也是维护广大人民群众医保权益的经济保障。医保基金运行管理的质量和效率，不仅关系着广大人民群众的切身利益，也关系着众多药品生产企业、医用耗材生产企业、医用设备生产企业、医药服务机构的生存发展，事关经济社会发展稳定大局以及党和政府在人民群众心目中的形象和威望，因此加强医保基金监管是保证医保制度平稳运行的基础。

但是，由于医疗保障基金使用主体多、链条长、风险点多、监管难度大，受监管制度体系不健全、激励约束机制不完善等因素制约，医保基金使用效率不高，医疗保障基金被当作"唐僧肉"，基层医疗机构有拉客办理假住院的、大城市医院有倒卖医保药品信息的、欺诈骗保套保处处可见。欺诈骗保问题持续高发频发，2019 年，国家医保局共组织 57 个飞行检查组，对 92 家大型三甲公立医院进行了重点查处，初步查实违规资金 21.67 亿元。在打击欺诈骗保专项治理中，全国共查定点医药机构 81.50 万家，占定点医药机构总数的 99.45%，查处定点医药机构 26.4 万家，处理违法违规参保人员 3.31 万人，追回资金 115.56 亿元。2020 年检查了定点医药机构 60 余万家，加上定点医疗机构自查，共处理违法、违规、违约定点医药机构 40 余万家，追回医保基金 223.1 亿元。

基金监管形势较为严峻，需要加快推进医保基金监管制度体系，全面提升医保治理能力，深度净化制度运行环境，严守基金安全红线。现已有可操作的法律依据和执行机构。

二、医保基金管理采取措施

1. 出台政策规范

为了更好地管好医保基金，2020 年国务院办公厅出台了《关于推进医疗保障基金监管制度体系改革的指导意见》意见要求制定完善医保基金监管相关法律法规，规范监管权限、程序、处罚标准以及强化医保基金监管法治及规范保障，制定医疗保障基金使用监督管理条例及其配套办法等。

2. 细化政策落实

2021 年《医疗保障基金使用监督管理条例》的施行，为了加强医疗保障基金使用监督管理、保障基金安全、促进基金有效使用、维护公民医疗保障合法权益，加强医保法治建设，让医保管理有法可依。健全严密有力的基金监管机制。统一医保公共政策，明确各方的责任和义务，制定医保良法，推进医保改革，各方依法办事，实现医保制度的良性循环，更好服务医改深入推进。为此 2020 年 12 月 9 日国务院第 117 次常务会议通过了《医疗保障基金使用监督管理条例》（以下简称《条例》），自 2021 年 5 月 1 日起施行。

《条例》将进一步规范基金使用行为，打击欺诈骗保行为，填补了我国医疗保障基金监管方面缺少相应行政法规的空白。标志着我国医疗保障基金使用的监督管理有了法律规范，对医保法治化建设具有里程碑意义。

《条例》明确了医保基金使用过程中的监督管理。明确了以人民健康为中心，为全体参保人提供与经济社会发展相适应的保障水平，依法监管。突出了"安全""有效"这两个关键词。

《条例》主要明确了医保基金使用监管的四个重要方面：

一是监管主体。医保基金使用主体主要包括医疗保障经办机构、定点医药机构和参保人员；医保基金监管主体除医疗保障行政部门外，还包括与此项工作有关的各部门等。《条例》第九条还特别提出"国家建立健全全国统一的医疗保障经办管理体系，提供标准化、规范化的医疗保障经办服务，实现省、市、县、乡镇（街道）、村（社区）全覆盖"，为强化具体负责基金使用管理的医疗保障经办机构建设提出了要求。

二是各方责任。《条例》明确了各方主要责任。医疗保障经办机构要健全业务等管理制度，做好协议管理（包括建立协商谈判机制）、信息公开、基金拨付等工作，定点医保机构要按规定提供医药服务，并建立医保基金使用内部管理制度等，参保人员在就医、购药过程中也要遵守医保相应规定，不得获得非法利益。

三是监督管理要求。《条例》对医疗保障行政部门在基金监管中的责任和权力做了明确规定：一方面，医疗保障行政部门需加强服务协议管理和与有关部门的信息交换和共享、创新监管方式，并根据基金监管需要开展专项检查和部门联合检查；另一方面，在实施监督检查时，明确了医疗保障行政部门可进入现场检查等多项具体措施，并可依法委托符合法定条件的组织开展相应执法工作，对医保基金监督管理中的工作程序、处理等做了明确要求。

四是监管重点和处理办法。医保基金使用监管的重点行为和与之对应的惩戒措施是《条例》明确的重要内容。《条例》第三十六条至第四十一条分别对医疗保障经办机构、定点医药机构和参保人员的违规违法行为及其惩戒办法做了规定。其中，需依法处理的各类情形，均是各种易发、多发违规违法行为，需要基金使用主体引以为戒，各类情形对应的处理办法，为基金监管方提供了明确的执行依据。

《条例》为基金使用过程的监督管理提供了遵循。将更加彰显医保基金监管法治化、专业化、规范化、常态化，医疗医保管理服务体系更加公开、透明、规范，保障制度和服务体系更加健康持续发展。补齐了医保法律"短板"，健全医保法治建设，对医疗机构使用医保基金的相关主体职责进行了明确。

《条例》分别设置了相应的法律责任，加大了对违法行为的惩戒力度。《条例》让违法者付出更大的代价，对不同违法主体、不同违法行为和不同违法情形，《条例》分别设置了相应的法律责任，加大了对违法行为的惩戒力度，进而引导和督促医疗保障基金的使用主体更好地做到合法、合规。"对于骗保行为，设定了比较严厉的处罚。对个人骗保的，与定点医药机构一样，处骗取金额 2 倍以上 5 倍以下的罚款"。

3. 提高临床合理用药水平，降低医疗成本

《基本医疗保险用药管理暂行办法》自 2020 年 9 月 1 日起施行。全面地从总则、药品目录的制定，调整、药品的支付、管理与监督等角度对医保目录动态调整长效机制，调整药品范围，调整标准，支付标准，支付监管提出了综合具体的改革方向及实施措施。

4. 为医保基金高质量、合理使用而采取的措施

（1）建立健全职工基本医疗保险门诊共济保障机制。自 2020 年 8 月 26 日国家医保局发布《关于建立健全职工基本医疗保险门诊共济保障机制的指导意见（征求意见稿)》以来，健全职工基本医保门诊共济保障机制频频出现在政府工作报告等中央文件中，推动落实该政策落地由此成为 2021 年医保重点工作之一。

（2）建立健全基金监管长效机制。《医疗保障基金使用监督管理条例》是在医保基金监管形势严峻的条件下，对近年来反医保欺诈实践经验的制度化出台的医保政策，这将为医保基金的监管奠定有力的法律基础。

（3）制度化、常态化实施药品和耗材集中招标采购。集中带量采购不仅大幅降低了患者负担，还推动了仿制药的替代，铲除了带金销售的空间，让注重研发、注重品质和成本的企业能够成长壮大，推动医药行业形成风清气正、海晏、河清的良好氛围。同时，配套的基金结余留用政策，让医务人员的合理诊疗可以分享改革红利，极大地规范了诊疗行为，为"三医联动"改革带来了希望的曙光。

未来集采将实行动态调整，耗材或将是下一步的重点集采领域，同时，在集采规则不断完善的同时，推动形成全国统一开放的药品集中采购市场，明确责任、分级开展药品集采工作，逐步解决临床用药和大品种价格回归问题，药价、耗材价格将进一步下降。

（4）持续深化医保支付方式改革。使用高效的支付方式约束医疗服务行为和调节医疗配置，更好地保障参保人员权益，是医保机制发挥作用的主要方面。深化支付方式改革一直是国家医保局的重点工作之一，目前正有序推进 DRG（疾病诊断相关分组）与 DIP（病种分值付费）国家试点，推进紧密型县域医共体支付方式改革，初步形成了总额预算基础上多元复合支付方式，按项目付费比例不断下降。

（5）继续做好医保目录管理。2018 年以来，经过连续三年的医保目录调整，尤其是 2020 年 7 月底《基本医疗保险用药管理暂行办法》的出台，医保药品目录动态调整机制基本形成。经过三轮调整，纳入了 433 种新药和好药。其中，2018 年 17 种谈判药进入目录，2019 年 97 种，总共 114 种谈判药，药品价格平均降幅超过了 50%。据测算，仅 2020 年 1~11 月，就为患者减负 721 亿元。

未来除了一年一调的药品目录之外，还需要做好以下三方面工作：一是确保新版药品目录落地，尽快调整信息系统，完善支付政策，让人民群众尽快用上新增药品，同时要做好患者用药衔接和舆论监测。二是继续做好省级增补药品的消化，持续清理 40% 的省增补药品，确保 2022 年实行药品目录全国基本统一。三是要继续完善医用耗材的管理办法。2021 年或将出台医用耗材管理办法，规范医用耗材目录，为制定国家医用耗材准入目录奠定基础。

（6）推进医保精细化管理，提高医保治理能力和水平。精细化管理是医保治理体系与能力现代化的重要内容，是新时期发展阶段推动医保高质量发展的必然选择，也是发挥医疗保障战略性购买作用的必然途径。所以精细化管理，即向管理要效益，在精心筹划、精细推进、精妙落地、精确治理上下"绣花功夫"，推动医保改革不断深化。

第六节　公立医院医保经费的管理

 一、医保经费的管理

政府出台的医保政策和医保基金二者之间互为作用，目的都是保障人民身体健康，降低群众医疗负担，减轻治病成本，避免因病致贫。医院应当严格执行医保协议，严格执行医疗保障行政部门制定的医药价格政策，合理诊疗、合理收费，严格执行医保药品、医用耗材和医疗服务项目等目录，优先配备使用医保目录药品，控制患者自费比例，提高医疗保障基金使用效率。

医院应设置专职的既了解医院医疗诊治流程、又对医保政策熟透于心医保工作人员。把握好药占比、耗占比，选择合理、有效的诊疗项目降低医疗成本，减少医保扣款。同时，医院不得为非定点医疗机构提供医保结算。经办机构不予支付的费用、医院按医保协议约定被扣除的质量保证金及其支付的违约金等，医院不得作为医保欠费处理。

医院应按要求及时向统筹地区经办机构报送医疗保障基金结算清单等信息，包括疾病诊断及手术操作，药品、医用耗材、医疗服务项目费用结算明细，医师、护士等信息，并对其真实性负责。医院应当按要求如实向统筹地区经办机构报送药品、耗材的采购价格和数量。定点医疗机构应向医疗保障部门报告医疗保障基金使用监督管理及协议管理所需信息，向社会公开医药费用、费用结构等信息。医院应当参加由医疗保障行政部门或经办机构组织的宣传和培训。应当组织开展医疗保障基金相关制度、政策的培训，定期检查本单位医疗保障基金使用情况，及时纠正医疗保障基金使用不规范的行为。医院应当配合经办机构开展医保费用审核、稽核检查、绩效考核等工作，接受医疗保障行政部门的监督检查，并按规定提供相关材料。

二、采取有效措施，促进资金回笼

目前，基金支付有待规范。①支付方式单一，按项目付费为主，简单易操。②拨付不够及时。目前医保资金的月度结算拨付及时性有很大提高，但有部分区县结算间隔时间偏长，且月度预结算金额一般只有实际发生额的 60%～80%；年度清算一般更是延长至后 6 个月左右。支付和结算的不及时，导致部分医疗机构大量垫支，影响资金周转，加大财务风险。③管理有待优化。医疗服务协议签订时间滞后，大部分医疗定点机构的协议一般会延迟到第二季度末方能签订，少部分甚至会延迟至第三季度初。由于协议签订时间滞后，定点医疗机构无法及时获取总额度信息和考核指标等要求，从而无法及时制定医院内部的医保管理控制方案，给医疗单位完成全年医保相关控制目标带来了极大困难，历年清算无明确有效的书面材料。

虽然每年医保管理部门和医院都进行了清算，但是医院大多没有取得正式的书面结算材料。因而无法明确会计挂账的应收医保费用与清算额度的差额产生原因，也就无法进行相应的会计处理，这种长期挂账的费用越来越多，从而导致医院账面的业务收入数据不实（被夸大），医院的收支结余虚增，可能会给医院和上级管理部门决策产生误导。医保收费项目目录未能及时更新，部分临床上必须使而又无其他药品可以替代的低价药涨价后，医保报销标准未能及时更新，致使医院亏本卖药。一些新技术、新项目，尤其是专科治疗项目未能及时纳入医保收费项目目录，只能作为自费项目，增加患者负担，也制约了新项目、新方法的开展。针对存在问题和困难及时与医保主管部门沟通，真正做到政府、医院、患者利益最大化。

三、采取有效的谈判机制，确定合理的结算方法

资金分配有待细化：①总额控制与医院需求不相适应，部分公立医院第三季度就用完了全年的预算总额，医院为避免超出医保预算总额，可能会出现推诿病人、拒绝诊治医保患者的现象。②谈判协商制度各方需求难以统一，医保协商机制未真正落地。按照规定邀请的卫生计生、财政、医院等多方面代表参与讨论基金的分配方案、意见效力有限且难以统一最终多未采纳，仍是以医保部门的决定为准。③资金分配对基层倾斜不够。④激励机制未产生正向作用。完成考核指标的医疗机构，结余预算的一定比例结转其下年使用；未完成指标的，结余预算额不结转，纳入统筹基金管理。对于一些严格执行政策，并且各项考核指标都合格的医疗机构剩余结余部分要被收回，节余的一定比例结转下年使用并不等同于实实在在的奖励，因为下年度确定该医疗机构预算额时，医保

部门也会综合其上年实际支出和收支结余情况。所以一些医疗机构反映,医保预算额上年结余,当年要吃亏,次年还要吃亏,这样自然是尽量用完,缺少主动性结余意识。

 ### 四、与医保主管部门探讨新的医保管理机制

从源头上治理,医保支付设定经济杠杆。可设定报销比例差距,拉开药品和医疗技术劳务报销比例,提高医生医疗技术项目医保支付比例。

对医疗机构考核重过程,能够体现医疗服务价值。目前,绩效考核评价多为过程、产出指标,缺少结果指标。医疗服务支付和机构补偿更多的是考虑服务量(诊疗人次、慢病管理人数等),未与健康结果挂钩(如治愈率、慢病有效控制率等)等。

补偿机制有待改变。公立医院考核、分配与创收挂钩。提高统筹财政医保资金使用效益,奖励质优、低价服务,建立正向激励机制供优质低价服务成本高而收入少,为负向激励。

总之,规范合理运用国家医保政策,确保医保基金安全有效使用。各公立医院根据国家医疗、医保政策要求,在开展医疗服务工作中,实时关注医保经费收支平衡,逐步由粗放型管理向内涵管理转变,利用支付机制,控制成本,合理收治和转诊患者为内动力。助推公立医疗机构对医院内部流程的科学设置,规范临床服务的医疗行为。不断借鉴同行业的先进经验,探索医保管理的增效实践。预计不久的将来,各地公立医院将根据国家实施颁布的医保政策进行更多医保精细化管理的改革,国家医保局也会及时总结优秀个案,使公立医院医保精细化管理更上一层楼。

第十章 现代公立医院薪酬分配制度与激励机制

摘要: 在新医改的进一步发展中,公立医院现有的工资制度不能适应我国对卫生健康服务事业发展的新要求,也不能适应我国医药卫生体制改革发展形势的要求。在习近平总书记关于"深化医疗卫生体制改革"和"健康中国"的重要指示精神的指引下,国家先后出台了一系列关于推进工资体制改革的指导性政策。在上述政策和举措的推动下,我国近年来公立医院的薪酬制度也随之发生了变化。在对试点医院薪酬体系改革进行深入而有针对性的探讨后,各试点医院积极领会文件精神,认真贯彻落实,积极探索改革方式方法,创新推行薪酬制度改革,取得了一定成绩,如一定程度上提高了公立医院医务人员薪酬水平与薪酬满意度,促进医务人员重视业务能力提高、提高业务水平,减少过度医疗、缓和医患关系,改善医院管理等。公共医疗机构的薪酬制度改革是我国公立医院改革中最为关键的一项内容,也是其最大的潜力所在。科学、合理的薪酬分配是医院留住人才、激发医护工作者积极性、提升技术和学科水平、为病人提供优质、高效、方便、快捷的医疗服务的根本原因。医院管理者要正确处理好人力成本与结构效率之间的关系,科学合理规划与投资,把人力资源向关键岗位、劳务技术价值高、风险程度大、社会评价好、贡献大的岗位与人员倾斜,推进医院的公益性回归与科学化管理。

第一节 概念与相关理论

 一、公立医院与薪酬基本概念

1. 公立医院概念

我国公立医院不同于其他国家,有着自己的特色和理念。我国的公立医院是指由政府主办、经费预算由财政部门负责的医院。在我国,公立医院作为事业单位,是医疗保障体系的重要组成部分,起着中流砥柱的作用。截至2019年底,全国共有医院34 354所,较2018年同期增长1 345所,其中公立医院11 930所,较2018年减少102所,与

2017 年相比减少 367 所。到 2019 年底，全国各大医院病床 686.7 万张，72.5% 的公共医院和 27.5% 的私人医院。与 2018 年同期比较，全国增长 347 000 个病床，公立医院的病床增长超过一半，达到 17.4 万个，私人医院的病床数量增长 17.3 万个。公共医疗服务是我国公立医院最大的特色，也是其最大的特征。同时，公立医院也与其他民营医疗机构及其他行业机构相比，具有非营利性、多层次、服务性和较强的社会责任。在这种特殊性的指导下，公立医院肩负着为广大群众提供公平、高效、安全、价廉的医疗和公共卫生服务的责任。

2. 公立医院的特点

公共医疗服务是我国公立医院最大的特色，也是其最大的特征。同时，公立医院与其他民营医疗机构及其他行业机构相比，具有以下特点：

（1）公益性是我国公立医院最根本的特征。我国政府出资设立的公立医院，是国家为广大群众提供基本的公共卫生保健服务，是一种以公益为基础、价廉、有效、便捷的医疗卫生服务。不管是什么时期，医疗健康都是关系到人民生活的大事，是国家战略的重中之重，它起着保障人民健康、支撑国家整体战略发展的作用。公立医院的功能主要是通过卫生服务的供给来完成，并通过一系列的优惠政策来实现，比如对公立医院的税收、对公立医院的补贴、对药品的定价进行控制等。公立医院的公共服务属性，其内涵在于：在一定范围内，以最小的代价为大众服务，体现在服务范围可及、服务程度适宜、服务品质与效益较高三个方面。

（2）非营利性公立医院的性质是公益性。它担负着为人民提供高质量、低成本的医疗服务，因此，它的性质和功能决定了它的非营利性性质，而不是以盈利为目的。

二、薪酬激励相关理论

1. 薪酬相关概念

薪酬概念内涵丰富，其产生与演变过程中包含了不同派别、不同学者对其的理解。现针对薪酬制度与相关概念进行简要概述。"工资"在《现代汉语词典》中的定义为："作为劳动报酬，按期付给劳动者的货币或实物。薪酬是员工作为雇员关系的一方得到的各种形式的财物回报、有形服务与福利。主要可以分为两类，总体薪酬与相关性回报。总体薪酬包括直接以现金形式获得的报酬（如工资、绩效、奖金等），或者间接以福利方式（如养老金、医疗保险、制服等）；相关性回报包括学习机会、社会地位等。"专家学者们一直在讨论这两种薪酬回报孰轻孰重，货币性的薪酬一直作为直接激励的薪酬方式受到大众的广泛研究。

2. 激励相关理论

激励相关理论是一个具有丰富内涵的概念，它的形成和演化是由不同派别、不同学者所认识的。随着我国经济社会的迅速发展，企业如何对职工进行有效的激励，对职工的报酬激励机制的研究也随之加速。激励理论认为，员工的需求激发了他们的动力，并决定了他们的目标和行为，而激励则是通过满足他们的需求来激发、驱动和强化他们的行为。

（1）需求学派激励理论。需求学派的激励理论首先是研究人的"需要"，要解决员工需要什么，需要什么来激发员工的工作热情，其中有马斯洛的需求层次理论、赫茨伯格的双重理论，以及麦克利兰的成功需要理论。需求学派中最典型的马斯洛需求层次论，认为人的需求是由低级需求的满足发展到更高的需求。人的需要按照其重要程度和满足需要的困难程度，依次是生理需要、安全需要、社会需要、尊重需要和自我实现需要。需求层级理论认为，员工获得足够的报酬，可以满足较低水平的需求，可以极大地刺激员工对更高层次的需求，进而实现激励的目的。所以，职工的基本薪酬应该被设置为能够保证其基本的生活需求。高风险工资会妨碍职工基本生活水平的满足，而不能有效地激发其积极性。

（2）过程学派激励理论。激励理论的过程学派学者认为，组织可以通过满足工作人员的需要来实现自身的目标，但这需要一定的过程与时间，即在这一段时间与过程中需要通过制订一系列的目标来持续地影响工作人员的需要，持续地激发工作人员的行动。过程学派的激励理论包括弗洛姆的期望理论、洛克和休斯的目标设置理论等。其中最具代表性的弗洛姆的"期望理论"认为，有两个因素影响一个目标对工作人员激励效果的大小：第一个因素是目标的效价，即指实现该目标对工作人员有多大价值，这出于工作人员的主观判断。如果对工作人员来说实现目标是很有价值的，则工作人员的积极性就高。第二个因素是员工对工作目标的期望，也就是员工是否能够完成他们的工作目标。只有当工作人员觉得很有可能达到这个目标时，他们才会采取措施，以达到目的，从而充分激发他们的积极性；如果员工觉得通过努力达到目标的可能性很低，或根本无法达到，那么，其动机就会变得很弱，甚至没有任何效果。激励过程理论认为，激励是一项复杂的管理活动，因此，员工的积极性必须通过不断地制订有效的、有可能实现的目标来激发员工的积极性。在建立薪酬奖励政策时，要特别注意：业绩评估要结合员工的期望和能够达到的业绩指标。业绩目标要细化，员工具有挑战性，同时要注意，员工要达到高业绩目标，则要获得更多的奖金。在激励机制中，必须注重报酬制度的公平性，而内部外部报酬价值的主观评估以及对分配结果的公平性等因素的客观评价，都会对激励的有效性产生深远的影响。

第二节　公立医院薪酬制度改革现状

 一、公立医院薪酬制度改革进程

伴随着四次重大的事业单位工资体制改革，公立医院的薪酬体系也经历了四次重大变革，由职务级别工资制向结构工资制、专业技术职务级别工资制，到目前的岗位绩效工资制这四个阶段。1985年卫生部《关于卫生工作改革政策问题的报告》提出扩大医院自主权，薪酬分配问题开始进入大家的视线。到1993年实行第三次工资体制改革以前，政府机关和事业单位的工资都是相同的，绩效工资的概念十分薄弱。

1993年，我国启动了全国范围内的第三次大规模的工资体制改革，党中央、国务院将国有企业和事业单位分开，实行了两种不同的薪酬体系。同时，根据不同的资金来源，事业单位可以划分为自收自支、财政差额拨款和财政全额拨款三种类型，并就这三类不同性质的职业技术职务实行不同的管理办法。

1997年《中共中央国务院关于卫生改革与发展的决定》继续深化绩效分配制度改革，打破大锅饭，破除平均主义，广泛调动医务人员工作积极性。

2000年《关于深化卫生事业单位人事制度改革的实施意见》进一步扩大事业单位的自主权，创新分配方法，向关键岗位及优秀人才倾斜。

2006年，国务院要求，全面推行"岗位绩效薪酬"。在推行岗位绩效薪酬体系方面，人事部专门下发了《卫生事业单位贯彻〈事业单位医务人员收入分配制度改革方案〉的实施意见》，为公立医院的薪酬体系提供了有力的推动。通过实施医疗机构的岗位绩效工资制，对医疗机构的薪酬调节和人才的激励分配机制进行了进一步的改进。从那时起，我国的医疗机构一直沿用着"岗位绩效工资"制度。

2009年，国家在新的医改计划中，提出了基于岗位绩效工资体系的公共医疗机构的工资分配体系，并在新的医改方案下，政府有关部门和公共卫生机构开始了积极的探索，并在实践中不断学习、创新以知识和业绩为导向的薪酬体系，绩效分配探索进入新阶段。

2011年，国务院办公厅发布了《关于印发2011年公立医院改革试点工作安排的通知》，明确了绩效工资工作重点。

2016年习近平总书记在全国卫生与健康大会上提出两个允许，即允许医疗卫生机构突破现行事业单位工资调控水平，允许医疗服务收入扣除成本并按规定提取各项基金后主要用于人员奖励，为绩效分配指出了新的思路。

2017年《关于开展公立医院薪酬制度改革试点工作的指导意见》，由卫计委、财政部、中医药管理局、人力资源社会保障部等四个部委共同发布，合理确定薪酬水平。

2021年5部委联合印发了《关于深化公立医院薪酬制度改革的指导意见》，推动公立医院薪酬制度改革全面开展。2021年6月9日国务院确定深化公立医院薪酬制度改革的措施。2021年6月印发的《关于推动公立医院高质量发展的意见》，对公立医院薪酬分配制度改革提出新的要求。

上述文件均从国家的角度，对推进公立医院的薪酬制度进行了规范和细化，并对医疗卫生人员绩效考核、岗位绩效工资制度、重点提高临床一线护理和医生的工资待遇等方面提出了具体要求。

二、公立医院的薪酬分配现状

公立医院目前的工资结构考虑了工龄、学历、职称、职务等重要内容，但在体现按劳分配、按贡献分配、按技术要素分配上还有很大差距。特别是管理岗位的价值体现的较少，职务越高，这种反差越大，难以调动不同类别人员的积极性。首先在技术岗位，医生护士都是按毕业学历定级，定级后是按职称增长，如果工龄、学历、职称相同工资就一样，这里既没有考虑医生护士之间的技术含量大小、风险高低不同，也没有考虑同类之间能力大小贡献大小问题，基本是论资排辈。行政管理岗位与后勤岗位也是如此，科主任不论岗位重要与否绩效工资都一样，管理科室科员、后勤岗位技术工人同样不管干什么岗位绩效薪酬都一样。现在的工资政策，管理岗位拉不开，院领导按管理岗位定薪还不如技术岗位，按技术岗位定薪，因晋级稍晚还不如同龄同职称的中层干部。医院发展要靠整个团队的共同努力，离不开职工的凝聚力、向心力、创造力。但医院管理要靠班子成员与中层干部，班子成员中要靠领头人，中层干部也要靠科主任。无论是大团队还是小团队，领头人的责任、压力、贡献与其他人员的作用不是简单的对比问题。一个医院或科室往往因一名优秀院长或科主任而起死回生，效益大增，但个人的价值得不到体现，长远积极性会受挫，潜能得不到最大的发挥。而目前的工资政策恰恰难以体现公平，严重影响各类人员的工作积极性。大锅饭、平均主义现象严重，工资缺乏激励作用等，现状必须得到有效改善，否则将阻碍公立医院的高质量发展。

三、公立医院的薪酬制度改革现状

现阶段福建省三明市是国家医改的排头兵，建立了符合自身战略需求的薪酬制度和合理的薪酬分配机制，为全国提供了可复制的样本，现在全国医改都在学习三明经验，他们在薪酬改革方面也有值得我们学习借鉴的地方。三明实行"全员目标年薪制、年薪计算工分制"，以医疗服务收入（不含药品、耗材、检查、化验收入）为基数核定公立医院薪酬总量，遏制大额处方，破除医院利益驱动机制，按照"工分"进行内部绩效考核和分配，实行党委书记年薪制，落实公立医院分配自主权。逐步实现公立医院回归公益性质、医生回归看病角色、药品回归治病功能。

四、A市公立医院的薪酬制度改革过程

1. A市公立医院薪酬制度改革准备阶段

《关于开展公立医院薪酬制度改革试点工作的实施方案》，省财政厅和省卫生计生委联合下发文件，提出省公立医院薪酬制度改革。合理确定各医疗机构的绩效工资总额

与薪酬水平，实行年度薪金制度。医疗卫生机构对薪酬改革工作非常重视，根据文件精神对医疗机构相关人事、薪酬制度进行了完善与规范，由医疗机构对现有的人事编制进行统一管理与使用，并加强医疗机构的用人自主权，为试点医院薪酬制度改革奠定了政策与机制基础。

2. A 市公立医院薪酬制度改革发展阶段

A 市根据上级文件精神，建立适合本地区的绩效工资分配方案，制订了《公立医院薪酬制度改革实施方案》《医院全面质量管理办法》《公立医院综合绩效管理及考核方案》。该方案在质量管理、目标管理、成本管理、病人权益管理、薪酬福利管理、医院人员管理等方面都有具体的规定，确保政策有规可依，落实到位。

3. A 市公立医院薪酬分配方案

薪酬构成从两个渠道实施，即基薪和绩效工资。基薪是对工作人员完成基本任务提供的劳务报酬，也是对修复劳动力进行的基本补偿，是有标准的。它的标准是事业单位工资结构规定的基本标准或略低于此标准。绩效工资是指与有效劳动量及创造价值多少挂钩而分配的劳务报酬，不存在封顶的问题。绩效工资是对某一岗位的工作数量、质量、效率进行全面考核的基础上兑现的报酬。绩效工资的设立对医疗机构职工尽职尽责完成任务，提高工作效率，提供制度保障。

绩效工资是弹性工资，它是建立在经济效益和综合目标考核基础上，结合责任、风险、技术含量等要素进行分配的。绩效工资是调动职工积极性，提高工作效率，打破大锅饭、铁饭碗的有效手段。因为有基薪作基础，绩效工资不存在维持劳动者基本生存成本问题，而是讲究创造价值即贡献率问题。绩效工资的考核方式，首要部分是与有效工作量挂钩，如门诊诊疗人次、实际占用床日、手术量、处置量等；同时，另一主要部分是与实现的价值挂钩，这种挂钩不是单纯追求经济效益，而是与降低成本、降低单病种费用、降低药品收入在业务收入结构中的比例、提高各种检查阳性率等挂钩，而不是与实现的纯收益增长直接挂钩，避免过度医疗，减轻患者费用负担；还有其他考核手段，如获得批准的新技术实施、实现的科研成果级别与数量、授课带教次数等，这些医院会设置相应的绩效指标进行考核。绩效工资的分配标准既要体现动力性、结构性，也要与医院的总体效益挂钩。绩效工资实行总额控制，绩效工资总额根据医院规模与效益情况原则上应低于基薪工资的 50% ~ 70%，同时薪酬总额应与医院事业发展的整体增长比例相适应。绩效工资总额需报主管部门、人社部门、财政部门批准后实施。

薪酬分配制度改革的步骤主要有核定职能、岗位、指数，按岗定薪。职工全部竞争上岗，从高位到低位层层竞聘，竞聘到什么岗位挣什么岗位工资。管理职务系列与技术职务系列分开。管理岗位按医院功能定位和职能设置设定。必须适度拉开医疗一线与医院管理岗位之间收入的比例差距和医护人员之间的差距，以体现医生技术与风险含量的高附加值劳动价值，同时兼顾相关群体的劳动价值。要实行严格绩效考核程序与办法，加强绩效管理。薪酬制度改革的目的是调动每一位管理者及员工的潜能，提高劳动效率。而绩效考核是检验薪酬制度改革的有效措施。绩效考核的结果主要作为兑现绩效薪酬的依据，在分配原则与分配办法一定的情况下，绩效考核的结果决定绩效薪酬兑现的幅度。

 五、公立医院薪酬制度改革的效果

1. 提高公立医院医务人员薪酬满意度

公立医院的绩效工资总额和个人业绩都有一定程度的提高。推行工资制度改革后，A 市试点公立医院的医疗人员平均工资有所增长，医护人员的工作意识、服务意识、学习意识和工作积极性都得到了提升。员工的平均业绩增长与基于知识的工资体系原则的提升，使医疗工作者的报酬满意度得到改善。

2. 促进医护人员重视业务能力提高，提高医疗水平

试点公立医院实行工资制度改革后，医护人员更加专注于工作和学习，工作积极性也得到提升，医护人员的医疗质量也有所提升。根据 A 市卫生健康委员会数据，A 市试点公立医院注册的医护人员的继续教育比例达到95%。同时，从门诊和住院病人的数量来看，试点医院的医疗技术水平得到了有效提高。医院门急诊病人及住院患者，均有明显增长。

3. 减少过度医疗，缓和医患关系

试点医院的药品和卫材占比均出现了显著的下降，医院在薪酬体系改革中，通过优化医疗费用结构，规范诊疗各项服务，腾笼换鸟，提高收益空间，调整绩效分配机制，提高医务人员服务意识，同时也提高了人民群众的满意程度。

4. 完善公立医院管理

薪酬体系的改革，使公立医院拥有更多的自主权。在改革中，医院的绩效分配要按照岗位设置合理的等级，体现出医院、医生、护士、医技等岗位的特点和差别，特别要注重对关键岗位和紧缺岗位、高风险和高强度岗位、高层次人才、业务骨干等临床一线工作人员加大分配比例。建立运行医疗质量管理组织体系、质量管理标准、考核体系、分析运行体系和评价体系，医院质量管理水平实现了从弱到强的转变。

第三节 公立医院薪酬制度改革中存在的问题

 一、公立医院薪酬制度改革对改善薪酬不公平作用较弱

1. 对改善编外医务人员薪酬不公平作用较弱

公立医院存在着严重的人员短缺，无法适应社会发展的需求，经上级批准，公立医院采用临时工、聘用制等方式，使用编制外人员，目前编制外用工的人员经费由各公立医院自行承担。编外人员即便在工作中成绩优异，也不一定能得到与编制人员相同的待遇，A 市公立医院薪酬制度改革，依然存在编制内外，工资差距拉大的问题，编外人员的工作和学习热情受到打击，无法保持，这就造成了新一轮的不公平，此次改革对改善外部薪酬不公平的效果很弱。

2. 对改善医务人员内在薪酬不公平作用较弱

本次薪酬体系的改革，除在改善外部货币性薪酬如工资等方面起到一定的作用外，削弱了内部报酬的公平性，从而影响到医护人员的工作热情和稳定性。在一般情况下，医护人员仍面临着休假时间少、带薪休假少、缺乏进修机会、无法正常升职等问题。本次改革中，A 市公立医院对带薪休假工作不够规范，导致带薪休假在医护人员中基本不能得到实施；因此，工资体系的改革对于提高内在报酬的公平性的影响并不明显。在本次工资体系改革中，医院没有统一编制人员的晋升通道。同时，根据人力资源厅关于职位设置的有关文件，编外人员在晋升职称时，只能在单位内部自主设定。这种改革带来的内部工资不平等，使非编制医疗工作者的工作热情受到了更大的打击。

3. 医务人员绩效考核评价中缺陷值完成度较差

根据《医院全面质量管理》，医院的薪酬体系改革，所有的考核指标都要纳入科室的得分中，作为相应的科室评估。但在扣分的时候，因为人情味和其他因素，并没有处罚到人，而是将所有的过错都算在了科室里，人员没有任何的惩罚，这样根本没有实现薪酬体系改革的初衷，这对整个科室来说，都是不公平的。

二、薪酬制度改革影响群众就医便利

1. 薪酬制度不完善、医务人员缺失导致群众看病不方便

因为 A 市的现实经济状况，A 市的医疗机构薪酬体系改革中，医护人员的薪酬增长相对于其他城市来说要低一些，而实际支付的薪酬并不能与医护人员的努力相匹配，这就造成了医疗技术人员在 A 市发展前景、专业技术水平、外在薪酬等方面会选择发展比较好的城市。另外，A 市的医疗人才引进受到 A 市的资金限制，以及 A 市的政策限制，吸引来的医护人员并不多。A 市的工资体制改革还不够完善，导致 A 市的高级医护人员数量偏低，从而影响了 A 市的医疗健康发展。

2. 改革迫使公立医院增加收入，加重群众负担

A 市目前的工资体制改革，公立医院收入对医务人员工资的影响较大，因此，要想增加医院的收入，给予医务人员更好的待遇，必须要考虑到医疗费用，也就是如果没有科学、合理的保障，就会对公立医院的医疗质量造成负面影响，从而增加人民的就医负担。目前，A 市的公立医院已实现了药品及卫材"零差价"的改革。在医改过程中，通过降低药费及卫材费用，使医院的医疗服务收费水平得到了合理的优化，但是在整体的收入水平上，A 市的整体水平还是偏低的。医院的医疗费用则是医院的主要收入来源，

同时也是医院职工的主要收入来源。A 市公立医院的医疗费用偏低，为了提高医院的收入和提高医务人员的工资，A 市公立医院在某种程度上以检查收入为主，从而加大了患者的就医负担。

三、改革对公立医院发展促进作用较弱

1. 改革对公立医院长久发展促进效果较弱

A 市薪酬体制改革后，一方面，依然存在医疗卫生人才外流，医疗卫生业务发展受限，医疗机构的复杂劳动和超负荷劳动价值尚未充分反映现象。另一方面，由于 A 市的财力所限，人才引进的政策比较薄弱，A 市的公立医院缺少青年医护人员，缺乏足够的医护人员，后劲不足，这对 A 市公立医院的医疗技术和卫生事业的长远发展非常不利。此外，A 市公立医院的薪酬体系改革，由于没有有效地提高医护人员的工资水平，造成 A 市公立医院的薪酬激励效果不明显，医护人员对医疗服务的发展也没有太大的热情，这进一步影响了 A 市公立医院的综合实力。

2. 公立医院在薪酬制度改革中社会公益性未得到充分体现

A 市公立医院在薪酬制度改革过程中，由于取消了药品加价和耗材加成，挤掉了一部分医院的利润，而带量采购、谈判采购政策的实行，杜绝了灰色收入生存的空间，国家各种医保检查，严厉打击违纪违法骗保行为，靠医保"吃饭"的日子也将离我们远去，医保结算支付方式的试点改革，也将推动医院自主改变医疗行为，适应新的医改政策。想像以前一样通过开大处方、过度医疗，增加患者量提高医院收入的行为，未来将有可能得不偿失。新的医保结算方式无论患者最终花费多少，医保仅按照相关标准予以结算，医保资金结余留存，超支不补。所以现有的医院市场运营模式，绩效分配机制，医院现在没有忧患意识不积极应对，在未来发展将会受到极大的限制。现在的绩效分配方式多以收入、工作量为绩效考核的标准，在利益的驱使下多做才能产生效益，这与公立医院公益性的原则存在一定矛盾。这些问题的出现，给 A 市公立医院推进社会公平、为人民群众创造更好的就医环境、实现社会效益带来了相应的负面影响，妨碍了医院的公益性、非营利、医疗服务、社会责任的实现。

第四节　公立医院薪酬制度改革中产生问题的原因

一、薪酬制度改革中考核制度不完善

1. 薪酬制度改革中考核制度标准过于笼统

A 市改革中并没有明确规定考核和奖惩办法。办法比较简单，建立激励和评价机

制，但相关流程、依据、条件等较为笼统，奖励名额较少，一些奖励条件较为苛刻达不到激励全院医务人员的作用。

2. 薪酬制度改革中考核复杂，执行困难，工作量大

制定的薪酬考核方案量化指标与非量化指标共存，存在主观判断，考核机制流程复杂，各部门执行困难，同时部门较多，工作量较大。

3. 薪酬制度改革中相关考核结果在薪酬计算与发放时应用不强

在薪酬体系改革方面，公立医院每个月的薪资都是按工资支付，没有针对性的处罚和奖励。在完成了对科室和个人的考核后，没有及时向全体医护人员汇报工作，也没有按照平时的考核和月度考核的结果来发放。由于考核结果的落实不到位，考核结果与业绩之间的关系不密切，再科学合理的考核体系也难以起到应有的激励和约束作用。

 二、改革中政府财政拨款与薪酬制度改革政策不匹配

公立医院编外用工未纳入财政统筹范围内，A 市试点公立医院的人员配备严重短缺，为了适应工作需求，经上级领导同意，一些医院采取编制外用工方式，目前医院编外人员占比较大，且编制外用工人员经费由公立医院自行承担。因此，试点公立医院的运营压力比较大，在改革过程中，工资的实际增幅相对较低。

 三、改革中监督反馈渠道不畅，缺乏交流沟通

1. 改革中监督不严格

一是改革相关的政府领导机构未能及时掌握公立医院改革的进展，无法在实际工作中保证改革的正确方向，不能及时纠正不合理的改革举措。

二是 A 市公立医院的薪酬体系改革，没有建立合理的、科学的监督和反馈机制，职工发现问题时无法提供相应的建议和意见，从而导致了改革在实施中得不到及时正向的改正。

2. 改革中薪酬信息缺乏有效沟通

一方面，试点公立医院缺乏有效的薪酬分配机制和体制，公立医院在制订薪酬制度时，并没有邀请医院的医护人员代表参加，造成了在制定方案时不听取医护人员意见，在实施过程中出现了一系列问题；结果是，这些医院的医护人员对医院的工资体系没有足够的认同。另外，由于试点医院的薪酬分配不公开，使得职工不知道自己的薪资构成，产生迷茫，有时会将自己的资历、职称等因素进行比较，如果自己的薪资太低，就会对公正产生怀疑，从而对公立医院的薪资体系产生抵触情绪。

四、改革中相关工作人员专业化水平有待提高

A市公立医院的薪酬制度和薪酬管理属于人力资源管理专业，A市公立医院的薪酬制度改革主要是依靠经验、上级政策文件、行政命令等，缺乏科学的管理，薪酬改革方面的专业化、系统化培训很少，缺乏管理、经济、心理学等理论与专业知识，缺乏科学性，创新政策，缺乏科学依据，同时在工作中因不专业而出现有失公允。

五、改革中对薪酬内容规范不全面

1. 对医务人员外在薪酬规范不全面

在这次的改革中，医院对医护人员的基本工资、绩效工资、奖金等进行了细化，但对于医护人员的加班费、交通补贴、伙食补贴、年节福利、编外人员的保险等，并没有进行明确的规定。

2. 对医务人员内在薪酬规范不全面

医疗工作者的薪酬应当包含外在薪酬和内在薪酬。我们目前所说的基本工资、绩效、奖金都是指外在的薪酬，内在薪酬显然没有得到足够的重视，也没有足够的规范性，但是内在薪酬却是一种"人本管理"，可以更好地激发医护人员的工作和学习。在改革过程中，医院没有意识到"内在薪酬"的重要作用，对内在薪酬缺乏规范，比如晋升、进修机会等。

第五节 完善公立医院薪酬制度改革的对策及建议

一、加大政府财政补助力度，提高医院经费自主权

1. 加大财政补助力度

第一，建议公立医院、卫生健康部门、医改办、财政局等部门共同努力，按照省、市文件，明确医院的任务和职责。在公立医院提出工资改革方案的前提下，由卫健委、人社局、财政局等相关部门审核通过，由三个部门联合进行监督。同时，根据有关《公立医院薪酬管理办法》的有关精神，试点医院、卫健委、人社局、财政局等部门要将公立医院编制外用工基本工资待遇纳入薪酬考虑范围，在积极了解公立医院医疗卫生收入、工作人员数量、编外人员等实际情况的基础上，出台关于非编医务人员基本工资待

遇的后续相关政策，如按照现行在编人员财政补助方式（比例）适当予以补助，统筹将医院在编人员及编制外用工绩效工资列入薪酬工资总量。通过这种方法，可以改善医疗工作者的实际业绩和报酬。

第二，相关的地方财政、审计局、纪委等部门要对财政补贴和公立医院的资金使用情况进行监督，保证资金的落实，包括对公立医院的资金使用情况进行定期审核。

2. 增强公立医院经费自主权

建议财政在资金允许的情况下，由财政承担公立医院基本工资部分，作为公立医院回归公益性的基本保障。而绩效工资由公立医院根据自身运行情况制定符合医院发展需要的薪酬激励机制，增强公立医院的经费自主性，通过合理的利用经费，实现对医疗工作者的激励。在公共医疗基金有限的条件下，财政、人社、卫健等有关部门应该研究如何在法律、法规的约束下，在不损害财政资金国有资产流失的前提下，增加公立医院的经费自主权。

二、建立科学、公平、合理的公立医院薪酬制度

1. 建立具有针对性的公立医院薪酬制度

一套好的体系是有目标的。该体系必须满足所要处理的具体问题、特殊群体的具体需要。公立医院的薪酬体系改革，主要是针对公立医院的医务人员、护士和医技人员，因此，要明确改革涉及人员的薪酬设计要求，使其符合合理、合法、公平的原则。比如，可以借鉴改革成效较好的公立医院，设立一个综合绩效管理委员会，其中包括院级领导、质控办、医务科、护理部、院办、财务科、人事科、经管办等部门的中层领导担任常务委员，而其他部门的成员则是一些中层干部和一些职工代表。对公立医院的医疗卫生人员的工资需要进行全面的收集、了解和分析，充分征求基层工作人员的意见，中层及院领导发挥民主集中制的原则，制定有针对性的薪酬制度，提高医务人员工作的工作满意度。

2. 建立具有合规性的公立医院薪酬制度

一套良好的体系必须符合规则。公立医院的薪酬体系，需要按照中央、省委、市委、市政府等相关文件的精神来制定，因此，在制定工资体系时，一定要把这些文件的精神都消化掉，这样才能更好地实施。另外，建立一个系统要与现行的其他有关政策保持一致。公立医院可以通过了解人社、财政、卫健、医改办等部门文件精神，对工资体系进行深入的探讨与研究，使薪酬制度能科学合理合规。

3. 建立具有可操作性的公立医院薪酬制度

一套好的制度必须具有针对性和可操作性。要有一个明确的目标，即：调整医疗机构的工资结构，提高医疗工作者的工资和报酬，以促进公立医院的医疗服务质量。在政策制订过程中，有必要制订特定的目标系统。

4. 建立具有全面性的公立医院薪酬制度

一套良好的系统是全面的。目前我国实行的薪酬体系，注重外在报酬，特别是外在的金钱报酬，忽略了内在报酬对外部的激励。内在报酬，包含进修机会、工作环境、晋升机会等。外在的非金钱报酬，即所谓的福利，包括各种保险，带薪休假，员工培训，节假日发放物品，以及社会福利。他们让雇员省心，节省了额外的开销，让他们的生活更加方便。就像是每年的带薪假期，因为医护人员的工作性质，导致他们经常加班，导致带薪假期无法实施，这让医护人员产生了不满。要实现企业的整体薪酬目标，应从以下几个方面着手：即注重外在报酬，改善外在报酬和非货币外在报酬；同时，要注重内在报酬，尊重医务工作者的多元化规划，为医疗计划的实施留出更大的余地。要健全医院的内部职位和岗位提升制度，以能力突出、贡献突出、科研实力突出的优秀医护人员为重点，这种激励机制能够最大限度地激发医护人员的工作热情，为医护人员的工作提供更好的服务。此外，要充分发挥工会、医师协会、护士协会等组织的职能，并以各种形式开展各种活动，对医务工作者进行关怀和关爱。

三、完善公立医院绩效考核制度

1. 建立可操作的、简洁的公立医院质量管理考核机制

第一，对考核指标进行量化和标准化。目前实行的"德、能、勤、绩、廉"的考核标准，只是大体的原则，标准比较笼统，考核的人对医护人员的考核内容都差不多，没有可比性，考核也就没有了标准，考核就是走个过场。但可以将近似量化和主观评估相结合。例如，劳动纪律、医德、医德监督检查，由人事部负责，监察部配合，考察员工上下班、到岗、病例完成情况、指令性工作完成情况、突发事件处理情况等，对每个工作的完成情况进行评分，并在月底进行汇总。

卫生服务人员的满意度调查是指医院的卫生服务质量、服务态度进行评价，主要包括医院外病人的满意度和医院的工作人员的满意度，其中医院外病人的满意度包括出院病人、住院病人、门诊病人等，调查内容为他们对直接服务科室的服务质量、服务态度进行评价。院内满意度调查对象包括主要领导、分管领导、一线科室人员等，一般行政科室、医疗辅助科室服务质量用院内满意度来进行评价；通过对各指标的细化，可以更好地对医护人员进行考核和评价。

第二，评价指标要注重实际的贡献，同时要把社会公益的目标纳入评价指标中，比如医疗工作者处置突发公共卫生事件、抗击疫情、下乡义诊等。对医务人员参与的社会公益事业，也要制定量化的评价指标，并在考评中提高评价得分。

第三，如果不能在实际中执行考核计划，可以采取其他措施。比如到岗时，可以通过钉钉 App，让工作人员在固定的时间和地点打卡，这样就可以方便地进行实时签到。

第四，必须坚持长期的业绩评价标准。通过了全院会议的审核，各科室都要严格遵守，不能擅自改变。在实践过程中，随着公立医院的实际状况发生了变化，评估指标的调整、修正和变更是很有必要的。同时，在医疗机构的评价标准的制定中，要充分吸纳医务人员好的、符合实际的观点。

第五，一些公立医院的绩效评估方法都比较落后，有些评估方法不够实用。比如，如果要对医护人员的满意度进行评价，可以在医院的网站上，也可以在微信上设置一个匿名的问卷，每月一次，每季度一次，如果不满意，就会受到批评、扣工资等处罚。

2. 建立简洁有效的薪酬福利绩效分配机制

近年来，我国公立医院薪酬体系的薪酬与福利绩效评估分配政策比较复杂，在分配上存在着一种"平均主义"。因此，需要构建一个简单、高效的工资与福利的分配机制。如可以把绩效工资的核算方法划分为基础工资的核算方法、绩效工资的计算方法、特殊的奖励计算方法等。基础工资的计算方法分为岗位工资和薪级工资，岗位工资根据科室所处岗位的不同来计算，薪级工资按工作年限计算，年度考核基本合格或者不合格的医务人员次年不能进行薪级调整。绩效工资的计算方法就是按照质量管理的评价分数对其进行相应的奖惩处理。具体核算方法有：工作量、绩效工资、年度奖励、新技术新项目的核算、科研教学项目的核算。建立了一套简单、高效的工资、福利和绩效分配制度，使各部门的工作人员能够对公立医院的员工进行合理的工资和福利管理，从而对医务人员进行及时的激励。

3. 完善对公立医院主要负责人的考核制度

按照有关公立医院薪酬制度改革的实施意见，为进一步激发医院领导干部的工作热情，正确引导医院领导干部树立"公益性办院"的方向，推动公立医院向着规范化、专业化、精细化的方向持续发展，建议出台针对公立医院主要负责人的考核制度。公立医院领导干部考评工作，由各级政府、人社、财政等部门统筹、各大医院共同努力。

绩效考评是对本年度各主要科室的工作完成进度、完成质量的评定。考评的方法是医院自查和公立医院的综合评价；考评采取听取汇报、查阅资料、实地考察、座谈访问等方式进行。采取了评分指标和评定降级处理的方法，即对各单位负责人进行评分（90分以上为优良），公立医院出现重大安全生产事故、医疗事故、违法违纪案件，以及出现政府指令性任务完成不到位等情况，经相关公立医院管理部门研究给予医院主要负责人绩效考核处罚，考核结果与薪酬挂钩。

四、完善公立医院沟通监督问责渠道

1. 完善严格的监督机制

加强对各方面的严密监管，努力打造良好的医疗环境。监管可以分为内部监管和外部监管，例如内部医疗人员相互监督，住院患者对医护人员的监管，也可以是由特殊的监察部门来监管，可以是医疗人员受贿等违法行为，也可以是对考核管理机构的不规范考评。监督途径包括建立专用邮箱、官网、微信公众号等，并对举报人进行保密。但是，在对医护人员进行全方位监督的时候，一定要用正确的方式和方法，而不能过分地影响医务人员的工作学习积极性、主动性和创造性。对巡视反映的问题要严肃、及时、准确地进行调查，并形成书面调查报告，向医院领导、监察部门、科室和巡视反映人反映，重大事件要全院通报，达到警醒全院人员的效果。同时，也要对绩效考评的执行情况进行监控，也就是要把考评结果与绩效工资的发放紧密地联系在一起。只有两者紧密结合，才能保证员工的工作积极性，起到警醒与激励的效用。

2. 加强医院内部的信息沟通

医院、医务人员、政策执行、政策监督与反馈之间的信息交流，最终影响到医院的政策执行，最终医院的信息沟通与医务人员的切身利益密切相关。为确保改革政策落实到位，维护医务人员的权益，在改革过程中，各公立医院应及时向全体医务人员通报有关改革的相关程序、政策和进度，让医务人员充分参与改革，提高改革的效率，增强医务人员的归属感。完善和强化公立医疗机构内部信息的交流与传播，可以由各承办部门作为主要力量，在医院内进行宣传。例如，薪酬制度的改革，可以由考核办、质控办等部门主导，辅以宣传部门，对医院的医护人员进行薪酬制度改革的培训和推广，例如年终考核时，要向所有员工解释考核制度、考核流程、考核结果的应用。另外，还可以建立工资制度改革的意见征集邮箱，定期收集、整理、收集医务人员的好点子和建议。

3. 加强问责和反馈机制

问责机制是指对公立医院考核员在绩效评估中存在的权力缺失和滥用权力的行为进行问责。健全和强化问责机制，为公立医院的健康发展奠定坚实的基础，也为其长期健康发展扫清障碍，营造良好的医疗环境。反馈是指各部门及时地将检查的结果和评价反馈给医护人员，让医护人员能够更好地了解自己在工作中的不足之处，从而达到更好的效果。

■ 五、结语

本章依托 A 市公立医院，对其薪酬体系的改革进行了多角度的探讨。一是通过对薪酬体系的分析，阐明薪酬体系改革的核心目标是建立一套与医疗行业公益性、非营利性、服务性薪酬体系相适应的薪酬体系，从完善绩效工资体系、实行绩效总量调控、增加知识价值导向、建立动态调整机制等方面，从优化薪酬结构、合理确定薪酬水平、落实分配自主权等方面落实薪酬制度改革。二是对 A 市公立医院的薪酬情况进行了了解，目前 A 市的医疗卫生人员工资依然保持着岗位工资、薪级工资和绩效奖金为主，其中基础工资占比很高。三是试点医疗机构的卫生服务质量与国家和省相关政策文件要求的差距较大，且效果不显著。四是要优化公立医院的薪酬体系，提出要加大政府的资金支持，建立科学、公平、合理的薪酬体系；旨在借由 A 市公立医院薪酬制度改革试点工作进行客观、系统、全面的总结，总结出存在的问题，并对存在的问题进行剖析，并提出相应的对策和建议，希望本章能够有一定借鉴意义，推动薪酬制度改革良好发展。

第十一章 现代公立医院筹融资方式与债务风险管控

摘要：本章主要介绍公立医院传统的筹融资方式与利弊关系，现代医院管理制度等政策允许的筹资方式，医院的债务风险界限与管控方式探讨等。公立医院回归公益性后，政府对公立医院的资源配置，投融资的方式，债务风险会管控更加严格，以确保公立医院经营不跑偏，降低经营风险，保证医院的公益福利性充分实现。

第一节 传统的公立医院筹融资方式与利弊关系

 一、公立医院筹融资的目的、意义和作用

1. 公立医院筹融资的目的

随着新医改的不断推进和医疗卫生行业竞争的不断加剧，"医药分开"和药品零差价政策使结余空间下降，外部财政补助不足和自身资金积累受限难以满足发展的资金需要，为保证医院健康有序发展，公立医院应立足于本院实际，选择合理的筹融资模式，做出科学的决策。合理选择，以尽可能低的成本和风险筹集医院经营需要的资金，提高医院核心竞争力，开拓新的市场，扩大医院规模。

2. 公立医院筹融资的意义

随着我国医疗卫生体制改革的不断深入，公立医院的运营管理逐步向市场化发展，传统的筹资途径已不能满足公立医院生存和发展的需要，公立医院需要多方面筹资渠道来筹集资金，以谋求更好的发展平台，找到属于自身发展的融资途径。同时，要控制好融资风险，保证公立医院健康持续发展。

3. 公立医院筹融资的作用

通过筹融资方式引入资金，缓解医院发展资金短缺问题，确保公立医院的属性不变。维护公益性，调动积极性，保障可持续性。

二、公立医院存在的筹融资方式

1. 银行借款

银行借款是公立医院筹资模式中最为常见的一种，其借款利率较高，偿还周期较短，办理手续以及审批流程较复杂、资金时限性受到制约。公立医院一般采取的中长期银行借款，往往只在借款的第一年暂时缓解了资金压力，从第二年开始，就要每年按照固定的还款期限偿还高额的借款利息，而往往基建等大型资金需求项目对资金投入的期限要求较长，回报期较长，高额的利息加重了资金压力，公立医院往往陷入恶性循环，不利于可持续发展。

2. 盘活存量资产

目前，资金短缺和资产闲置与低效率运行同时存在，是我国公立医院普遍存在的问题。部分应收账款账龄长、可回收性低；部分金额大回收期长导致了较高的资金成本；存货周转率低，库存大占用了大量的资金；部分固定资产不能有效利用，达不到预期使用效益。基于这种状态，医院应首先考虑如何盘活存量资产，通过加快存货周转天数，合理控制库存水平，及时清理积压存货，积极回收应收账款，缩短账期。合理调度、及时处理闲置的固定资产，提高资产运营效率，是成本最低廉、最有效的筹资模式。

3. 商业信用

商业信用是公立医院在提供医疗服务和供应商付款过程中形成的自然性负债，其形式包括预收病人医疗款及应付账款等。其中具有可操作性的是应付账款延期付款。商业信用具有无融资成本、限制条件少、灵活性较高等优点。局限在于还款期限较短。卫健委等部门联合发布的《关于进一步规范医疗机构药品集中招标采购的若干规定》明确了回收期限，提出地（市）级医疗机构的药品回款时间从货到之日起最长不得超过 60 天，其他医疗机构的回款时间严格按双方签订的合同执行。但若供应商是长期合作伙伴，彼此互信可打破期限较短的限制。然而过多地使用商业信用将破坏公立医院信誉和良好的合作关系，公立医院应建立适度的商业信用关系，合理利用商业信用。

4. 融资租赁

融资租赁是国外公立医院进行大型医疗设备购置的主要模式，公立医院通过分期付款购买资产，满足资产使用需要并达到缓解资金压力的目的。医院可与出租人（融资租赁公司、医疗设备集团、非银行金融机构等）签订租赁合同，由出租人购买医院所需的设备，并租给医院使用。租赁期满后，租赁设备一般以低价或无偿转给医院所有。融资租赁因其具有租期长、风险低、限制条款少、支付压力小、租约不可撤销等特点，为公立医院提供了一种新的资金来源。在医院自有资金不足、银行贷款额度有限的情况下，租赁筹资便成为最佳选择。目前，我国部分医院在购置 CT、核磁共振等大型医疗设备时也采用了融资租赁模式。采用融资租赁模式要符合国家有关法律法规，做好科学论证和可行性分析，购置最需要、最能满足临床需要的仪器设备。要充分考虑各种因素，提高融资租赁资产的使用效益。该模式的不足是只能用于设备融资，且租金较高。

5. 银行承兑汇票

银行承兑汇票是由付款人委托银行开具的一种延期支付票据，票据到期银行具有见票即付的义务。票据最长期限为六个月，在票据期限内持票人可以背书转让。由于其具有承兑性、流通性强、节约资金成本等优点，在商业资金结算行为中占据了主要的地位。三级公立医院在采购药品、卫生材料、物资时可以通过银行承兑汇票办理资金结算取代支票等传统结算方式。银行承兑汇票的融资功能较强，持票人若有资金时，可以将其转让或者向银行贴现。此外，三级公立医院可以通过开展与银行的战略合作，尽可能地争取有利的条款，降低手续费和保证金，并尽量维护供货商的利益，通过将大额银行承兑汇票拆零的方式，满足供货商进行银行贴现以及背书转让等方面的需求。不仅缓解了三级公立医院付款压力，同时不会对供应商的资金回笼造成影响。

6. 医疗项目合作

医疗项目合作是三级公立医院利用自身医疗技术、运营场所、人力、患者等资源与合作单位共同开展医疗业务，以提高医疗服务能力、增加医疗服务规模、解决资金不足的一种模式。医疗项目合作是不涉及产权变更的合作模式，这种模式借助合作双方的资源整合实现共赢，在很多三级公立医院得到了运用，但有些合作项目也由于管理不善而出现了不少问题，只要做好规划仍不失为筹资的一种途径。

三、各种筹融资方式的利弊分析

（一）公立医院负债经营的利好方面

1. 有利于发挥财务杠杆调节作用

公立医院有计划负债经营，可以有效发挥财务杠杆的效用，医院在合理的债务范围内筹集资金，提高医院的经营效益，是企业化经营的事业单位常态化管理手段。

2. 有利于弥补政策缺陷形成的资金缺口

公立医院有计划负债经营，可以暂时缓解政府对医院补偿机制不到位所带来的资金缺口。弥补政府对医院财政拨款不足与医疗服务价格调整迟缓所带来的资金缺口与经济压力。

3. 有利于加快公立医院发展进程

公立医院有计划负债经营，用负债资金与医院自身的结余资金形成规模，在短时间内筹集到理想额度的发展建设资金，有效投资，既提高了自有资金效用，又解决了医院长远发展问题。

4. 有利于增强公立医院的科技实力

公立医院有计划负债经营，有利于引进培养人才，增加尖端设备，奠定科研基础，推动重点学科发展。缩短与先进地区医学科研与技术差距，医学科技成果提前造福当地百姓，增强医院的社会影响力。

（二）公立医院负债经营存在的弊端

1. 公立医院资产负债比例过高银行贷款困难

医院是事业单位，医院的资产不能为贷款作抵押。医院往往是靠信用，每天的现金流水，强大的资金流作为担保，在资产负债率合理的范围内可以获得银行流动资金贷款。如果资产负债率过高，医院出现资金周转不灵时，就不能获得银行流动资金贷款。

2. 公立医院资产负债比例过高影响医院的可持续发展

医院在制定长远发展规划，引进项目和人才方面都会受到影响。医院需要经常选择有实力的国内国际先进医院合作，但医院的资产负债率过高，选择合作伙伴时受限。

3. 公立医院资产负债比例超高容易出现资金链断裂

医院债务超过一定比例，不仅影响资金周转，容易形成资金链断裂，给医院的经营带来风险，还会经常出现债务法律纠纷，甚至被债主集体诉讼，部分医院甚至被进入破产程序。

第二节　现代公立医院体制政策允许的筹资方式

一、公立医院融资政策解析

目前，国家虽没有对公立医院融资政策进行明确规定，但《中华人民共和国基本医疗卫生与健康促进法》于 2019 年 12 月 28 日经十三届全国人大常委会第十五次会议审议通过，从 2020 年 6 月 1 日起施行。该法是我国卫生健康领域的第一部基础性、综合性法律，对完善基本医疗卫生与健康促进法治体系，引领和推动卫生健康事业改革发展，加快推进健康中国建设，保障公民享有基本医疗卫生服务，提升全民健康水平具有十分重大的意义。

该法明确了政府举办医疗卫生机构有哪些禁止性规定，对非营利性医疗机构和营利性医疗机构分类管理，政府不举办营利性医疗机构；以政府资金、捐赠资产举办或者参与举办的医疗卫生机构不得设立为营利性医疗卫生机构。政府举办的医疗卫生机构不得与其他组织投资设立非独立法人资格的医疗卫生机构，不得与社会资本合作举办营利性医疗卫生机构。

国务院办公厅关于推动公立医院高质量发展的意见，总体要求中明确了公立医院发展方式从规模扩张转向提质增效，运行模式从粗放管理转向精细化管理，资源配置从注重物质要素转向更加注重人才技术要素，为更好地提供优质高效医疗卫生服务、防范化解重大疫情和突发公共卫生风险、建设健康中国提供有力支撑。

公立医院规模扩张在政府财政补助不足和自有资金有限的情况下，一般会选择负债融资，包括各种商业贷款、政府贴息贷款等，同时，要承担还本付息压力。盲目扩张导致的较高负债率会给医院现金流带来极大压力，诱发医院过度逐利动机，出现大处方、过度检查、过度治疗等损害患者和社会利益的医疗行为，最终导致公立医院公益性和社会责任淡化。医院规模扩张阶段公立医院大肆举债，体量巨大。这种债务不仅消耗了历年结余资金，占用日常经营现金，还需要利用银行贷款融资，带来沉重的债务负担，导致资产负债率上升，给医院可持续发展带来严重影响。

《中华人民共和国基本医疗卫生与健康促进法》和国务院办公厅关于推动公立医院高质量发展的意见中，虽没有明确公立医院筹融资方面内容，但公立医院筹融资的目的，就是开拓新的市场，扩大医院规模，提高医院核心竞争力。因此，可以理解国家控制以筹融资的方式对公立医院进行盲目的扩张，造成公立医院举债经营，导致财务风险，公立医院公益性淡化。

二、公立医院允许的筹资种类与解决办法

《中华人民共和国基本医疗卫生与健康促进法》和国务院办公厅关于推动公立医院高质量发展的意见中，强调三级公立医院的公益属性。在目前政策环境下，三级公立医院几乎不能以股权融资方式吸收社会资本或者进行其他以产权变更为形式的融资。目前筹资模式仍以财政补助和银行借款为主。而这两种传统的融资模式也受到制约。一是财政投资难以满足社会医疗需求的快速增长，造成医疗服务供给不足。二是2016年国务院指出要深化医改重点，推进分级诊疗，医疗资源"重心下沉"，公立医院尤其是大型三级公立医院更难从财政筹集发展资金。三是目前大多数三级公立医院资产负债率较高，偿债压力较大，后续再通过银行借款融资的约束较多。部分三级公立医院对大型医疗项目开展、医疗设备投入、基建项目等专项资金预测较为缺乏。筹资安排往往比较随意，资金管理效率较低，缺乏科学的统筹安排。

早在2015年11月6日，国家卫生计生委与国家发改委、财政部、人力资源社会保障部、国家中医药管理局联合发文，严控公立医院医疗费用不合理增长，禁止举债建设。随着医改政策及医疗新技术应用推动，百姓对医疗需求的释放效应不断扩大，推动医院扩大外延建设。医院搞基本建设及设备购置需要大量资金，医院仅仅靠正常积累的事业基金是不能满足发展建设需要的，那么如何解决公立医院的筹资问题，成为决策者与财务管理人员的重要任务。

（1）医院要科学决策投资方向及额度。根据医院发展规划，结合国家医改政策及医院的潜在市场资源，做好投资项目可研，确立最适合医院发展的资金使用方向。

（2）充分了解医院的各种筹资的渠道：如申请国家专项补助，医院从自身增收节支产生结余，非财政结余或经营结余中提取的专用基金，单位之间拆借，延缓药品及卫生材料经营公司的应付账款，财政贴息贷款，银行商业贷款，向融资公司融资等多种渠道。

（3）应该选择筹资成本低的渠道与方式。筹资的渠道以及方式不同会产生不同的筹资成本，要考虑不同筹资渠道的筹资成本以及同一筹资渠道的不同时间价值。目前，医院领导首先往往考虑的是融资，然后才是银行贷款，因为融资比银行贷款手续好办得多。但融资的成本要比银行贷款高 20% ~ 30%，多付出的成本相当大。在前述的几种筹资方式中，按照所列的顺序比较合适，除银行贷款与融资外，都没有利息。而银行贷款比融资利息低，应该优先考虑。银行贷款也应该实行滚贷或按照还款期分几笔贷，使最长还款期限高利息的贷款额度降低，这样利息会相对减少。而医院最好是增加自身收益，或单位间拆借，或以延缓应付账款的方式筹措资金。

（4）强化各种应收账款的力度。财务管理人员要加大各种应收账款的催缴力度，特别是想尽一切办法加快医保结算资金的回收时间，因为这是资金回流比较大的经常项。

第三节　公立医院债务风险管控

一、债务风险的表现形式

（一）衡量医院债务风险的短期偿债能力指标

1. 营运资金

营运资金是指医院流动资产与流动负债之差，是一个绝对数指标，即：

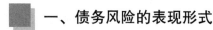

$$营运资金 = 流动资产 - 流动负债$$

医院偿还流动负债的资金通常来源于流动资产，通过该指标可以初步了解医院的偿债能力。

2. 流动比率

流动比率是指医院流动资产与流动负债之比，它表明医院每 1 元流动负债有多少流动资产作为偿还保证。

$$流动比率 = 流动资产 \div 流动负债$$

通常情况下，本指标越高偿债能力越强，对债权人越有保障。

3. 速动比率

$$速动比率 = (流动资产 - 存货) \div 流动负债$$

医院流动资产中药品、医用耗材所占比重较大，一般情况下医院不可能通过出售存货来偿还债务，因此剔除了存货计算的速动比率更能直观反映医院的偿债能力。

4. 偿债保障比率

$$偿债保障比率 = 经营活动产生现金净流量 \div 债务总额$$

本指标越大，说明偿债能力越强。如果该比率小于1，说明医院偿债风险已显现，应引起足够重视。

（二）衡量医院债务风险的长期偿债能力的指标

1. 资产负债率

$$资产负债率 = 负债总额 \div 资产总额$$

公立医院想要控制债务风险，关键是要注意债务的规模，使资产负债率保持在合理的范围之内。本指标并非越低越好，通常情况下，公立医院的资产负债率应该控制在30%~60%之间。若超过了70%，则应发出预警信号。资产负债率过高，意味着偿债风险过大；资产负债率过低，则说明医院没有充分利用好财务杠杆。

2. 产权比率

$$产权比率 = 负债总额 \div 净资产净值$$

$$净资产净值 = 净资产 - 职工福利基金$$

产权比率侧重于揭示财务结构的稳健程度及自有资金的抗风险能力。产权比例高，是高风险，高报酬的财务结构；反之，是低报酬、低风险的财务结构。作为不以营利为目的的公益事业单位，公立医院如果要控制债务风险，就必须保持较低的产权比率。

3. 有形净值债务率

$$有形净值债务率 = 负债总额 \div (净资产净值 - 无形资产)$$

有形净值债务率是一个比资产负债率和产权比率更保守的指标，它是产权比率指标的延伸。该比率越低，债务风险就越低。

4. 利息保障倍数

$$利息保障倍数 = 经营活动产生的现金净流量 \div 偿还债务本息所支付的现金$$

通常，本指标大于1才是比较稳健的，说明医院有充足的资金偿付利息。

影响医院偿债能力的因素很多，单从会计报表数据分析可能不能全面反映医院偿债风险。管理部门还应从以下几个方面去分析：一是银行贷款额度，银行已审批未提款的贷款额度可以随时增加医院现金流；二是拟变现的长期资产，出售长期资产可增加短期偿债能力；三是医院良好的声誉，如果银行对医院的信用评级高，在出现资金周转困难时，就比较容易获得贷款；四是医院或有负债（如医疗纠纷、经济合同纠纷等未决诉讼）可能影响医院偿债能力。

二、债务风险的防范措施

1. 健全公立医院投入和补偿机制

完善公立医院政府补助政策，落实政府投入责任，逐步加大政府投入，这是实施健康中国战略的重要保证。同时，将医院债务纳入同级政府债务平台管理，通过债券置换、财政贴息等形式，逐步化解现有债务。

2. 规范公立医院融资行为，严格控制新增债务

公立医院是不以营利为目的的公益性事业单位，其规模应按照区域卫生规划确定的规模，合理控制。由于公立医院的这一性质和特点，国家不鼓励其负债经营，严格控制其负债规模。有关医院财务制度也规定，医院原则上不得借入非流动负债，确需借入或融资租赁的，应规定报主管部门会同相关部门审批。相关部门要严格实施区域卫生规划，合理确定本地区医院布局和数量，严禁违规举债建设。

3. 健全现代医院管理制度，防范债务风险

首先，要增强债务风险意识，通过建立健全医院内部控制制度，避免发生不合理、不必要的债务。其次，要建立和完善预算管理制度，实施对资金收支的预算控制，根据医院现金流量情况，做好偿债资金安排，及时偿还到期债务。最后，要建立健全风险评估机制。

 ## 三、债务风险的应对方案

1. 建立风险预测体系

公立医院应该立足于整个医疗市场，对医院财务方面的运营方案的状态进行实时监测，定量测算医院自身财务风险的临界点，及时地对已经发生或者即将发生偏离于预定运营方案的实时情况进行反映。风险预测体系是根据这一系列应对方案所建立的一套完善的风险预防机制和财务信息网络，它做到及时地应对与防范财务风险。公立医院应该根据自身实际情况制定风险规避方案，优化筹资结构分散风险。

2. 保持和提高自身资产流动性

公立医院也要注意保持和提高自身资产的流动性。经常进行资产评估工作，多了解现有资产等级避免存留过多不良资产导致资不抵债。对于重要的医疗设备的购入与使用应当做好投资风险评估与使用效益评估，避免出现减值过早而出现的资产衰减。

3. 合理化调整负债结构

公立医院的借款利率虽然相较于其他企业来看比较低，但其自身的非营利性经营特质加上公立医院没有医疗收费项目价格的定价权导致公立医院必须要控制好其负债结构来保证其可持续发展目标顺利实现。因此，公立医院在日常的财务管理工作中需要做到

合理化调整负债结构，在提高无息贷款比例的同时尽量降低高额利息贷款所占比重。必须从源头上降低医院的筹资风险，公立医院的管理者必须要去保证每一笔借款的合理性，避免出现财务危机从而给医疗事务运营带来影响。

四、化解公立医院债务风险的措施与建议

化解债务的前提是防止产生新的债务，也就是克服债务成因。公立医院综合改革以前，负债经营现象比较普遍，合理范围的债务有利于医院经营自不必赘述，仅就债务负担超过一定限度，如资产负债率超过70%以上部分的债务，政府及相关部门应该监督、控制并制定切实可行的办法加以解决。公立医院债务化解渠道与办法主要有：中央财政转移支付，地方政府补贴，申请政府债券，动态调整收费标准并纳入医保，医院自身设立的偿债基金偿付，医院资产置换，医院利用无形资产入股民营医院或医联体收益偿还，债转股等。

（一）债务化解基本思路

加强公立医院债务化解及管理工作，有效减轻公立医院债务负担，提高医院运行效率和服务质量，对于坚持基本医疗卫生事业公益性、深化医药卫生体制综合改革、保障人民群众健康水平不断提高，具有重大而深远的意义。

1. 坚持分级分类，明确偿债主体

按照事权与支出责任相适应的原则，分级管理、分级负责。市、县（市、区）政府对本级公立医院债务化解及管理工作负总责，根据公立医院债务类别，进行分类处置和偿还。

2. 坚持区别对待，突出化债重点

通过地方政府债务置换方式化解公立医院一类存量债务。在化解公立医院一类债务的同时，审计甄别政府有担保责任的二类债务和其他三类债务中的长期债务和流动债务、实际债务和政府融资举债，锁定存量债务，实行台账管理。支持公立医院多渠道化解二类、三类存量债务。加强公立医院在建项目管理。根据公立医院债务总量及收支运行状况，综合运用多种有效途径，一院一策，分别制定债务化解方案，统筹规划、分年偿还、逐步化解。建立公立医院债务化解及管理工作奖补机制，加强新债源头控制管理，完善投入机制。

3. 坚持依法依规，杜绝违规举债

严格落实国务院关于严控公立医院举债建设有关规定，按照区域卫生规划合理确定各级、各类公立医院布局和数量，严格控制公立医院基本建设和医疗设备配置的标准、规模，健全并落实基本建设和设备购置项目及债务审批机制，严格控制举债，杜绝违规举债。

4. 坚持固本强基，构建长效机制

坚持公立医院公益性，强化公立医院债务形成源头控制，建立健全并有效落实政府对公立医院投入政策，加大对基本建设和设备购置等方面的投入。加强公立医院财务预算、成本控制等基础管理，构建公立医院长效发展机制。

（二）已形成债务的化解办法

1. 落实国家政策，财政主渠道直接化解债务

坚持公立医院公益性，"全面落实对符合区域卫生规划的公立医院投入政策，逐步偿还和化解符合条件的公立医院长期债务"。财政部门核定公立医院债务性质，对不同类别债务确定不同的政策。对于公立医院规划内基本建设、大型设备购置等债务，应通过中央财政转移支付或地方财政补贴渠道直接化解。

2. 医院建立偿债基金，财政予以政策支持

经营过程中的政策亏损形成的债务，通过建立公立医院偿债基金或使用政府债券等办法逐步化解。建议出台相关政策，由财政全额承担公立医院银行贷款利息、政府债券利息，进而减轻各级医院还款压力。

3. 强化政府办医院责任，财政对合理预算予以兜底

调整财政政策，避免医院在简单再生产中产生新的债务。通过几条渠道统筹推进，通盘考量。一是按成本规则定价，在坚持公益性的前提下，实施医疗收费价格动态调整，医保资金病种费用协调跟进。二是对医疗收费公益性定价减免部分，政府予以补贴。三是对医院当年承担公益性任务不能收费的成本纳入预算予以补贴。

4. 债务的硬性切割与存在形式的转换

对历史形成的债务额较大的医院可尝试债务与主体剥离，开辟第二战场经营。或挖掘现有资产的潜力，比如地理位置好的地方与地理位置稍差一点的地进行置换，增值部分可偿债。或采取债转股的形式，让债主成为股东。

（三）防止产生新的债务

按照《国务院办公厅关于加强三级公立医院绩效考核工作的意见》文件精神，在三级公立医院绩效考核指标体系中，包含医疗质量指标、运营效率指标、持续发展指标、满意度评价指标四个维度。

1. 确定合理的资产负债率

资产负债率太高了，医院的偿还债务能力就降低了，太低了医院对资金的利用程度不高，造成医院的资金浪费。资产负债率在医院分级评审中要求低于70%，一般认为应该高于30%低于60%为宜。每个行业都有每个行业的具体情况，所以，在分析时要尽量考虑不同的行业特点。根据公立医院的行业特征来进行分析，重点分析会计信息失真带来的诸多问题。

负债分为表外负债和表内负债。①表外负债是那些已经购买的设备、药品、各种物资、基本建设、维修改造工程等由于票据没有拿到财务部门，既没有付款，也没有列入往来账的应付款项。资产负债表当中没有这一部分，账面负债金额小于实际负债金额，隐性风险很大，医院管理层难以控制。②表内负债包括：预收账款——患者押金，应付账款——应付药款、医用耗材款、各种物资、设备款、基本建设、维修改造工程等。这两项负债是医院扩大再生产和维持正常运行需要的设备、费用、人员支出等的资金保证，利用别人的资金而不去贷款，节省了利息，降低了贷款费用，增加了医院的利润，这块利润是由负债带来的，而不是资产带来的，负债创造价值。

2. 夯实医院的资产额度

关于资产：①公立医院的有效资产到底是多少，有多少资产还能使用，有多少资产是不能使用的，能使用的资产效率有多高，难以确定。②资产报废难，手续复杂，有很多固定资产早就没有了，由于资产报废必须有专人到现场查验后，才能批准，而且报废时间太长，使得很多应该报废的资产在医院的固定资产账上无法处置。报废时单件5万元以下，整体不足50万元报主管部门批准、财政部门备案；单件5万元以上，整体50万元以上报主管部门审核、财政部门批准。③医院使用的部分手术器械，单位价值较高，符合固定资产的确认条件，但是，由于手术器械体积较小且消毒后不得打开消毒包，难以进行交接盘点，同时，使用频繁且消毒要求较高造成提前报废的情况较多，对资产日常管理和清查造成很大困难，很多公立医院对此类手术器械视同低值易耗品管理。④随着医疗技术水平的提高和医学研究的发展，公立医院出现一些形态和价值形成过程均符合资产认定标准的事物，如外购的生物样本库、基因库、病理标本、实验动物以及价值较高的景观工程等，如何认定为资产并进行账务处理也是一个难点。

3. 健全内控制度，强化绩效管理，减少损失浪费

在上述债务形成因素中，由于医院内部管理缺陷导致的成本增加占很大比例。建议公立医院推行职业化院长制度，强化高层管理。同时，实行内部绩效管理与社会行业评价相结合，定期向社会公布以利监督，对于高出社会管理平均成本的公立医院采取措施予以控制。

4. 落实现代医院管理制度，实行法人治理结构

公立医院应落实法人治理结构，提高科学决策水平，依法决策，科学决策。卫生行政、发改、财政部门严格落实投资审批手续。控制公立医院盲目提档升级，互相攀比购高档设备，扩大建设规模，特别是违规建设。让筹资金额用到最紧急的地方，让资金的效用最大化。建立全面科学的财务风险预警机制。公立医院根据实际情况，合理选择融资方式，以最小利息费用，减少负债所带来的财务风险。

5. 强化政府对公立医院的监督，确保公立医院的公益性

公立医院应建立重大经济事项责任追究制度。对公立医院负责人在履行职责过程中，违反国家法律法规，重大决策失误等造成重大经济损失和社会影响的依法追究责任。

第十二章 现代公立医院医联体间利益调整机制

摘要： 随着经济全球化的不断深入以及我国市场经济的逐步发展，在新医改方案全面落实的新经济环境下，现代公立医院医联体间所面临的经济环境也日益凸显，医改实质就是打破现有的不公平、不协调的既有利益格局，重新分配卫生资源，扭转不公平低效率的卫生系统服务，解决人民群众看病难、看病贵的问题，促进医疗卫生体制的健康发展，实现人人享有公平的医疗健康服务。因此，在改革实践中亟须加强利益关系与利益机制的协调研究。本章通过对国内外医联体建设研究现状及运行情况的简要介绍，指出医联体发展面临的问题并分析问题产生的原因，进而展望医联体建设并提出发展建议，促进医联体间形成资源互补、利益共享的合作关系，优化区域资源配置，以利益协调为动力，加强经济管理，建立医联体间利益调整机制，调动医务人员积极性，促进医联体间可持续发展，实现多方共赢，为本地区医联体事业稳步发展提供理论借鉴。

第一节 国内外医联体建设研究现状及工作进展

一、国内外医联体研究进展基本情况

1. 国外研究现状

医联体最早起源于美国等国家，旨在让更多的居民享受免费的医疗服务，提高国民就医体验。美国、英国、新加坡等模式各有不同，我们可以从研究国外的医联体发展过程中获得一些有用的经验和可行的借鉴。

（1）美国：医疗－医保联合模式。20世纪40年代，美国医联体最早雏形为凯撒－帕门南蒂医疗集团的非营利性医疗保险业务拓展领域团，后逐渐演化成"医疗责任组织"模式（Accountable Care Organization，ACO），患者在整个的延续性治疗过程中的医疗机构结成联盟，整合保险公司和医疗服务提供者的角色，减少了患者就医过程的中间环节，参保人参加集团的医疗保险，在生病的时候求助集团保险部门，由集团医疗机构

进行治疗，完成治疗以后，参保人的账单由集团内部保险部门支付。该模式将保险人与医疗服务提供者的角色结合在一起，使其利益和责任高度一体化，形成风险对冲机制，分散了损失利益的风险，使得这种组织更容易盈利，能够有效控制医疗费用的增长，但服务对象仅限于集团的参保人，这种"会员制"的医疗服务损失了一定的医院公益性，也限制了参保人选择医生和医疗服务的权利和自由。

（2）英国：医院托拉斯模式。20 世纪 90 年代中期，英国通过联合兼并，将各个医院的所有权进行整合，形成具有单一最高独立法人地位的医院集团——医院托拉斯，通过整合医疗网络，设立了严格的分级转诊制度，将医院管理与医疗服务体系相分离，在一定程度上解决了医院因利益问题将患者留置的现象，英国全科医生在对病人提供医疗服务后，可以根据工作量及支出申请政府津贴，政府购买医疗服务，国家财政为二、三级医疗服务的供给主体——公立医疗机构提供相关经费。

（3）日本：三级医疗圈模式。日本根据人口、地理、交通等各种因素，适度打破行政区划，设定了层级错位、功能协同的三级医疗圈，促进医疗资源的适宜配置。三级医疗圈分别是一次医疗圈，原则上以市町村为单位，为居民提供便捷的门诊服务；二次医疗圈，根据交通、人口密度、社会经济、患者流进和流出比例等要素设立，主要基于医院提供住院服务；三次医疗圈，原则上以都道府县为单位的区域中心医院，主要提供高精尖住院服务，除转诊外基本没有门诊服务。

日本的双向转诊有三类，即诊所与诊所间的转诊，医院与诊所间的转诊，医疗机构与养老康复机构间转诊，并规定转诊率，即来院初诊的患者中诊所凭介绍信转诊过来的患者比例达 80% 以上，或上转比例达 60% 且下转比例达 30%，或上转比例达 40% 且下转比例达 60%。确定为地域医院支援医院后，将获得相应的财政专项补助和医疗价格加算（入院第一天诊疗费加算 1 万日元）。日本不仅对医疗机构有激励措施，对普通患者也有激励约束措施，即除急诊外，患者都需要凭借诊所医生的介绍信才能到上一级医疗机构治疗，如果患者跳过一次医疗圈直接选择二、三次医疗圈治疗，则需缴纳额外费用或全部自费。

国外医联体的建设对我国有很好的借鉴价值，由于各国医疗卫生服务体系的不同，不能照搬国外模式，需要立足于我国国情，建立具有中国特色的医联体，国内多个地区已有不同医联体建设的研究和实践。

2. 国内研究现状

20 世纪 80 年代我国处于计划经济向市场经济过渡的阶段，医疗资源在市场的配置下开始显现出结构性问题，大医院资源供不应求，中小医院资源闲置，在市场经济的推动下，不同层级的医疗机构开始寻求合作之路，尝试建立以技术、设备、管理等为纽带的协作联合体，但由于经验不足，多以失败告终。

20 世纪 90 年代国内医疗市场的竞争日益激烈，政府开始采取积极措施促进医疗机构间的重组以适应市场经济的需求，由于国家投入不足，公立医疗机构资金短缺，为了占领更多的市场在竞争中保持优势，实现规模经济，降低成本，提高自身经济利益，公立医院开始了对机构间整合的新一轮探索，通过托管、合并、共建等方式，建立起不同形式的医疗集团，尚处于起步阶段。

21世纪初，政策的推动带来了组建医疗集团的新一轮高潮，社会资本大量进入医疗市场，但盲目追求规模、组织结构松散、权责不清等问题暴露了出来。

2013年两会期间正式提出"医联体"概念，各地纷纷进入探索纵向联合体的新阶段。

2017年成为医联体发展的分水岭，自此之后国内各地医联体体制框架搭建如雨后春笋般涌现。

2018年，医联体建设进入加速推进期。2019年随着分级诊疗的持续推进，各地不断夯实医联体建设，我国也形成了各具特色的医联体模式。

2020年在总结试点经验的基础上，国家将医联体模式分为城市医疗集团、县域医共体、跨区域专科联盟、远程医疗协作网，所有二级公立医院和政府办基层医疗卫生机构全部参与医联体，建立责权一致的引导机制，使服务、责任、利益、管理共同，区域内医疗资源有效共享。

目前，我国医联体建设以行政力量推动为主，在医疗技术上进行帮扶与合作，而财务、医保、人力运行上则各成员单位之间相互独立运行，联系不紧密，导致医联体内分工不明确，利益分配不清，运行效率较低，分级诊疗效果不明显。为改变现状，促进医联体有效可持续发展，处理好医联体利益相关者间的利益协调与均衡关系成为核心问题。

3. 政策依据

《国民经济和社会发展的"十二五"规划纲要》中指出："要完善以社区卫生服务为基础的新型城市医疗卫生服务体系"，"加快推进分级诊疗、双向转诊制度，形成各类城市医院和基层医疗机构分工协作格局"。

2013年全国卫生工作会议上，时任卫生部部长陈竺在报告中指出："加强医疗需求管理和政策引导，逐步实现防治结合、急慢分治、上下联动、基层首诊、双向转诊，增强医疗服务连续性和协调性，提高诊疗效果。要探索通过医疗服务联合体等形式，推进医院与社区一体化"，并在两会期间提出"医联体"概念。

2015年国务院办公厅印发《关于推进分级诊疗制度建设的指导意见》，指出建立分级诊疗制度是合理配置医疗资源、促进基本医疗卫生服务均等化的重要措施，是深化医药卫生体制改革、建立中国特色基本医疗卫生制度的重要内容，对于促进医药卫生事业发展、提高人民健康水平，保障和改善民生具有重要意义。

2016年《国家卫生计生委关于开展医疗联合体建设试点工作的指导意见》，从顶层设计为全面推进医联体建设，助力分级诊疗制度建设提供政策框架和机制保障。

2017年4月12日，国务院常务会议审议通过了《关于加强医疗联合体建设和发展的指导意见》，要求到 2020 年，全面推进医联体建设，形成较为完善的医联体政策体系。2017 年 6 月《国务院办公厅关于进一步深化基本医疗保险支付方式改革的指导意见》，明确医保支付方式改革要与分级诊疗模式及家庭医生签约服务制度相结合，探索对纵向合作的医联体等分工协作模式实行医保总额付费，合理引导双向转诊，发挥家庭医生在医保控费方面的"守门人"作用。

2018 年 7 月，国家卫生健康委、中医药局印发《关于医疗联合体综合绩效考核工作方案（试行）的通知》提出医联体不能以治病为中心，而应以居民健康为中心，从顶层设计层面，统一了医联体绩效考核标准、考核流程和考核要求，并指出要积极联合财政、人力资源社会保障部门，充分发挥绩效考核的激励、导向作用，将考核结果作为人事任免、评优评先的重要依据，并与医院等级评审、国家临床重点专科建设、国家医学中心和国家区域医疗中心设置工作等挂钩，有效调动医院及医务人员积极性。

2020 年 7 月，国家卫生健康委，国家中医药管理局印发《关于医疗联合体管理办法（试行）的通知》，梳理了医联体建设试点工作，形成医联体管理规范性文件，要求网格化布局管理医联体，明确目前医联体的四种运行模式，即城市医疗集团、县域医共体、跨区域专科联盟、远程医疗协作网，指出医联体建设应当坚持医疗、医保、医药联动改革，逐步破除行政区划、财政投入、医保支付、人事管理等方面的壁垒和障碍，引导医联体内建立完善分工协作与利益共享机制，促进医疗联合体持续健康发展。

近几年，黑龙江省和齐齐哈尔市根据国家政策也分别发布相关文件，2018 年黑龙江省卫生健康委发布《关于印发城市医联体建设综合绩效考核评估标准的通知》将医联体建设绩效考核指标细化。2019 年齐齐哈尔市卫健委发布《关于印发齐齐哈尔市卫健委推进城市医联体网格化管理实施方案的通知》明确将城市医联体进行网格化布局，打造成服务、责任、管理、利益共同体。2020 年《关于进一步加强齐齐哈尔市分级诊疗工作的通知》指出新冠疫情期间医保差异化支付政策，明确了黑龙江省县级医院和基层医疗卫生机构分级诊疗病种指导目录等。

 二、国内医联体运行基本情况

截至 2019 年底，全国组建城市医疗集团 1 408 个，县域医疗共同体 3 346 个，跨区域专科联盟 3 924 个，面向边远贫困地区的远程医疗协作网 3 542 个，另有 7 840 家社会办医疗机构加入医联体，在全国 118 个城市、567 个县推进紧密型医联体、医共体建设，逐步实现医联体网格化布局管理。据第六次卫生服务调查数据显示，双向转诊患者中，46.9% 为医联体内转诊，高于其他转诊方式。牵头医院指导基层开展新技术、新项目共计 15 656 项，较 2018 年末增长 34.5%。牵头医院向基层派出专业技术和管理人才 78 万人次，较 2018 年末增长 28.0%。

1. 外地区医联体运行基本情况

（1）深圳罗湖：医院集团的 HMO 改良模式。罗湖以医院集团化改革为载体，以建立医保费用"总额管理、结余留用"机制为核心，以做强社康中心、做优家庭医生服务为抓手，通过打造管理共同体、责任共同体、利益共同体和服务共同体的方式，探索让居民少生病、少住院、少负担、看好病的医疗卫生服务新模式。罗湖医院集团以打包整体支付为纽带，建立"总额管理、结余留用、合理超支分担"的激励机制，推动集团主动控制医疗服务成本、提高医疗服务质量、降低医药费用。将居民健康状况等内容作为主要量化指标进行考核，并将结果与财政补助、集团领导班子年薪挂钩；实施基层全科医生享受公立医院在编人员同等待遇措施，将基层工作经历作为集团医务人员职称、职务晋升的条件等，调动各方面积极性，激励优质医疗资源下沉，促进了分级诊疗。

HMO模式简单来说，就是用户交年费给一个机构，这个机构打包提供医疗保险和医疗服务，HMO集医院和保险公司的职责于一身。美国的凯撒医疗集团应用的就是HMO模式。罗湖医保支付方式改革模式与美国的HMO医疗服务模式都是采取预付制，总额管理，结余奖励，将固定金额的医疗费用预付给医疗机构，节省下来的医疗费用成为医疗机构的利润，而医疗费用超额时将由医疗机构自己承担。HMO的收入全部来自会员缴纳的保费，而患者的医疗费用支出则体现为成本。这种体制设计使得医疗服务提供方有了控制成本的激励机制，更愿意做好居民预防保健工作，减少居民的医疗费用开支，进而增加HMO的收入。罗湖医保支付方式将美国的HMO模式改良后，坚持以人为本的原则，既不限制居民的就医选择权和医生的自主权，也不限制居民一定要在社区首诊，而是通过医保支付方式的改革，推动医院从单纯的疾病治疗机构向健康促进组织转变，主动做好分级诊疗和预防保健工作，让签约参保人少得病、少得大病，实现医、患、医保三方利益趋同。

（2）浙江省：县域医共体。2018年浙江省委、省政府在德清县召开会议，全面推开县域医共体改革，提出了"一体两层级、三医四机制、五中心六统一"的改革新要求，即县乡医疗卫生机构融为一体，明确各自的功能定位，坚持医疗、医保、医药联动改革，改革医保支付、服务价格、药品供应及人事薪酬等机制，医共体层面成立人力资源、财务、医保、公共卫生和信息化"五大中心"，统一资产运营、物资采购、人员使用、信息化建设、财务管理和绩效考评。

浙江各级党委政府对改革非常重视，瑞安市建立党政领导负责的医共体管理委员会，推动医共体从"看病挣钱"为中心转向"防病省钱"为中心，实行医疗、医保归口一个市领导分管，以支付方式改革为杠杆，扭转医共体经济运行模式，构建以瑞安人民医院和瑞安中医院为总院的"2+27"医共体架构，投入8.56亿元，让医院主动引导就医秩序、控制医保总额、提升医保资金绩效。2018年7月至2019年2月，转外就医同比降12.1%，预计年度医保节支1.4亿元，城乡医保支出增长率同比降低11.8个百分点，住院均次费用增长率同比降5个百分点。

长兴县统筹考虑医共体内县乡村三级医疗机构运行，累计投入近13亿元，对全县医疗机构进行新建、改建和标准化建设；每年对医疗设备购置专项补助超过 1 000 万元。实行医共体医保资金总额预算，对 133 个病种推行临床路径规范管理和按病种支付改革。改革以来，医疗服务收入占比从 23% 提升到 29% 以上，门诊和住院均次费用增幅控制在 3% 左右。

海盐县的医共体强调补偿机制，财政设立 500 万元改革风险金，积极缓冲改革风险，县财政对基层机构的资金总投入逐年增长，从 2016 年的 1.16 亿元增加到 2018 年的 1.93 亿元，增幅达 66.37%，放活绩效工资政策，打破绩效工资比例，基层医疗卫生事业单位基础性绩效工资与奖励性绩效工资比例达到 4∶6，甚至更大，加强了绩效考核指挥棒的作用；设立医疗卫生服务效益考核奖，明确基层机构在年度工作和项目绩效考核中得分在 950 分以上的，可在本年度收支结余的 50% 内计提效益考核奖进行内部分配；明确医疗卫生服务效益考核奖和家庭医生签约服务经费不纳入绩效工资总额。在海盐，9 家基层机构医务人员年均薪酬逐年增加，2018 年职工年平均薪酬达到 14 万元，比改革前增长 25%。

（3）江苏镇江：康复医疗集团模式。江苏康复医疗集团承担镇江市政府办医职能，为社会公益类事业法人单位，是以资产为纽带、紧密型的公立大型综合医疗集团，建立了公立医院与社区卫生机构分工协作机制和科学合理的补偿机制，为体现公立医院公益性和调动医务人员积极性建立了奖励制度化、人性化的激励机制。

集团在硬件方面，加大政府财政投入，开展社区卫生服务机构标准化建设，增强社区卫生机构服务能力，在人才软件方面，实行一体化管理，采取管办分离，通过明显向社区卫生机构倾斜的医保政策，引导病患进社区，打通社区卫生机构与公立医院之间的双向转诊通道，以便实行分工协作机制。

镇江市通过统一招标，统一规范操作，统一网络采购，统一配送的方式落实完善基本药物制度，缓解以药养医现状，医保制度推行以"人头指标"与预付制相结合的医保付费方式，有效约束了医疗机构不合理的医疗行为。

康复医疗集团在人员聘用上，打破干部聘用终身制，鼓励医务人员在集团内合理流动，在分配机制上，实行与绩效考核结果挂钩的绩效工资制度，以调动医务人员积极性。

（4）中日友好医院：远程医疗协作网模式。中日友好医院在远程医疗方面有着长期的实践，2012 年被国家卫生计生委确定为"卫生部远程医疗的管理培训中心"，即现在的"国家卫计委远程医疗管理培训中心"，中日医院的远程会诊涉及不同的医疗服务项目，包括影像诊断、病理诊断、远程会诊、远程查房，以及对一些危重症病人的病理讨论，利用网络形成国家级—省级—基层医疗机构的三级纵向医疗会诊系统。引入第三方运营机构，签署大医院、基层医院和运营机构三方协议，让参与各方的分工、职责和义务非常清晰，第三方参与的社会资本建立合理的商业模式保证患者的利益，让政府的财政资源能够更有效地使用，牵头医院、基层医院以及医生的利益、价值能得到体现，调动参与的积极性，在医联体内部搭建"利益共同"模式，使多方共赢。

2. 齐齐哈尔地区医联体运行基本情况

齐齐哈尔市位于黑龙江省西部，下辖1市8县7区，幅员4.4万平方千米，总人口约406万。齐齐哈尔市经过长期发展建设，已建立了由医院、基层医疗卫生机构、专业公共卫生机构等组成的覆盖城乡的医疗卫生服务体系，能够满足城乡居民基本医疗卫生服务需求。截至目前，全市共有各类卫生机构2 751个。其中，医院133个（其中，综合医院93个，中医医院18个，中西医结合医院3个，专科医院17个，民族医院1个，护理院1个），基层医疗卫生机构2 555个，专业公共卫生机构62个，其他机构1个。

2014年12月齐市地区正式推进医疗联合体建设，多以松散协作为主，2017年，在总结以往医联体建设方案、规划及推进落实效果的基础上，修订了医联体建设实施方案，重点推进医联体由松散协作型向紧密规范型转变。市卫健委联合人社局出台了《关于开展基本医疗保险付费总额控制的工作方案（试行）》，推进纵向合作的医联体内部实行医保打包付费，促进医联体内部形成利益捆绑，引导医联体成员单位按照功能定位分工协作。制定了《单病种临床路径实施意见》和《三级医院开展日间手术的实施方案》，首批推出100种临床路径和20种日间手术，规范医疗服务行为，提高医疗服务质量，降低医药费用，减轻患者就医负担，有效地提高了床位周转率，降低了百姓就医费用。同时，市内配套出台了取消三级医院门诊静脉输液、严禁在二级以上医院病房走廊加床和三级医院开展日间手术三项措施。2019年以来，推进城市医联体网格化管理，将城市医联体建设工作列入年度督查事项和民生工程重点任务，至2020年底，全市实现城市医联体网格化管理全覆盖，推行资源整合、一体化管理、管办分离等运行机制，推广多模式医联体建设。

（1）创新资源整合运行机制，推广"领办"模式。从2010年开始，齐齐哈尔市建立医院领办社区卫生服务中心模式，从人、财、物和业务等方面进行全面投入和管理。一是管理统一化。在规划建设的6家三级医院与35家社区卫生服务中心组建的城市医联体中，其中有17家社区卫生服务中心是由医院领办的，由医院统一规划人员、技术、设备及资产等管理，奠定了紧密型城市医联体模式的基础。二是医疗同质化。通过建立技术支持、科室合作、双向转诊等机制，每家医院在社区卫生服务中心设立健康门诊、慢病门诊、康复门诊等科室，同时推进信息化建设，设立自助缴费门诊挂号机及远程会诊系统等，为患者提供连续性的医疗服务。三是服务个性化。组建三级医院专科医生、基层医疗机构全科医生和乡村医生构成的签约服务团队，以基本公共卫生服务为基础，以医疗诊治、康复保健、健康管理等为主要内容，制定个性化服务包，满足群众生命全周期、人群全覆盖、疾病全过程的多层次健康需求。

（2）创新一体化管理运行机制，推广"托管"模式。由三级医院与区政府签订委托管理协议，由三级医院托管区级二级医院，建立托管型医联体。一是实施契约管理。由三级医院向托管医院选派领导和专家，对托管医院的发展同规划、同建设、同考核，依据协议实施契约化管理。二是保障资金投入。市中医医院托管昂昂溪区人民医院后，对托管医院的投入只增不减，保障托管医院基本建设、人员工资、运行经费，同时对托管医院历史债务逐年剥离和消化，带动托管医院良性发展。三是实现双方共赢。2017年至今，梅里斯区人民医院由齐医附属第一医院实行整体化托管，实行行政统一垂直管理、临床业务统一调配、绩效待遇统一标准。

（3）创新管办分离运行机制，推广"集团"模式。以紧密型医疗集团为核心，以"3＋2＋1"为主要形式，以完善医院协作机制为支撑，组建多维度医疗集团。

一是做实做强医疗集团。市第一医院相继与五官医院、精神卫生中心、公安医院及三家社区卫生服务中心等单位，签订了相关协议，按照属地性、独立性、专业性、市场性、共享性、统筹性、孵化性等七个原则，建立一个"户口本"，组建了齐齐哈尔市第一医院医疗集团。由集团实行人员、资产、业务统配统管，按照医疗机构等级和规模（床位），试行设定管理岗位，降低医院管理成本，加强医疗费用控制，充分发挥龙头医院带动和示范引领作用。

二是搭建集团共享平台。齐齐哈尔市第一医院以市场导向、科技领先、体制创新、发展跨越为切入点，积极探索区域医疗全新发展理念，实行"三化一责任"运行机制（即"集团化、专业化、网格化"和"条块责任制"）和党务服务中心、政务服务中心、医疗服务中心、保障服务中心等模块化服务，并借助第三方医学影像、检查检验、病理诊断、消毒供应、医生集团、护理集团、互联网医院、远程会诊中心、医联体医院平台、立体急危重症救治体系等平台建设，打造"Medical Mall"——医疗超市，为医联体单位提供全方位资源共享服务。

三是专科共建提升能力。市第一医院结合医疗服务中心的各疾病研究治疗部，与医联体成员单位开展专科共建，充分发挥专科技术的辐射带动作用，通过指导、培训、带教、科研和项目协作等多种形式，提升成员单位医疗服务能力和管理水平，积极探索建立更为高效、紧密的上下同质化医疗服务模式，在专业学科带动下落实各成员单位功能定位，统一管理，强化医疗质量，防范医疗风险，提升医联体内医生解决专科重大疾病的救治能力，最终让患者受益。

通过推进城市医联体建设网格化规范运行，引导了优质医疗资源下沉，提升了基层医疗机构服务能力，推动了分级诊疗制度的落实。

促进优质资源下沉。2017年以来，建立市县医联体5个，城市医联体6个，实现市、县、乡公立医疗机构全覆盖。市级5所三甲医院支持县级医院建立康复、血液透析、心血管等重点专科28个，建立康复、传染、精神等多个专科联盟。组建医生集团，推进执业医师多点执业。2020年，建立名医基层工作室30个，下沉基层出诊1万余人次，医联体内基层医疗卫生机构、接续性医疗机构向牵头医院转诊的人数为19 965例，由牵头医院向基层医疗卫生机构、接续性医疗机构转诊的人数为2 822例，医联体内开展远程医疗服务达5 780人次。

（4）提升基层服务能力。目前，梅里斯区人民医院医疗总收入较托管前增长27%，门诊量较托管前增长了29%，出院人数较托管前增长了22%。而昂昂溪区人民医院被托管后也发生了巨大的变化，大型设备不断引进，诊治水平大幅度提升，门诊就诊患者增加，医疗收入由295万元上升至1 380万元，人均工资883元上升至托管后2 832元，医院职工精神饱满，医院环境焕然一新。

（5）放大优质资源效应。市第一医院推行医疗集团以来，扶持集团内基层单位短缺的资金达6 000余万元；风湿免疫专科下沉，医院配备医生36人，护士42人，管理人员5人，设置230余张床位，配备了相应日常办公设施，2020年，取得1 200余万元的收入，盘活了公安医院的医疗功能。同时，齐齐哈尔市第一医院借助远程会诊中心向医联体成员单位辐射远程医疗互联网络，目前已下联100多个网点，实现了"市—县—乡—村"四级联动远程会诊及远程教学，扩大了三级医院服务范围，让人民群众在基层就能享受到三级医院优质医疗服务。

第二节　医联体发展面临的问题与原因分析

一、国内医联体建设面临的问题及原因

从近几年医联体的实践来看，各地区已有不同的实践经验，总结目前国内医联体运行情况及有关医联体的文献研究，对其存在的共性问题及产生的原因概括为以下几方面。

1. 体制型障碍

长期以来，不同层级的医疗机构特别是不同地域中不同层级的医疗机构的举办主体、隶属关系存在差异，形成多级财政，多头行政，发展水平也参差不齐。相比而言，由同一个县政府举办的县医院及乡镇卫生院因为没有产权障碍，较容易建立紧密型的合作关系，但地域跨度大的医联体，难以实现资产整合以及人、财、物的统一调配。而医联体只有实现紧密联合，让资源在集团内进行统一分配（如耗材集中采购与配置、检查结果在联合体内互认）才能真正提高资源配置效率，实现1+1＞2的效果。

2. 机制型障碍

本研究认为，机制型障碍的核心归根结底是因机制不健全导致的医联体利益相关者动力不足、利益不协调的问题。

（1）医联体缺乏有效的治理机制。医联体的利益相关者可分为内外两大类，外部利益相关者主要包括政府、卫生行政部门、医保部门、财政部门、人社部门、群众等，内部利益相关者，主要包括各级医疗机构、医务人员、患者等。内外部应分别形成治理

体系，相互作用相互影响。从外部治理的角度看，目前对医联体主要是以管理和规制为主，政府相关部门希望医联体能够最大限度实现组织目标，通过医联体建设达到分级诊疗和医疗资源合理使用的目的。但是实际上这样的外部管制限制了医联体组织的自主性，而且由于政府相关部门的不协同，如医保部门希望尽可能少的费用支出取得良好的医疗效果，编制和人社部门希望控制人员数量和提高人员工作效率，这必然导致医联体无法根据实际情况进行自我的调适。从内部治理来看，牵头医院为下级医院提供管理、人员、技术、品牌等方面的输出必然产生人、财、物各方面的成本，如果额外的付出得不到额外的回报，必然造成合作动力的丧失。一些核心医院现在已经开始尝试收取品牌输出费，管理费等，其中一部分用于增加职工的福利待遇，提高职工对医联体建设的积极性。但下级医院通过接受帮扶产生的不同效益应该为提供帮扶的医院对应给予多少回馈，目前并没有明确评估体系。

（2）医联体缺乏利益协调机制。由于医联体体制性障碍，使相应的利益分配机制建设也严重受阻，由此产生诸如大医院下转患者动力不足、基层医疗机构积极性不高等系列突出问题。医联体建设能否取得如期成效，其中最为重要的核心问题之一就是建立有效的利益协调机制，最大限度调动各方参与的积极性，从而实现医联体建设的初衷和目的。医联体建设涉及多方参与主体，需兼顾各方利益，通过政府有力的组织推进和部门协调联动，以及各医疗机构间的利益协调和共享，将各方结成利益共同体，激励引导医院、基层医疗卫生机构、医务人员乃至群众自觉自愿地参与医联体建设，防止出现"推而不联、联而不动、动而乏力"的情况。

（3）医联体缺乏监督考核机制。因为医联体在规模、功能、运转复杂性等方面与单家医院的差异，原先用于医院的考核机制很难套用在医联体上。特别是对于包含基层的医联体应当考虑到基层卫生服务的特点而制定不同于医院的考核标准。医联体需要建设一套适用的财务、人事、转诊、物流、信息等监督考核机制，以合理配置与使用资源促进医联体高效运转，但目前对于医联体的整体运转过程还缺乏有效的督导检查，也难以对医联体运转中出现的问题进行及时的调整。

3. 政策制度型障碍

我国正处于医联体的探索时期，医联体建设不仅涉及上下级医疗机构之间形成合作关系，还涉及医联体中各级医疗机构在"医""教""研"的重新定位，基层医疗机构是否完全弱化提供基础服务？牵头级医院是否只专攻疑难病症？政策都在其中扮演了导向作用而不可忽视，而政策制定的有效性尚有诸多细节尚待厘清，比如医联体内严谨规范的医疗管理制度、双向转诊制度和转诊病种及病种在医联体内的临床路径、政府补助标准政策、适合医联体的医保杠杆政策、药品流通制度、利益分配制度、考核监督制度等方面，目前全国尚没有同一标准，也缺乏统一的评价指标，这直接影响了医联体内上下转诊机制是否能顺利运转，医疗服务质量是否能整体提高。

4. 管理型障碍

在上述体制、机制、制度政策障碍的影响下，医联体难以建立起严格意义上的治理结构和完善的管理机制，难以实现医联体内人、财、物等资源的统一整合和真正的资源共享。仅通过管理、技术的培训难以实现服务同质化。而机构之间松散的合作，也造成各成员单位各自为政的现象，很难建立起统一的管理、经营理念，难以使机构间不同的文化融为一体。由于合作的深度和紧密度有限，在不同成员机构本身实力就悬殊的情况下，如果下级医院仅仅挂上"医联体"的牌子，但并没有真正将核心医院的服务下沉到基层，医联体就仍然难以吸引患者到基层首诊。另外，目前多数医联体主要侧重于对下级医疗机构技术、管理等的帮扶，以下级医疗机构业务量及收入的提高作为衡量医联体建设成绩的重要指标，却忽略了基层医疗机构健康管理的职能，偏离了医联体应是区域健康责任体这一重要性质。

二、齐齐哈尔地区医联体建设面临的主要问题及原因

在推进公立医院综合改革的进程中，齐齐哈尔市始终遵循国家顶层设计，目前在推进医联体建设方面走在黑龙江省前列，但依然存在各种问题，亟须解决。

1. 配套措施不完善，缺乏行之有效的管理机制

区域内医院主管部门多，利益主体多样化，既有格局很难打破。牵涉人事、编制、收入分配等多方面的利益，医联体内很难形成强有力的管理体制。已形成的管理构架比如医联体理事会，由于缺乏刚性要求和制度保障，很难行之有效。医保支付政策还不完善，目前市内医保患者从基层医疗机构转诊至上级医院，可减免在基层医院的住院报销起付线，从上级医院转诊至基层医疗机构，不再另收报销起付线，患者在不同层级医疗机构就诊的报销比率虽有差异，仍不足以改变患者对大型医疗机构的偏好选择。医保总额预付管理需出台相关文件，但未落地实际应用，"尊重患者就医选择权"的理念也使通过医保引导基层首诊的理念形同虚设。

2. 财政补偿跟不上，缺乏长效的利益协调机制

齐齐哈尔市是经济欠发达地区，在医联体建设方面政府尚未实行补偿政策，基本是三级医院将资金、人员等资源大量投入，从技术和管理等方面帮扶医联体基层医疗机构，但牵头医院也是在市场经济的大环境下运营的市场主体，将公益性放在第一位的同时，也要考虑自身可持续发展所需要的经济利益，在将轻病缓病患者分流至基层医院，减轻就诊压力的同时也损失了大量门诊收入，使牵头医院对分级诊疗的积极性不高。另外基层医院虽然承担了上级派遣医生的开销，但是上级医院由于派遣医生所造成的经济损失并未得到补偿，这使得双方形成的医联关系非常不稳固。医联体内转诊过程很多时候是经济利益驱动的，尚未建立转诊双方的利益分配机制，使牵头医院下转患者动力不足，基层医疗机构积极性不高，很难实现双向转诊，基层医疗机构还有可能因为利益原因将患者转诊到医联体以外的医院。

3. 转诊标准不明确，缺乏统一的信息化平台

由于医联体内各级医疗机构医疗水平、床位、药品缺乏或不同步等限制，加上缺乏

双向转诊标准，很多病人无法或不愿向下级医院转诊。转诊机构缺乏专门部门或人员负责对接或监督双向转诊工作，信息化大数据监控统计等手段应用不够，较难追踪随访患者和对患者全程管理。牵头医院转诊到基层医疗机构的康复病人，无医保相应药品可用，在牵头医院使用的医保药品不能在基层医疗机构使用，达不到同质化诊治要求。目前远程信息系统各层级医疗机构自主选择应用，缺乏统一的信息共享平台，患者上下转诊时，就诊信息和记录不能相互调阅，在居民的健康信息管理上没有实现互联互通，缺乏统一的信息化标准，责权不明确，对开展远程诊疗结算方式也没有明确的指导意见。

除了以上主要问题还有药品使用不同步、检查检验结果不互认、患者认知度、认可度不高、基层人才严重匮乏、医疗机构动力不足等问题，面对这些问题，医联体如何将顺激励机制，调动各成员单位及医护人员的积极性，如何调整医联体内部利益分配机制，让利益各方共赢意义重大。

 ## 三、医联体建设展望与发展建议

虽然医联体建设中不可避免地遇到各种问题，但任何新生事物都必然经历波浪式前进和螺旋式上升的过程，世界卫生组织认为："卫生服务整合是提升卫生系统的重要途径之一"，而医联体就是在我国国情下探索出并依然在探索道路上的一条卫生服务整合之路。为加强医联体建设和发展，引导不同级别、不同类别医疗机构建立目标明确、权责清晰的分工协作关系，促进优质医疗资源下沉，促进医疗与预防、保健相衔接，推动卫生与健康事业发展从"以治病为中心"向"以健康为中心"转变，逐步解决现有医疗服务体系不合理、不完善等问题，逐步构建新型的、有序的分级诊疗体系，逐步实现为人民群众提供全方位、全周期健康服务的目标，本研究提出几点建议供参考。

1. 体制机制层面建议

在推进医改进程中，地方党委和政府是改革的工作主体、实施主体和责任主体，地方党委政府的高度重视，能够保证医改突破"瓶颈"并取得实效。强化政府在医联体建设中的主导和支持责任，维护和保障基本医疗卫生事业的公益性，明确医院所在地政府的责任及考核目标，由省、市政府统一协调对区域内医院进行战略再布局，统筹人员调配、薪酬分配、资源共享等。

明确医联体管理和运行体制，破除按区域财政投入、医保支付、人事管理、经费结算等壁垒，在人、财、物方面鼓励优质医疗资源在全市范围内上下贯通，成立医联体事务专项部门，制定统一的规范和标准，各级医院统一执行。

建立专业技术人员上下流动的人事管理机制和柔性流动机制，建立富有激励的利益调整机制和监督考核机制，适当提高奖励性绩效占业务收支结余的比例，调动医务人员积极性。

医联体做的大量工作已经超出了原有考核体系，都是过去收费项目里没有的，因此，理顺绩效考核机制对医联体运转至关重要。法律层面明确医联体的法律定位，明确医联体内部和外部责任、权利义务，政策层面规定明确其发展方向和要遵循的原则，并在财政补偿政策、管理体制等方面做出明确规定，使各地在改革时有法可依、有章可循。同时，制定评价医联体合作的指标和标准，开发评价体系。

2. 政策制度层面建议

完善权责一致的引导机制，在制度设计上集思广益，在制定措施时多倾听患者心声，形成良性互动；制定医联体政策时，应协同卫健委、医保、财政等部门的政策意见，在政策行为一致的情况下，做出的决策才具有可执行性。

统筹医联体内部机构设置和职责关系，在医联体管理委员会框架下建立分工协作机制，明确各级医院的责任，建议由市、县政府尽快组织专家可先就常见疾病制定分级诊疗、双向转诊等详细指南，推进分级诊疗全面落实。

解决利益共同体问题，在政府财政不能给予补偿的情况下，可以考虑引入第三方机构，保证医联体专项资金投入，完善医疗信息系统建设，建议市、县政府成立医联体人才专项基金，用于人员培训、下沉基层补助、基层对优秀人才的引进和培养等。

组织专家尽快出台远程信息建设指南，建立统一信息平台，明确各级医院在远程信息建设、运行及维护方面的责任和远程医疗各方费用分配方案。

建议以法规形式尽快落实、明确医生多点执业的责任、权利、薪酬分配、风险、医疗责任主体等制度。

探索完善不同级别、不同类别的医疗机构医保差异化支付政策，实现医联体同一次住院转诊连续计算起付线引导群众基层就医，支持以医联体为单元实行医保总额、打包付费等支付方式，建立节余留用及超支合理分担机制，做好医保支付、医保控费政策的衔接，将医联体内就医行为作为整体流程来给付，确保医疗卫生机构良性运行。另外建议医保部门适时调整医院和基层医疗机构的医保药品目录，特别是出台城市医联体内上下联动的医保药品目录，逐步提高基本医疗保险用药保障水平，坚持以临床需求为导向，增强基层医疗机构的服务功能，减少药品缺乏或不同步等限制。

3. 管理层面建议

在巩固城市、城乡医联体建设成果的基础上，城市探索建立医疗集团模式，城乡探索与县医共体建立紧密型医联体等模式，遵循共商、共建、共享的原则，运用网格化管理，坚持属地性、独立性、专业性、市场性、共享性、统筹性、孵化性等原则，充分发挥医联体牵头单位的引领带动作用，建立对外开放、资源共享的良好平台。

通过医疗集团管理，形成综合管理优势，成员可以凭借各自特色，单独开展医业务，还可以借助集团的经营策略、管理机制、人才资源、学科专科优势和品牌影响，提升竞争能力，实现资源共享。规范管理，整合设置公共卫生、财务、人力资源、信息和后勤等管理中心，实行人财物统一管理，有效提升医疗服务体系整体效能。

医联体做好医防结合、全专结合，医疗服务与公共卫生服务协同发展，医联体内医院将门诊前移，同时会同公共卫生机构指导基层医疗卫生机构落实公共卫生职能，注重发挥中医治未病优势作用，推进疾病三级预防和连续管理，共同做好疾病预防、健康管理和健康教育等工作。由医联体内基层医疗卫生机构全科医师和医院专科医师组成团队，为网格内居民提供团队签约服务，形成全科与专科联动、签约医生与团队协同、医防有机融合的服务工作机制，指导落实公共卫生职能。

城乡医联体侧重建设专科疾病区域医疗中心，牵头医院辐射带动市县疾病专科技术，通过委派专业技术人员到县级医院指导、培训、带教、科研和项目协作等，提升县级医院专业疾病的医疗服务能力和管理水平，积极探索建立更为高效、紧密的上下同质化医疗服务模式。同时借助远程医疗实现市—县—乡—村四级联动和线上线下相结合的医疗服务，使医联体内医生共享患者的健康档案及诊疗记录，为转诊患者进一步诊疗提供准确依据，为延续治疗方案奠定基础，为患者提供预防、诊断、治疗、康复、护理、健康管理等一体化、连续性医疗服务。

制定分级诊疗病种临床路径，规范双向转诊制度，完善流程，借助 MDT 资源，为上下转诊患者提供转诊评估服务，引导患者合理分级诊治。对各级医院患者的转出转入进行严格把控，比如设置下转比例指标，对完成的医疗机构进行相应奖赏，未达标的进行惩罚。

医联体内的各层级医院之间有必要建立统一的信息化系统，共享病人档案、检查结果、用药、治疗等信息，实现双向转诊通道，减少病人奔波之苦，提高诊疗效率。健全远程会诊、二次诊疗建议咨询和双向转诊流程的标准化和规范化，包括电子健康档案、疾病诊疗资料数字信息化等。标准化和规范化有益于提高双向转诊和远程会诊的效率和效果。医联体信息化互联互通，牵头医院的专家再多也是有限的，肯定没办法一直下沉在基层下级医院检查，再少也是一手数据，对患者上转就诊及时性有重大意义。因此想要真正打通时空局限，实现患者数据共享，医联体信息化是必不可少的。

首先，实现信息共享，各级医疗机构不再是独立个体，患者数据可供医联体内医院调阅。患者在双向转诊、分级诊疗的过程中，上下级医疗机构及时了解患者的基础数据及历次诊断信息，给予医护人员最大限度的诊断参考，从而对患者作出更精准的诊断或救治准备。

其次，实现医联体内检查结果互认，降低患者检查费用，节省排队就诊时间，提高患者满意度，让患者对上下级医院间的合作产生认同感。

最后，建立医联体协同平台。满足医联体内上下级医院之间的远程协同，点对点帮扶的远程指导疑难病症、死亡病历的线上会诊远程、教育培训等要求。促进医联体内优质医疗资源下沉，提高基层医院优质医疗水平的可及性，带动基层医疗机构医务人员的临床技术水平进步，实现医联体内的协同发展。

开发"医联体健康 App"，建立居民健康信息数据库，通过专业管理与自我管理相结合，对居民进行全流程、全生命、全周期的健康管理。

第三节 医联体间利益调整机制的建立

破解医联体发展难题，最关键的还是要建立利益调整机制。作为医联体首先必须是利益共同体，保证统一的医疗资源调配，才能解决医联体建设中的难题，随后的利益分配、分工协作、管理协同这些问题才能同步解决。

 一、政府方面利益调整机制的建立

医联体内三级医院、二级医院、基层医院的财政补助是由市、区县政府提供。这些部门之间的利益纠葛，导致医联体管理上的不顺，更难建立统一的利益调整机制，所以政府作为公立医院的监管者，要发挥主导、统筹和支持的作用，突破体制壁垒。建议成立医联体管理委员会，由市级领导担任医联体管理委员会主任，集中行使政府办医职能，卫健委履行行业监管职责，从对公立医院微观事务管理中脱离出来，突出加强行业规划、市场准入、标准制定等全行业监管职能，公立医疗机构由政府管理调整为医联体管理委员会管理，取消县域所有医疗卫生机构行政级别、领导职数，打破行政职务、专业技术职务终身制，建立配套政策和机制，协调财政、卫生、医保、人社等部门，使出台的政策协同。

财政部门打破"以编定补"的财政补助方式，实行"以事定费、购买服务、专项补助"，落实政府对医疗机构的各项投入责任，建立以服务绩效为导向的补偿机制，对医联体的基础医疗设施和信息系统建设等予以一定的支持，建立财政、价格引导机制，政府按每门诊诊疗人次补贴牵头医院和基层医疗机构，并使补贴数额侧重基层医疗机构，将基层医疗机构的医疗服务价格调整为牵头医院的 70% ~ 80%，形成牵头医院向基层医疗机构分流患者的激励约束机制。下放医疗服务价格调整权，将医疗服务调价权由省级下放给市级物价部门，建立医疗服务价格动态调整机制，提高医疗收入中技术劳务性收入比重，理顺比价关系。建立绩效考核机制，将居民健康状况、医疗费用、服务质量、服务效率、社会满意度等内容作为主要量化指标，考核结果与财政补助挂钩。

医联体的医保支付方式，可以探索采取总额打包付费、按病种付费等形式，将医联体内就医行为作为整体流程来给付。对签约参保人的住院统筹基金实行"总额管理、结余留用、超支合理分担"的管理机制，即将上一年度基本医保大病统筹基金和地方补充医疗保险基金支付总额，加上约定年度全市医保基金人均记账金额增长率计算的医保基金增长支出，形成"总额管理指标"，年度清算时，若签约参保人约定年度内实际发生的医保基金记账总额小于"总额管理指标"，结余部分从医保基金中支付给医联体内医疗机构，例如：2021 年医保基金总额为 1.1 亿元，如果，2021 年的医保支出实际只有

0.9 亿元，那么，结余的 0.2 亿元的医保经费由医联体留用，为了抑制医生和医疗机构的短期行为，原则上医保总额基数三年调整一次。留用的经费 60%～70% 用于医务人员的薪酬发放，30%～40% 用于医疗机构的发展，签约参保人在医联体外就医的医保支付部分从医保基金总额里扣除。通过这种医保支付导向的转变，倒逼医院以维护居民健康为目标，也引导医联体努力将居民留在基层医疗机构，以节省整体医药费用。

 二、牵头医院利益调整机制的建立

牵头医院和医务人员是医改的主力军。主力军如果没有积极性，医改的制度设计就会悬空，医改措施就难以落地，医改的成果就无法传递与体现。只有真正把权力下放给医院，保障医务人员的合理待遇，医改工作才能深入持久。

牵头医院主动下沉资源，做强基层医疗机构，做好预防保健和健康管理，让签约参保人少得病、少得大病，签约参保人越健康，医联体越受益，推动医保从"保疾病"向"保健康"转变，促进医联体从"治病挣钱"向"防病省钱"转变。牵头医院同步加强专科建设，提高医疗技术水平，吸引更多的签约参保人留在医联体内诊疗，降低外出就诊增加的医疗服务成本，实现医保基金支出结余，努力构建让医保、医疗、患者目标诉求一致的利益共同体。

牵头医院在获取精准患者流量时，需要明确下转转诊机制及任务指标，给予基层医疗机构一定反哺，让患者在医联体内流转起来，达到分级诊疗的目的。

牵头医院在支援医联体基层医疗机构的同时，要兼顾自身发展要求，建立利益调整机制，既使自身精准化管理，向高精尖发展，又带动医联体单位管理和技术水平不断提高，调动医务人员推进医联体的积极性，惠及辖区百姓福祉。牵头医院每年从基层医疗机构业务收入增长部分中提取 3%～5% 作为管理费用，下沉到基层门诊、查房、带教等的专科医生，给予年人均和日人均的经费补助，调动牵头医院和医生的积极性，牵头医院才有一定的动力派出核心资源，包括管理和技术的输出。

只有让牵头医院获得足够利益，才能使医疗资源整合更顺畅，"利益共同"并非纸上谈兵，而是医联体实现共同发展、长久发展的关键。

 三、各医联体间利益调整机制的建立

在医联体发展的动力机制上，要进一步细化内部绩效考核制度与医保支付制度改革，科学合理地分配医保结余部分至关重要。只有进行利益绑定，医联体才能真正"联体又联心"。从利益分配角度出发，紧密型的医联体尤其是在人财物资产管理统一的集团式医联体，发展效果最好。因为这种模式能够完全整合内部资源，做到人财物资源的合理分配，提高医疗资源使用效率。

在辖区政府经济能力不足的情况下，如果医联体内部各机构缺乏紧密的经济联系，很容易形成"三级医院没动力，二级医院没空间，一级医疗机构没热情"的困境。为了解决这一问题，需建立起第三方投入和利益共享机制。比如，基层机构为患者提供一次心电图诊断的收费是 22 元，如果通过远程心电中心进行了诊断，则基层自己留 14 元，牵头医院收取诊断服务费 5 元，第三方厂商收入负责设备投放及系统维护收费 3 元。这样能让各方工作热情都得到激励。

医联体内应实行人员、资产、业务统配统管，按照医疗机构等级和规模（床位），试行设定管理岗位，降低医院融资成本，加强医疗费用控制。

下级医疗机构在享受牵头医院专家知识输出的同时，要明确自身发展要求，做好医联体患者入口的保障，保证一手数据的准确性、及时性、安全性。

医联体既是利益共同体也是责任共担体，才能避免医联体内部机构之间的竞争，提升内部协调合作能力，让人、财、物在医联体内部按需流通运转，患者才能享受到更优质便捷的医疗服务。

第十三章　现代公立医院绩效管理工作的组织与实施

摘要：公立医院绩效管理是促进公立医院强化经营管理，落实国务院、国家卫生健康委关于公立医院管理的各项政策法规、规章制度、技术规范，落实医院内部各项管理制度，确保医院各项管理符合标准，规范医务人员行为，改善医疗服务质量，提高医院整体运营效率。本章对医院的绩效管理从目标原则，方式方法，绩效考核范围、要点，组织落实等方面进行探讨，推动现代医院绩效管理工作规范化、科学化。

第一节　现代公立医院绩效管理的目的与作用

 一、绩效管理的含义与目的

1. 绩效管理的含义

绩效是指实际的工作结果与预期目标之间的一致性程度。广义的绩效应该包括实际的投入情况、实际的工作行为以及实际的工作结果与预期的结果之间的一致性程度。绩效管理则是指组织和员工之间就员工的任务、职责、工作标准进行沟通和协商的机制，也是组织通过绩效计划的实施和管理，为员工和团队提供及时有效的行为、态度控制、调整以及反馈的过程，其涉及对员工工作结果、工作行为和态度以及投入的相关要素的标准确定、评价和反馈。一般而言，绩效管理具体环节包括绩效计划、绩效管理的实施与管理、绩效评估和绩效反馈四个基本环节，是一个持续不断的沟通、控制、调整和反馈的过程。

2. 绩效管理的目的

建立健全公立医疗机构绩效考核评价机制，指导公立医疗机构完善对机构、管理者、工作人员的绩效考核与评价，规范各级各类公立医疗机构绩效考核与评价工作，推动医疗机构改进服务质量，落实分级诊疗，规范服务行为，加强标准化、专业化和精细化管理，维护公益性、调动积极性、保障可持续，向群众提供安全、有效、方便、价廉的医疗卫生服务。

3. 绩效管理的正确运用与避免负面效应

包括绩效考核与评价和以绩效为基础的薪酬分配制度，是组织管理中一个比较容易引发争论的领域，绩效管理在医院管理中是一把"双刃剑"。正确的绩效管理理念、合理有效的绩效管理方法，会为医院的管理提供切实的保证。但是，绩效管理的错误理念和不当方法以及绩效管理过程中的管理和沟通不到位，则又有可能引发组织内部的冲突，使得正确的价值取向和组织内部的协调与和谐受到一定程度的负面影响。针对公立医院的经营与管理所面对的客观外部环境和内部组织环境，确定适宜的绩效管理考核目标、原则、方法，对于促进公立医院管理会产生正面意义。

作为绩效管理，其自身的内容、流程以及方法是服务于绩效管理的目标选择的。绩效管理在多大程度上能够发挥作用受到围绕特定目标的绩效管理内容、流程和方法的选择影响。现代公立医院的管理和运营模式需要适应医疗市场、政府、社会和医疗保险机构共同监管的环境。绩效管理和运营更加以病人为导向，兼顾病人、医疗保险机构、社会以及相关从业人员多方利益。现代医院需要管理制度的变革和管理水平的提高来保证在医院员工层面上有正确的行为。公立医院绩效管理是对医院外部环境变化的积极响应，担负着推动转型、提升医院内部管理的任务。

 二、现代公立医院绩效管理作用

1. 提高公立医院组织协调能力与经营管理水平

（1）有利于正确处理医院的分散化运营和集中管理之间的平衡。一是促进临床医生根据对病人健康问题以及经济和时间等问题的判断，制定恰当的诊断和治疗方案。二是整合医院以及整个医疗领域的相关技术、产品和服务资源来推动治疗。三是强化国际标准、行业标准和医院的统一规范来实现对医院医疗质量、服务质量以及医疗安全的有效控制与管理。四是推动医院整体战略的统一协调与医疗过程的高度统一管理。

（2）通过医院决策层对绩效管理方案的科学设计与管理，推动医院的战略目标贯彻与执行。一是绩效管理的基本功能就是要保证组织层面上的协调能力和员工层面上的正确行为。公立医院人事制度政策相对比较突出科室二级分配，经济上以科室收入为基本核算单位的二级分配，强化科室在医院运营和管理上的责任，造成医院管理高层对于管理过程的简化，造成在医院层面上人才等医疗资源的相对不足与整体配置不充分。使得医院的战略目标的有效执行经常受到基层科室相关利益集团的阻力，医院高层对于基层医务工作的行为控制能力相对减弱。二是绩效管理，在一定程度上能够通过标准的设定、行为规范的建立、绩效的评估和反馈，约束与引导一线人员回归正确行为。现代公立医院，根据医疗市场和外部医疗政策等相关环境因素，结合医院自身实际，选择正确的医院发展战略。战略目标的实现是需要管理层面上的协调能力和制度建设的约束力促进员工履行正确行为。员工只有理解并认同医院的总体战略方针，理解高层管理团队的战略意图与行动目标，抱着正确的心态、积极主动工作动机，才能迸发创造力，形成强大的生产力，保证全院战略目标如期形成。

（3）增强医院管理层与执行层间的沟通协调提高管理效率。通过绩效管理增强医院管理层与执行层之间的沟通，促进医院高层管理团队深入了解部门的需要和组织的基本状况，改进系统支持体系，调整人才、资金等资源在部门之间的配置，提高资源利用效率。高层管理团队根据部门的基本情况和实际问题，适当调整战略及其部署。通过绩效管理，考核结果与任用和奖酬挂钩，促进员工沿着正确的行为方向、能力发展的方向，挖掘知识、技能和经验潜力，缩短组织和部门期望之间的差距，提高全院整体效率。

2. 绩效管理是医院人事制度改革的重要构成，是聘任和薪酬制度改革的有力保证

医院人事制度的改革是保证医院人才与医务工作者队伍持续健康发展的基本手段，也是医院管理、运营、发展能力的基本保障。绩效管理作为人力资源管理系统中的重要环节，与聘任制度、薪酬制度改革的关系相对更为紧密。随着聘任制度和薪酬制度的改革，绩效管理的优化是必然趋势。

（1）绩效管理是优化聘任管理的基本手段。

①绩效管理可以为聘任管理提供基础支持。聘任管理的基本原则是以绩效—能力为基础的任用原则，无论是强调候选人与空缺职务的任职资格相符合，还是强调竞选人的能力、经验、动机和价值、态度等与该职务的胜任特征相符合；无论采取何种方式来测试竞选人是否有能力和潜力胜任，是否有意愿和诚意来认真履行职责，完成相应的任务，都需要对其相关的能力和忠诚方面的表现进行评价。而在基于绩效的评价、能力测试、考试以及资历方面的评价四类不同等级的评价中，基于绩效评价的准确性与可靠性最高，提高选聘与晋升工作的科学性和可靠性，增强聘任管理的合理性和公正性。

②绩效管理，将使得聘任管理中各行为主体更加趋于理性，有利于双向选择。在医院聘任管理中，医院高层管理团队，参与竞聘组织者，都没有足够方法对竞聘者任职前能力素质进行判别。竞选人往往对自身的能力、胜任度估计过高，部分竞争者竞争自身难以胜任的职务。聘任过程中的信息不对称问题也使得事先的判断比较困难。因此，会存在逆向选择现象。即人力资源素质低的一些人反而非常积极地参与较高层次竞争，能力素质高的人也有不露声色的。

绩效管理则可以通过制度设计部分实现这种甄别。在聘任管理中，通过明晰职务的工作职责与标准，明确竞选岗位的任职资格，要求竞选人根据个人能力、素质、生涯目标和主导需要，选择合适的职务。并阐明对竞聘岗位绩效标准的理解，任用后的薪酬给付与绩效评价相的联系，建立起竞选人与医院之间的绩效承诺。竞聘上岗，将绩效标准的承诺与竞争职务空缺联系在一起，既可以使得竞选人更加认真地思考岗位职责和任务以外，还可以使其行为更加趋于客观和理性。竞选人与竞选评价的相关主体有利于双向选择，优化人力资源配置。

③绩效管理还可以使组织更加优化对任职人的生涯管理。任何聘任中关于职务工作内容、工作职责和任职资格的分析都需要根据实际任职人的情况，进行调整和修改。在聘任中，结合绩效标准的初步制订、竞选人的绩效标准承诺以及彼此之间的相互交流和沟通，使医院关于某类职务的绩效标准更加符合医院现有人力资产的实际，更加能够被任职人接受。竞聘者基本接受了该职务所承担的职责和责任，组织者基本上了解竞选人对绩效标准的理解和行动计划，更加清晰对任职人的预期，根据其的绩效承诺，及时调整，为其提供必要的组织保证和相关培训，使其更加适应新岗位，履行职责。

而任职者的任中管理和任后管理是优化生涯管理的重要阶段。任中的职务微调、任后管理中的延用与晋升，都需要以其实际绩效评价为基础。而绩效标准和绩效计划，则可以使绩效评价有一个双方共同事先认同的标准，而绩效评价以及绩效反馈则可以使得任职者的实际表现得到客观公正的评判，及时有效地纠正和控制。这对于改进聘任管理，建立聘任管理的科学性和权威性具有重要意义。现代公立医院的管理需要经历从原先忽视过程性管理的粗放管理模式向过程控制和组织整合管理模式转变，在这个过程中，结合绩效管理的聘任管理是基本切入点。

（2）绩效管理是保证薪酬管理科学公正的必要环节。现代公立医院的薪酬管理中，需要根据员工的实际贡献来确定不同的报酬水平。无论是以职务为基础，还是以技能—知识为基础，抑或是以绩效为基础，现有的医院薪酬设计基本上都需要将职务、能力和绩效因素组合起来考虑。以职务为基础薪酬，如职务等级工资和职务津贴等薪酬是否能够保证内部公平，需要确认职务的配置是否以能力和绩效为基础，需要对任职者的绩效进行衡量。动态的以绩效为基础，对职务聘任进行动态调整，是保证以职务为基础的薪酬保证内部公平的必要环节。而以能力为基础的薪酬制度，由于其比较强调能力和知识等因素对于个体工作效果的重要性，但是，以能力为基础的薪酬制度的关键难点是能力评价。而在能力评价中，相对准确性程度较高的是绩效评价基础上的能力评价。而以绩效为基础的薪酬制度，其合理程度在一定意义上取决于选择的绩效评价标准和评价内容是否合理和科学。如过去部分医院的绩效工资是以科室或是个人的直接创收收入为基础的，而这些创收收入在一定意义上是与科室或个人的业务能力和投入水平没有直接联系的，如处方提成、检查单提成方法等。

正确的绩效标准，合理的绩效评价可以使绩效薪酬能够起到正确衡量员工实际贡献及其对组织影响的作用，进而可以起到激励员工持续不断地将医院发展所需要的专业知识、专业经验、诊断和治疗能力贡献出来，鼓励医务工作者和医院管理者能够更加主动地投入到组织的发展中。

总之，绩效管理作为人力资源管理的重要环节，是聘任和薪酬管理的必要支持，对于目前医院人事制度改革来说，绩效管理的优化既可以促进和优化人事制度改革，又可以作为人事制度改革的切入点，可以成为优化医院组织环境和制度环境的重要手段。而绩效管理与聘任管理和薪酬管理的有效结合和相互整合，则可以使得医院的人力资源管理水平逐步提高，从而为医院的运营管理水平和医疗水平的全面提高提供坚实的人才基础。

第二节　现代公立医院绩效考核评价的目标与原则

 一、目标与原则

1. 主要目标

建立健全公立医疗卫生机构绩效考核评价机制，指导公立医疗卫生机构完善对工作人员的绩效考核，规范各级各类公立医疗卫生机构绩效评价工作，推动医疗卫生机构改进服务质量，落实分级诊疗，规范服务行为，加强标准化、专业化和精细化管理，维护公益性、调动积极性、保障可持续，向群众提供安全、有效、方便、价廉的医疗卫生服务。通过绩效考核与评价，推动现代公立医院在发展方式上由规模扩张型转向质量效益型，在管理模式上由粗放的行政化管理转向全方位的绩效管理，促进收入分配更科学、更公平，实现效率提高和质量提升，促进公立医院综合改革政策落地见效。建立较为完善的现代公立医院绩效考核评价体系，公立医院功能定位得到落实，内部管理更加规范，医疗服务整体效率有效提升，分级诊疗制度更加完善。

2. 基本原则

（1）注重公益性导向，提高医疗服务效率。以满足人民群众健康需求为出发点和立足点，服务深化医药卫生体制改革全局。改革完善公立医院运行机制和医务人员激励机制，实现社会效益和经济效益、当前业绩和长久运营、保持平稳和持续创新相结合。强化绩效考核导向，推动医院落实公益性，实现预算与绩效管理一体化，提高医疗服务能力和运行效率。

（2）遵照国家统一框架，结合医院实际规划。遵照国家统一制定的标准、关键指标、体系架构和实现路径，便于督导考核相结合以及横向比较。遵照卫健部门根据地方实际制定的管理原则，不同类别医疗机构设置不同指标和权重要求，结合医院的功能任务，各项管理要求，细化本院的考核指标，提升考核的针对性和精准度。抓住重点，因地因院细化，逐级考核，形成医院管理提升的动力机制。

（3）依靠信息化支撑，确保结果真实客观。通过加强信息系统建设，提高绩效考核数据信息的准确性，保证关键数据信息自动生成、不可更改，确保绩效考核结果真实客观。根据医学规律和行业特点，发挥大数据优势，强化考核数据分析应用，提升医院科学管理水平。

（4）坚持激励约束结合，注重评价结果运用。建立综合的绩效考核评价体系，明确考核评价标准，规范考核评价程序。按照管理层级和机构类型分级分类实施医疗卫生机构绩效考核评价，对负责人、职工分别实施人员绩效考核评价。医疗卫生机构和人员的绩效评价结果与政府投入、管理调控及人员职业发展等相挂钩，采取综合措施，奖优罚劣，拉开差距，有效促进绩效持续改进，为建立现代医院管理制度和符合医疗行业特点的人事薪酬制度创造条件。

二、绩效考核与评价主体

考核与评价区别。考核是对每项指标与工作进行详细督查，看工作结果与目标任务，技术规范与标准是否存在差距，注重的是微观和具体工作。绩效评价是从整体与工作性质角度对工作的评价，具有宏观与全面性。考核是评价的基础，公立医院自身是详细考核兼宏观评价，卫健等部门是宏观评价并抽查考核过程和真实客观性。

（1）各级卫生行政部门、中医药管理部门组织或会同有关部门组织对所属公立医疗卫生机构开展绩效评价。

（2）按照干部人事管理权限，各级卫生行政部门、中医药管理部门或有关部门组织实施公立医疗卫生机构负责人绩效评价。

（3）开展县级公立医院综合改革和城市公立医院综合改革试点地区可由公立医院管理委员会等政府办医疗机构与院长签订绩效管理合同，根据合同约定实施绩效评价。

（4）公立医疗卫生机构负责组织对职工的绩效评价。

（5）鼓励各地采取切实措施，充分发挥专业机构、行业协会等第三方机构在绩效评价中的作用，特别是首选委托第三方进行满意度评价。在绩效评价过程中注重吸纳社会公众、患者代表等参与。

三、绩效考核与评价指标体系

（1）绩效评价指标应当体现落实公立医疗机构公益性质。维护公众健康的要求，反映服务和管理过程，注重服务结果，突出目标管理和全面质量管理。具体指标选取应当坚持突出重点、客观稳定、易于获取、科学灵敏、定性定量相结合，建立动态调整机制。

（2）机构绩效评价应当涵盖医疗质量、运营效率、持续发展、满意度评价等内容。负责人绩效评价还应包括职工满意度内容。人员绩效评价应当作为人员考核的重要内容，纳入平时考核、年度考核和聘期考核，突出岗位工作量、服务质量、行为规范、技术难度、风险程度和服务对象满意度等内容。

（3）公立医院绩效评价指标体系以三级公立医院为参考，绩效考核指标体系由医疗质量、运营效率、持续发展、满意度评价等 4 个方面的指标构成。国家制定《三级公立医院绩效考核指标》供各地使用，同时确定部分指标作为国家监测指标。各地卫健部门可以结合实际，适当补充承担政府指令性任务等部分绩效考核指标。

①医疗质量。提供高质量的医疗服务是三级公立医院的核心任务。通过医疗质量控制、合理用药、检查检验同质化等指标，考核医院医疗质量和医疗安全。通过代表性的单病种质量控制指标，考核医院重点病种、关键技术的医疗质量和医疗安全情况。通过预约诊疗、门急诊服务、患者等待时间等指标，考核医院改善医疗服务效果。

②运营效率。运营效率体现医院的精细化管理水平，是实现医院科学管理的关键。通过人力资源配比和人员负荷指标考核医疗资源利用效率。通过经济管理指标考核医院经济运行管理情况。通过考核收支结构指标间接反映政府落实办医责任情况和医院医疗收入结构合理性，推动实现收支平衡、略有结余，有效体现医务人员技术劳务价值的目标。通过考核门诊和住院患者次均费用变化，衡量医院主动控制费用不合理增长情况。

③持续发展。人才队伍建设与教学科研能力体现医院的持续发展能力，是反映三级公立医院创新发展和持续健康运行的重要指标。主要通过人才结构指标考核医务人员稳定性，通过科研成果临床转化指标考核医院创新支撑能力，通过技术应用指标考核医院引领发展和持续运行情况，通过公共信用综合评价等级指标考核医院信用建设。

④满意度评价。医院满意度由患者满意度和医务人员满意度两部分组成。患者满意度是三级公立医院社会效益的重要体现，提高医务人员满意度是医院提供高质量医疗服务的重要保障。通过门诊患者、住院患者和医务人员满意度评价，衡量患者获得感及医务人员积极性。

 四、绩效考核与评价标准

绩效考核评价工作以标准化管理为方向和基础，绩效考核评价标准是衡量绩效考核评价指标、反映业绩优劣的基准和尺度，其标准值可主要参考医院评审标准、重点专科评审标准、医疗服务能力标准、医疗质量安全标准、临床诊治指南、基本公共卫生服务规范、重大疾病防治工作规范、重大公共卫生服务项目实施方案、卫生应急管理工作规范等方面的规范性文件和卫生标准。绩效考核评价标准应当符合绩效考核评价指标的特点，遵循医疗工作规律，充分考虑地域社会经济发展差异，既要反映医疗机构间的横向比较，又要反映同一机构自身变化的纵向比较。

第三节　现代公立医院绩效考核评价工作的组织实施

 一、切实加强组织领导

1. 政府对公立医院绩效考核的领导

政府要强化组织领导，财政、发改、教育、人社、卫健、医保、中医药等部门要建立协调推进机制，及时出台政策措施，确保绩效考核工作落到实处，出台具体实施方案。与中央关于事业单位干部人事管理、绩效评价等方面的政策相衔接，精心组织实施。统筹推进本地区公立医疗机构绩效评价工作。按规定落实政府对符合区域卫生规划公立医院的投入政策，指导地方在清理甄别的基础上稳妥化解符合条件的公立医院长期债务。落实公立医院薪酬制度改革政策。规范推进医联体建设，以三级公立医院带动基层医疗服务能力提升。大力推进信息化建设，鼓励探索应用疾病诊断相关分组开展医院管理。切实加强综合监管，使日常监管与年度绩效考核互补，形成推动公立医院改革发展合力。

2. 明确部门职责分工

地方政府指定部门或机构代表公立医院举办方和出资人，对三级公立医院实施绩效考核。各部门的参与方式和方法。各级卫健部门、中医药管理部门组织或会同有关部门组织对所属公立医疗卫生机构开展绩效评价；按照干部人事管理权限，组织实施公立医疗机构负责人绩效评价。卫生健康委及其他部门、行业所属或者管理的三级公立医院，大学附属三级公立医院，均参加属地绩效考核。公立医院综合改革试点地区可由公立医院管理委员会等政府办医机构与院长签订绩效管理合同，根据合同约定实施绩效评价；公立医疗机构负责组织对职工的绩效评价；鼓励各地采取切实措施，充分发挥专业机构、行业协会等第三方机构在绩效评价中的作用，特别是首选委托第三方进行满意度评价。

在绩效评价过程中注重吸纳社会公众、患者代表等参与。卫生健康行政部门监督指导三级公立医院落实病案首页、疾病分类编码、手术操作编码、医学名词术语"四统一"要求，加强质量控制，建设绩效考核信息系统。财政、发改、教育、人社、卫健、医保、中医药、组织部门研究建立绩效考核结果应用机制。财政和医保部门结合绩效考核结果，调整完善政府投入和医保政策。中医药局负责组织实施三级公立中医医院绩效考核工作。组建医疗卫生机构绩效评价专家库，加强人员培训，不断完善公立医院。对各类公立医疗机构分别实施绩效评价。各有关部门要为绩效评价提供必要的经费、人员和设施。

3. 医院对绩效考核工作的领导

公立医院是较复杂的经济运行体，虽然以公益与福利性为主，但其经营性在卫生资源配置过程中及在卫生服务需求、生产、供给过程中表现得更为突出。医院的经营规模体量大，资金占用额度高，经营性恰恰体现在卫生服务全链条的各个环节。而人们对医院的经营往往还停留在传统的惯性运转状态，通过绩效考核纠正其运营过程中资源配置不科学、人浮于事、质量低下、损失浪费严重，成本高、效益差，影响服务质量与社会满意度问题。公立医疗机构要加强对绩效考核评价工作的领导，充分认识现代公立医院绩效考核工作的重要意义，充分发挥绩效考核对现代公立医院运营的引领与推动作用，促进公立医院主动加强和改进医院管理，加强内涵建设，推动公立医院综合改革和分级诊疗制度建设落地见效。配合有关部门把绩效考核作为推动深化医改政策落地、将改革政策传导至医院和医务人员的重要抓手，通过深化改革破解体制机制问题。

4. 医院内部成立绩效考核领导小组与组织机构

（1）考核领导小组

组长：医院党委书记、院长。

副组长：医院分管人事管理的副院长、业务副院长、总会计师等领导组成。

（2）绩效考核办公室

主任：分管人事工作副院长（兼）。

副主任：人力资源部部长、院办主任、医务（教）部部长、护理部主任。

成员：人力资源部、院办、医务部、护理部、经管办、财务部、医保部、总务部、各临床医技科室主任、护士长。

（3）明确各部门考核职责

①行政执行：由院长牵头，会同副院长、院长助理、办公室等部门监督考核，由办公室组织；

②医疗质量：主要由业务院长会同医教部、护理部、经营部监督考核，由医务部组织；

③财务指标：由总会计师、医务部、护理部、财务部、审计部、医保部监督考核，由财务部组织；

④科室管理：主要由业务副院长、医务部、护理部、人力资源部、审计部、经营部监督考核，由护理部组织；

⑤医患关系：主要由行风办、医务部、护理部、人力资源部、客户服务部监督考核，由行风办组织；

⑥学习培养：人力资源部、医务部、经营部、护理部等部门监督考核。由医务部组织。

二、制定绩效考核方案

为加强医院绩效考核实施力度，建立科学的激励约束机制，实现全方位的综合平衡管理，需要制订严密科学的绩效考核方案，参考结构如下：

1. 明确考核目的

通过绩效考核推动医疗机构改进服务质量，落实分级诊疗，规范服务行为，加强标准化、专业化和精细化管理。通过绩效考核实现目标逐级分解，促进全院经营目标的实现。提高全院职工的主观能动性、促进上下级沟通、各科室间相互协作、规范工作流程，提高管理水平，有效提升医院的整体绩效和整体职工素质。维护公益性、调动积极性、保障可持续，向群众提供安全、有效、方便、价廉的医疗卫生服务。

2. 明确方案原则

绩效考核方案是绩效管理工作的纲领性文件，方案设计的质量高低直接影响绩效考核结果。考核方案要在国家对公立医院绩效考核政策指导下，充分结合本院实际制定。注重公益性导向，提高医疗服务效率。遵照国家统一框架，结合医院实际规划。依靠信息化支撑，确保结果真实客观。以提高科室全院绩效为导向，定性考核与定量考核相结合，体现公平、公正、公开原则。

3. 明确管理组织

绩效考核管理日常事务协调由绩效考核办公室负责。

4. 明确工作任务

配合上级部门对本院的考核，组织本院内部日常考核工作；建立健全医院绩效考核管理体系；定期或不定期召开绩效考核会议；适时修订、完善考核方案，健全考核管理制度，调整绩效考核人员；对职能科室提出的绩效考核项目、标准及考核结果进行审议；跟踪并评估科室绩效情况，指导科室改进管理缺陷，对存在问题及时提出改正措施或惩戒意见；对绩效考核项目及管理等相关事宜进行审议，完善考核方式，提高考核效率。

5. 绩效考核办公室工作职责

绩效考核制度及相关实施细则的拟定及修订工作；对各项考核工作进行培训与指导，并为各科室提供相关咨询；对考核过程进行监督与检查，对考核过程中不规范行为进行纠正与处罚；负责各种绩效考核评分的汇总和通报；协调、处理考核申诉的具体工作。

6. 考核单元和内容

考核对象为医院全体员工与医院管理干部两个范畴。考核单元可分为全院为单元，配合上级部门的考核。同时，以科室为单元，分为临床、医技、职能部门三个系列。还要探索考核每个职工的全部情况。考核内容主要以国家规范的四大类即医疗质量、运营效率、可持续发展、满意度评价为主。医院可细化为科室管理、优质服务、工作数量、工作质量、运营效益、医德医风、科研与创新等维度，对全体职工的工作业绩及遵章守纪、干部的管理业绩进行全面考核。

7. 考核方法

（1）考核层级分为院级考核、职能科室考核、科室内部管理考核三个层级。按照科主任负责制原则，科主任对科室管理工作负主要责任，既要接受院里考核，又要组织对科室员工工作进行考核。医院实行双排序；

（2）绩效评价主要对象为科室主要负责人，副职、护士长绩效考核成绩参照主任绩效结果。全院职工分别按不同系列进行年度排序，作为奖励与使用依据；

（3）设计科主任目标管理量化考核细则及评分办法，评价基础得分按 100 分设计进行，部分项目指标完成好的给予适当加分，最高分为 120 分。按得分高低进行排序公示；

（4）考核分为季度考核和年度考核。季考核于次季初的 1 ~ 3 日（遇节假日顺延）完成上季目标考核，考核结果在 10 日之前进行公布，年度考核于次年元月 5 ~ 12 日（遇节假日顺延）前完成，考核结果在 15 日之前进行公布；

（5）各相关职能部门，负责组织本部门职能范畴内的绩效考核工作，对应各项考核指标按季、年度实施考核，做好相关评分登记，以便及时汇总各科室最后考评得分；

（6）科主任年度绩效评价成绩，将作为医院年度先进科室评选，科主任、护士长评优评先、发放年终奖、职务任免、职称晋升的重要依据。分管领导的业绩与分管科室及业务范围的目标完成情况相对应。

8. 绩效考核要求

（1）要进一步提高思想认识。推进全院绩效考核工作，绩效考核是加强科室管理、充分发挥科主任在科室管理及业务建设中统领作用的重要举措，是推进医院精细化管理、提高医疗质量的需要，是建设现代化医院、实现医院发展目标的需要，科主任要积极配合、主动参与此项工作，提高科室管理的水平；

（2）要从严从细进行评价。绩效考核工作为医院本年度重点工作，全力做好日常的考核和评价基础工作，考核要从严，工作要从细，评价要科学，重在通过评价发现科室在管理中的问题，指导进行整改；

（3）要齐心协力营造良好的工作环境。对科主任的管理是一项系统工程，涉及多个职能部门，各职能部门要主动配合，正面引导，齐心协力营造良好的科室管理环境。

9. 附则

（1）方案要在医院全体职工中讨论通过，报上级卫生行政部门备案；

（2）绩效考核方案由医院绩效考核管理小组负责解释；

（3）绩效考核方案在试行中，如遇未尽事宜，由绩效考核管理小组讨论调整和完善；

（4）本方执行时间；

（5）附件。

三、强化绩效考核技术支撑

建立完善公立医疗机构综合管理信息平台，提供绩效考核评价的基础信息，加强大数据处理技术、统计分析技术、互联网技术等现代信息技术在绩效考核评价中的应用，实施动态、精准评价。探索将绩效评价指标信息与各管理环节、业务活动流程建立直接联系，确保信息的可及性、真实性和实时性。建立完善绩效评价分析信息系统，提高绩效评价工作效率。加强绩效评价工作网络和队伍建设，由专门力量实施绩效评价，推动绩效评价逐步专业化和规范化。

1. 提高病案首页质量

三级公立医院要加强以电子病历为核心的医院信息化建设，按照国家统一规定规范填写病案首页，加强临床数据标准化、规范化管理。加强病案首页质量控制和上传病案首页数据质量管理，确保考核数据客观真实。

2. 统一编码和术语集

按照国家卫生健康委推行全国统一的疾病分类编码、手术操作编码和医学名词术语集，国家中医药局印发全国统一的中医病症分类与代码和中医名词术语集使用。卫生行政部门组织三级公立医院完成电子病历的编码和术语转换工作，全面启用全国统一的疾病分类编码、手术操作编码、医学名词术语。

3. 关注满意度调查平台

国家建立公立医院满意度管理制度，根据满意度调查结果，不断完善公立医院建设、发展和管理工作。三级公立医院全部纳入卫生健康委满意度调查平台。用平台将调查结果纳入三级公立医院绩效考核。

4. 关注绩效考核信息系统

公立医疗机构要关注国家卫生健康委全国三级公立医院绩效考核信息系统，按照考核系统调整本单位管理工作。省级绩效考核信息系统，与国家三级公立医院绩效考核信息系统互联互通，以数据信息考核为主，现场复核为辅。利用"互联网＋考核"的方式采集客观考核数据，开展对三级公立医院绩效考核工作，医院做好应对与配合工作。

四、加强绩效考核宣传教育思想引导

做好政策解读和舆论引导，主动回应社会关切，借鉴其他单位好的经验和做法，营造良好舆论环境。积极开展政策培训，引导医院考核人员和医务人员充分认识绩效评价工作的重要意义，健全内部绩效评价机制，深入细致开展思想教育，动员全员参与，将

绩效管理责任落实到具体岗位，营造寻找差距、持续改进、追求高绩效目标的氛围。

五、绩效考核与评价程序

1. 国家对医院的考核程序

国家对三级公立医院绩效考核工作按照年度实施，考核数据时间节点为上一年度1月至12月。医院自查自评。各三级公立医院对照绩效考核指标体系，从2020年起，每年1月底前将上一年度病案首页信息、年度财务报表及其他绩效考核指标所需数据等上传至国家和省级绩效考核信息系统，形成绩效考核大数据。根据绩效考核指标和自评结果，医院调整完善内部绩效考核和薪酬分配方案，实现外部绩效考核引导内部绩效考核，推动医院科学管理。国家从2020年起，每年2月底前各省份完成辖区内三级公立医院绩效考核工作，3月底前国家卫生健康委完成国家监测指标分析工作。

（1）绩效评价准备。由卫生行政部门、中医药管理部门牵头成立公立医疗机构绩效评价领导小组、委员会等工作组织，确定评价实施机构，设定绩效目标，听取评价对象意见，加强对考评人员和评价对象的培训，掌握绩效评价的基本内容、方式和方法；

（2）医疗机构自评。包括配合卫健部门年度评价或定期评价。医疗机构按绩效评价要求开展自查，对发现的问题及时改进，形成自查报告，并提交至绩效评价实施机构。医院针对内部绩效管理方案规定的考核频率开展考核工作，与绩效工资的发放周期同步，往往采取季度和年度考核评价。采取信息化管理，月积累信息，季度详细考核，年度全面考核评价。可根据评价目的需要进行适当调整；

（3）绩效评价实施。以运用信息技术采集绩效评价相关数据为主，综合运用现场核查、专题访谈及问卷调查等手段，依据评价指标体系和标准进行综合分析，形成评价结论；

（4）绩效评价反馈与改进。对医疗机构的评价结果进行反馈，对存在的问题提出改进意见和建议，医疗机构应当进行相应改进，改进情况应当作为下一轮绩效评价的重要内容。

2. 人员绩效评价程序

按照干部人事管理权限，对公立医疗机构负责人实施年度和任期目标责任考核。职工的绩效评价程序及评价周期由公立医疗卫生机构自行确定，应当在总结以往经验的基础上，采取多种方式进行综合评价，并经职工代表大会讨论通过后组织实施。

六、绩效评价结果应用与信息公开

各地要建立绩效考核信息和结果部门共享机制，形成部门工作合力，强化绩效考核结果应用，将绩效考核结果作为公立医院发展规划、重大项目立项、财政投入、经费核拨、绩效工资总量核定、医保政策调整的重要依据，同时与医院评审评价、国家医学中心和区域医疗中心建设以及各项评优评先工作紧密结合。绩效考核结果作为选拔任用公立医院党组织书记、院长和领导班子成员的重要参考。

1. 机构绩效评价结果应用与信息公开

医疗机构根据绩效评价结果认真进行改进，提高绩效，促进医院可持续发展。卫生行政部门、中医药管理部门会同有关部门根据绩效评价结果对医疗卫生机构进行奖惩，并与财政补助力度、医保基金支付、薪酬总体水平、医疗卫生机构等级评审等挂钩。将绩效评价结果向同级政府报告，为政府决策提供依据，并建立绩效问责机制，对绩效评价中发现的违法、违纪问题由有关方面按程序进行严肃查处。将医疗机构绩效评价结果作为医疗机构负责人绩效评价的重要依据。鼓励各地将绩效评价结果、程序等纳入信息公开范围，按程序以适当方式向社会公开。

2. 人员绩效评价结果应用与信息公开

医院绩效评价为重要内容形成考核结果，与医疗卫生机构负责人和职工的薪酬发放、岗位聘用、个人职业发展与管理等方面激励约束挂钩，并作为职务任免的重要参考。坚持多劳多得、优绩优酬，收入分配重点向关键岗位、业务骨干和作出突出贡献的人员倾斜，合理拉开收入差距，调动医务人员积极性。严禁给科室和医务人员设定创收指标，医务人员个人薪酬不得与医院的药品、耗材、大型医学检查等业务收入挂钩。人员考核结果记入个人档案，以适当方式在本单位内公开。

3. 绩效考核结果的利用

公立医院绩效管理的目的是提高工作效率，效率的提高是充分调动职工的劳动积极性的结果，职工劳动积极性正是绩效考核结果利用的结果。考核结果要在职工劳务报酬分配、晋职晋级、各项荣誉确定上加以利用。考核结果的利用与绩效考核目的是一致的。绩效工资收入的多少取决于个人劳动成果的数量和质量。绩效工资要体现激励原则，是多劳多得、优绩优酬。绩效工资向一线倾斜，向业务骨干倾斜，向风险岗位倾斜。在设计绩效工资方案时，要明确重点激励的部门，重点激励的岗位，重点激励的项目。

 七、做好督导总结宣传

国家卫生健康委要会同相关部门，按照职责分工加强对各地三级公立医院绩效考核工作的指导和监督。要及时总结经验、挖掘典型，结合各地实际不断完善三级公立医院绩效考核指标体系，同时逐步推开对所有医疗机构的绩效考核，适时启动区域医疗服务体系绩效考核工作。要坚持科学考核，注意方式方法，避免增加基层负担。要加强宣传引导，为三级公立医院绩效考核和医院健康发展营造良好的社会舆论环境。各地工作进展情况要定期报告国务院深化医药卫生体制改革领导小组。

第四节　现代公立医院绩效考核工作的内容

 一、对医院领导班子、管理团队成员的绩效考核内容

绩效评价指标应当体现落实公立医疗卫生机构公益性质、维护公众健康的要求，反映服务和管理过程，注重服务结果，突出目标管理和全面质量管理。具体指标选取应当坚持突出重点、客观稳定、易于获取、科学灵敏、定性定量相结合，建立动态调整机制。

机构绩效评价应当涵盖医疗质量、运营效率、可持续发展、满意度评价等内容。负责人绩效评价还应包括职工满意度内容。人员绩效评价应当作为人员考核的重要内容，纳入平时考核、年度考核和聘期考核，突出岗位工作量、服务质量、行为规范、技术难度、风险程度和服务对象满意度等内容。

 二、对全员的绩效考核内容

绩效考核面对的是对全员的考核，从层次上分为院领导、中层干部、一般员工；从服务范围上分包括行政管理人员、业务管理人员、辅助科室管理人员、后勤服务管理人员。各层次考核都有共性指标、也有个性指标。共性指标应该一致，个性指标突出服务范围和服务内容特点。

 三、三级公立医院绩效考核指标

（一）医疗质量

1. 功能定位

（1）门诊人次数与出院人次数比（定量）计算方法：门诊患者人次数÷同期出院患者人次数（急诊、健康体检者不计入）。指标来源：医院填报；

（2）下转患者人次数（门急诊、住院）（定量）计算方法：本年度向二级医院或者基层医疗机构下转患者人次数（门急诊、住院）。指标来源：医院填报；

（3）日间手术占择期手术比例（定量）计算方法：日间手术台次数÷同期出院患者择期手术总台次数×100%。指标来源：医院填报；

（4）出院患者手术占比▲（定量）计算方法：出院患者手术台次数÷同期出院患

者总人次数×100%。指标来源：病案首页；

（5）出院患者微创手术占比▲（定量）计算方法：出院患者微创手术台次数÷同期出院患者手术台次数×100%。指标来源：病案首页；

（6）出院患者四级手术比例▲（定量）计算方法：出院患者四级手术台次数÷同期出院患者手术台次数×100%。指标来源：病案首页；

（7）特需医疗服务占比（定量）计算方法：特需医疗服务量÷同期全部医疗服务量×100%，特需医疗服务收入÷同期全部医疗服务收入×100%。指标来源：医院填报。

2. 质量安全

（1）手术患者并发症发生率▲（定量）计算方法：手术患者并发症发生例数÷同期出院的手术患者人数×100%。指标来源：病案首页；

（2）Ⅰ类切口手术部位感染率▲（定量）计算方法：Ⅰ类切口手术部位感染人次数÷同期Ⅰ类切口手术台次数×100%。指标来源：病案首页；

（3）单病种质量控制▲（定量）计算方法：符合单病种质量控制标准。指标来源：病案首页；

（4）大型医用设备检查阳性率（定量）计算方法：大型医用设备检查阳性数÷同期大型医用设备检查人次数×100%。指标来源：医院填报；

（5）大型医用设备维修保养及质量控制管理（定性）引导医院关注医用设备的维修保养和质量控制，配置合适维修人员和维修检测设备。评价内容包括但不限于：

①配置合理维修人员和维修场地，涉及有毒有害作业应有合适的维修场所和有效防护；

②制定急救、生命支持类等设备的预防性维护维修计划；

③开展日常保养和维护，有巡检、保养、维修等相关记录及设备管理部门对临床使用部门的监管、培训记录；

④配置必备的检测和质量控制设备，医学设备管理部门定期对设备特别是急救、生命支持类设备进行预防性维护，确保在用设备完好，有记录和标识，并对发现的问题及时处理；

（6）通过国家室间质量评价的临床检验项目数▲（定量）计算方法：医院临床检验项目中通过国家临床检验中心组织的室间质量评价项目数量。指标来源：国家卫生健康委；

（7）低风险组病例死亡率▲（定量）计算方法：低风险组死亡例数÷低风险组病例数×100%。指标来源：病案首页；

（8）优质护理服务病房覆盖率（定量）计算方法：全院已经开展优质护理服务的病房总数÷全院病房总数×100%。指标来源：医院填报。

3. 合理用药

（1）点评处方占处方总数的比例（定量）计算方法：点评处方数÷处方总数×

100%。指标来源：医院填报；

（2）抗菌药物使用强度（DDDs）▲（定量）计算方法：本年度住院患者抗菌药物消耗量（累计DDD数）÷同期收治患者人天数×100。收治患者人天数＝出院患者人次数×出院患者平均住院天数。指标来源：医院填报；

（3）门诊患者基本药物处方占比（定量）。计算方法：门诊使用基本药物人次数÷同期门诊诊疗总人次数×100%。指标来源：医院填报；

（4）住院患者基本药物使用率（定量）计算方法：出院患者使用基本药物总人次数÷同期出院总人次数×100%。指标来源：医院填报；

（5）基本药物采购品种数占比（定量）计算方法：医院采购基本药物品种数÷医院同期采购药物品种总数×100%。指标来源：省级招采平台；

（6）国家组织药品集中采购中标药品使用比例（定量）计算方法：中标药品用量÷同种药品用量×100%。指标来源：医院填报。

4. 服务流程

（1）门诊患者平均预约诊疗率（定量）计算方法：预约诊疗人次数÷总诊疗人次数×100%（急诊人次数不计入）。指标来源：医院填报；

（2）门诊患者预约后平均等待时间（定量）计算方法：门诊患者按预约时间到达医院后至进入诊室前的等待时间。指标来源：医院填报；

（3）电子病历应用功能水平分级▲（定性）计算方法：按照国家卫生健康委电子病历应用功能水平分级标准评估。指标来源：国家卫生健康委。

（二）运营效率

1. 资源效率

（1）每名执业医师日均住院工作负担（定量）计算方法：全年实际占用总床日数÷医院平均执业（助理）医师人数÷365。医院平均执业（助理）医师人数＝（本年度人数＋上一年度人数）÷2。指标来源：医院填报；

（2）每百张病床药师人数（定量）计算方法：医院药师（包括药剂师和临床药师）总人数÷医院实际开放床位数×100。指标来源：医院填报。

2. 收支结构

（1）门诊收入占医疗收入比例（定量）计算方法：门诊收入÷医疗收入×100%。指标来源：财务年报表；

（2）门诊收入中来自医保基金的比例（定量）计算方法：门诊收入中来自医保基金的收入÷门诊收入×100%。指标来源：财务年报表；

（3）住院收入占医疗收入比例（定量）计算方法：住院收入÷医疗收入×100%。指标来源：财务年报表；

（4）住院收入中来自医保基金的比例（定量）计算方法：住院收入中来自医保基

金的收入÷住院收入×100%。指标来源：财务年报表；

（5）医疗服务收入（不含药品、耗材、检查检验收入）占医疗收入比例▲（定量）计算方法：医疗服务收入÷医疗收入×100%。医疗服务收入包括挂号收入、床位收入、诊察收入、治疗收入、手术收入、药事服务收入、护理收入。指标来源：财务年报表；

（6）辅助用药收入占比（定量）计算方法：辅助用药收入÷药品总收入×100%。指标来源：医院填报；

（7）人员支出占业务支出比重▲（定量）计算方法：人员支出÷业务支出×100%。指标来源：财务年报表；

（8）万元收入能耗支出▲（定量）计算方法：年总能耗支出÷年总收入×10 000。总能耗为水、电、气、热等能耗折算为吨标煤后之和。指标来源：财务年报表；

（9）收支结余▲（定量）计算方法：业务收支结余+财政项目补助收支结转（余）+科教项目收支结转（余）。业务收支结余=医疗收支结余+其他收入−其他支出，其中：医疗收支结余=医疗收入+财政基本支出补助收入−医疗支出−管理费用。财政项目补助收支结转（余）=财政项目支出补助收入−财政项目补助支出。科教项目收支结转（余）=科教项目收入−科教项目支出。指标来源：财务年报表；

（10）资产负债率▲（定量）计算方法：负债合计÷资产合计×100%。反映负债合理性，引导医院避免盲目负债扩张或经营，降低医院运行潜在风险。指标来源：财务年报表。

3. 费用控制

（1）医疗收入增幅（定量）计算方法：（本年度医疗收入−上一年度医疗收入）÷上一年度医疗收入×100%。指标来源：财务年报表；

（2）门诊次均费用增幅▲（定量）计算方法：（本年度门诊患者次均医药费用−上一年度门诊患者次均医药费用）÷上一年度门诊患者次均医药费用×100%。门诊患者次均医药费用=门诊收入÷门诊人次数。指标来源：财务年报表；

（3）门诊次均药品费用增幅▲（定量）计算方法：（本年度门诊患者次均药品费用−上一年度门诊患者次均药品费用）÷上一年度门诊患者次均药品费用×100%。门诊患者次均药品费用=门诊药品收入÷门诊人次数。指标来源：财务年报表；

（4）住院次均费用增幅▲（定量）计算方法：（本年度出院患者次均医药费用−上一年度出院患者次均医药费用）÷上一年度出院患者次均医药费用×100%。出院患者次均医药费用=出院患者住院费用÷出院人次数。由于整体出院患者平均医药费用受多种因素影响，为使数据尽量可比，通过疾病严重程度（CMI）调整。指标来源：财务年报表；

（5）住院次均药品费用增幅▲（定量）计算方法：（本年度出院患者次均药品费用−上一年度出院患者次均药品费用）÷上一年度出院患者次均药品费用×100%。出院患者次均药品费用=出院患者药品费用÷出院人次数。指标来源：财务年报表。

4. 经济管理

（1）全面预算管理（定性）计算方法：查阅文件资料。指标来源：医院填报；

（2）规范设立总会计师（定性）计算方法：查阅文件资料。指标来源：医院填报。

（三）持续发展

1. 人员结构

（1）卫生技术人员职称结构（定量）计算方法：医院具有高级职称的医务人员数÷全院同期医务人员总数×100%。指标来源：医院填报；

（2）麻醉、儿科、重症、病理、中医医师占比▲（定量）计算方法：医院注册的麻醉、儿科、重症、病理、中医在岗医师数÷全院同期医师总数。指标来源：国家医疗机构、医师、护士电子化注册系统；

（3）医护比▲（定量）计算方法：医院注册医师总数÷全院同期注册护士总数。指标来源：国家医疗机构、医师、护士电子化注册系统。

2. 人才培养

（1）医院接受其他医院（尤其是对口支援医院、医联体内医院）进修并返回原医院独立工作人数占比（定量）计算方法：医院接受其他医院（尤其是对口支援医院、医联体内医院）进修半年及以上并返回原医院独立工作人数÷医院同期招收进修总人数×100%。指标来源：医院填报；

（2）医院住院医师首次参加医师资格考试通过率▲（定量）计算方法：本年度首次参加医师资格考试并通过的住院医师人数÷同期首次参加医师资格考试的住院医师总人数×100%。指标来源：国家卫生健康委；

（3）医院承担培养医学人才的工作成效（定量）计算方法：统计医院在医学人才培养方面的经费投入、临床带教教师和指导医师接受教育教学培训人次数、承担医学教育的人数和发表教学论文的数量。指标来源：医院填报。

3. 学科建设

（1）每百名卫生技术人员科研项目经费▲（定量）计算方法：本年度科研项目立项经费总金额÷同期卫生技术人员总数×100%。指标来源：医院填报；

（2）每百名卫生技术人员科研成果转化金额（定量）计算方法：本年度科技成果转化总金额÷同期医院卫生技术人员总数×100%。指标来源：医院填报。

4. 信用建设

公共信用综合评价等级（定性）计算方法：按照公共信用综合评价规范进行评价。指标来源：国家发展改革委。

（四）满意度评价

1. 患者满意度

（1）门诊患者满意度▲（定量）计算方法：门诊患者满意度调查得分。指标来源：

国家卫生健康委；

（2）住院患者满意度▲（定量）计算方法：住院患者满意度调查得分。指标来源：国家卫生健康委。

2. 医务人员满意度

医务人员满意度▲（定量）计算方法：医务人员满意度调查得分。指标来源：国家卫生健康委。

这里需要注意的是：①三级公立综合医院考核应采用上述全部考核指标（专科选用部分、中医适当调整补充）。②标记"▲"的 26 个指标为国家监测指标。③考核指标中的手术包括在日间手术室或住院部手术室内、麻醉状态下完成的手术，不包括门诊手术。④微创手术是指出院患者在日间手术室或住院部手术室内、麻醉状态下的内科和外科腔镜手术、血管内和实质脏器的介入治疗。⑤四级手术以国家统一规定纳入监测的四级手术目录为准。⑥"特需医疗服务占比"按照两个计算公式，同时统计服务量与服务收入占比。⑦单病种包括急性心肌梗死、心力衰竭、肺炎、脑梗死、髋关节置换术、膝关节置换术、冠状动脉旁路移植术、围手术期预防感染、剖宫产、慢性阻塞性肺疾病、围手术期预防深静脉血栓等。⑧用于检查的大型医用设备按《大型医用设备配置许可管理目录》进行统计。⑨"门诊收入中来自医保基金的比例""住院收入中来自医保基金的比例"，用于医院自身纵向比较，不在医院之间比较。⑩辅助用药以国家统一规定的品目为准。⑪"麻醉、儿科、重症、病理、中医医师占比"根据各医院紧缺专业人才结构具体情况，按麻醉、儿科、重症、病理、中医五个类别分别计算占比。⑫科技成果转化总金额是指医院科研成果在技术市场合同成交金额总数。

四、医院内部自主考核内容适当调整

以某公立院科主任目标管理量化考核办法为例（参考）。

完善绩效考核评价体系是公立医院改革的重要内容，也是全面加强医院管理，提高干部的管理水平与政策执行力的有效手段，对科主任与科室的绩效考核管理是推动全院绩效管理的关键。医院在总结多年绩效考核经验的基础上，从优质服务、工作数量、工作质量、科室管理、医德医风、科研与创新等维度，对干部的管理业绩与科室管理效果进行全面考核。

（一）考核指标体系及权重

考核对象分临床系列、医技系列、职能部门系列。考核指标体系由 20 项（医技 21 项）组成，总分值 100 分。另设加分项目。

1. 临床系列（见表13-1）

表13-1 临床系列考核指标

序号	指标	标准	分值	考核科室
1	患者平均综合满意率	≥95%	3	综合办
2	全科无医德医风方面投诉		4	综合办、医务科
3	全科无违规、违纪、违法行为		3	职能科室、考核办
4	月政治、业务学习分别为（次）	1~3次	3	综合办、宣教科
5	科室劳动纪律管理		3	综合办
6	参加院周会、科务会符合要求		3	综合办
7	防火、防盗、网络等安全管理符合要求		5	保卫科
8	医保患者均次费用控制在病种费用内，医保政策、制度落实到位		5	医保科
9	病房：年人均收治住院患者数增长	≥10%	10	病案室
9	门诊：年人均处置患者数增长	≥10%	10	门诊部、经管办
10	固定资产管理到位，卫生清洁达标，水电管理到位		5	总务科
11	年接待门诊人次增长	≥5%	5	门诊部
11	心内病房：入院诊断与出院诊断符合率	≥95%	5	病案室
12	患者平均住院日较上年缩短	≥1天	3	病案室
13	药品使用控制比例达标、抗菌素使用符合规定		5	药剂科、医务科
14	全科无医疗差错、纠纷、事故		10	职能科室、考核办
15	病房：病案甲级率/病案书写及时率	≥90%/100%	5	医务科、病案室
15	门诊科室：门诊科室工作秩序		5	门诊部、护理部
16	院内感染控制达标	符合标准	5	感控科
17	年期刊、论著、学术会议汇编发表论文	见备注	5	宣教科
18	年人均业务收入增长≥15%		10	财务科
19	处方书写合格率/门诊手册书写合格率	≥95%/90%	5	医务科、药剂科、门诊部
20	科室平均质控分值	≥95%	3	职能科室、考核办
附加分	市级以上科研成果		2~5	院考核领导小组
	市级以上荣誉		1~3	院考核领导小组
	市级以上重点学科和特色专科		2~5	院考核领导小组
	临床路径完成情况好		2~4	院考核领导小组
	新技术奖		1~3	院考核领导小组

备注：指标11项、19项为门诊、病房共用指标，门诊为全科合计，各病区独立统计，口腔内科，内科门诊除外。指标17项年期刊、论著、学术会议汇编发表论文：科室≥20人，论文>3篇；科室<20人，≥10人，论文≥2篇；科室<10人，论文≥1篇。

2. 医技系列（见表 13 - 2）

表 13 - 2   医技系列考核指标

序号	指标	标准	分值	考核科室
1	患者平均综合满意率	≥95%	3	综合办
2	全科无医德医风方面投诉		4	综合办
3	全科无违规、违纪、违法行为		3	职能科室、考核办
4	月政治、业务学习分别为（次）	1～3次	3	综合办、宣教科
5	科室劳动纪律管理		3	综合办
6	参加院周会、科务会符合要求		3	综合办
7	防火、防盗、网络等安全管理符合要求		5	保卫科
8	医保政策、制度落实到位		3	医保科
9	固定资产管理到位，卫生清洁达标，水电管理到位		3	总务科
10	检/影/功：年人均检查患者数增长	≥7%	10	病案室
10	麻醉科：麻醉例数、复苏例数增长	≥10%	10	病案室
10	手术室：手术例数增长	≥10%	10	病案室
10	药剂科：执行医生处方数增长	≥7%	10	门诊部、经管办
10	娱疗室：娱疗、音疗人次增长	≥10%	10	经管办
10	醒脉通：颈颅磁刺激治疗人次增长	≥10%	10	经管办、门诊部
11	检/影/功：各种检验检查报告准确率、及时率	≥98%	3	医务科
11	麻醉科：麻醉处方书写合格率	≥95%	3	药剂科、医务科
11	手术室：手术器械准备完好率	≥98%	3	器械科、护理部
11	药剂科：配方差错率	0	3	医务科、门诊部
11	娱疗室：娱疗室用品管理符合要求		6	护理部、器械科
11	醒脉通：磁刺激治疗设施管理到位		6	护理部、器械科
12	检/影/功：危急值报告率	100%	3	医务科、门诊部
12	麻醉科：严格执行《病历书写规范》，麻醉记录单记录全面、准确、清晰，不得有涂改	98%	3	医务科、病案室
12	手术室：手术器械保养、保管使用率	≥98%	3	护理部、器械科
12	药剂科：药品出入库登记手续健全，供应及时，账物相符，划价准确，误差＜0.10元/张		3	财务科
13	检/影/功：严格执行卫生法规、制度、诊疗常规；不断提高医技诊断质量，保证患者安全；各种检验检查均有登记，资料（申请单、报告单、图片等）保管（存）完好，便于查询		10	医务科

续表

序号	指标	标准	分值	考核科室
13	麻醉科：严格执行医疗卫生管理法律、法规和诊疗技术规范；实行麻醉质量控制，规避麻醉风险		10	医务科
13	手术室：手术器械消毒灭菌合格率	100%	10	感控科、护理部
13	药剂科：严格执行医疗卫生管理法律、法规和诊疗技术规范；加强患者安全目标管理；加强门诊、住院部药房管理；加强处方和抗生素临床应用管理		10	医务科
13	娱疗室：娱疗病人安全无意外	100%	10	护理部
13	醒脉通：急救物品齐全完好	100%	10	医务科、护理部
14	院内感染控制达标	符合标准	3	感控科
15	与临床配合及时性、准确性，临床科室满意率	≥98%	3	医务科、考核办
16	全科无医疗差错、纠纷、事故		10	职能科室、考核办
17	年期刊、论著、学术会议汇编发表论文	见备注	5	宣教科
18	年人均业务收入增长≥15%		10	财务科
19	医疗仪器设备完好率	≥95%	5	器械科
20	医院核心制度执行率	≥95%	5	医务科、护理部
21	科室平均质控分值	≥95%	3	职能科室、考核办
附加分	市级以上科研成果		2～5	院考核领导小组
	市级以上荣誉		1～3	院考核领导小组
	市级以上重点学科和特色专科		2～5	院考核领导小组
	新技术奖		13	院考核领导小组

3. 职能科室系列（见表13-3）

表 13-3　　　　　　　　　　　职能科室考核指标

序号	指标	标准	分值	考核科室
1	患者平均综合满意率	≥95%	3	院考核领导小组
2	临床、医技科室平均综合满意率	≥95%	5	院考核领导小组
3	全科无医德医风方面投诉		4	院考核领导小组
4	全科无违规、违纪、违法行为		5	院考核领导小组
5	月政治、业务学习分别为（次）	1～3次	5	院考核领导小组
6	科室劳动纪律管理		5	院考核领导小组
7	参加院周会、科务会符合要求		5	院考核领导小组
8	防火、防盗、网络等安全管理符合要求		5	院考核领导小组

续表

序号	指标	标准	分值	考核科室
9	科室目标完成率	≥90%	5	院考核领导小组
10	固定资产管理到位，卫生清洁达标，监督到位，水电管理到位		5	院考核领导小组
11	工作质量与效率	≥95%	10	院考核领导小组
12	服务投诉率		5	院考核领导小组
13	全科无工作差错、纠纷、事故		5	院考核领导小组
14	首诉负责制		5	院考核领导小组
15	职能科室之间满意度	≥98%	5	院考核领导小组
16	按时、保证质量完成对外上报文件		5	院考核领导小组
17	参加上级会议及时、传达上级精神完整		5	院考核领导小组
18	未因工作失误导致医院荣誉经济受损		5	院考核领导小组
19	分管工作检查指导到位		5	院考核领导小组
20	年期刊、论著、学术会议汇编发表论文	≥1	3	院考核领导小组
附加分	合理化建议		1～3	院考核领导小组
	为医院获取荣誉贡献突出		2～5	院考核领导小组
	奖		1～3	院考核领导小组

4. 附加分项目

获市级以上科技成果奖 2～5 分、市级以上荣誉 1～3 分、市级以上重点学科和特色专科 2～5 分、临床路径完成情况好 2～4 分、新技术奖 1～3 分。

（二）考核方法的实施

考核由医院绩效管理考核领导小组领导，由绩效考核办公室组织。

（三）考核结果分类

考核结果为 6 等：其中 60 分以下为未达标，60～70 分为达标三等，71～80 分为达标二等，81～100 分为达标一等，101～110 分为超标二等，111～120 分以上为超标一等。不同等次不同奖励标准。

（四）考核方式及程序

定性结合与定量相结合，定期考核与不定期考核相结合。

（1）职能科室根据绩效考核内容，负责做好相应的考核工作。在平时督查和考核中发现被考核科室或个人违反考核标准和现象后，应及时通知被考核科室负责人。

（2）被考核结果处理不服的，可提出申诉，考核小组复议后再以书面形式告知当事科室负责人。

（3）职能科室负责人每月将检查结果按时反馈给绩效考核办，由绩效考核办将结果汇总后经绩效管理考核领导小组开会确认，将考核结果排名并公示。

（五）结果应用

1. 奖励

对年终绩效考核达标科主任，医院根据达标值名次评优评先，对于连续两年以上达标排名靠前科室主任，医院登记备案，列为职称聘任优先人选。并按临床、医技、职能科室三类考核单元和达标等级设定不同档次的奖励标准。

（1）临床科室主任超标一等、超标二等超标部分每分分别确定奖励标准；达标一等，高于达标二等部分每分确定奖励标准。达标二等、三等不奖励，未达标要对主任进行处罚。

（2）医技科室主任超标一等、超标二等超标部分每分分别确定奖励标准。达标一等超过二等部分每分确定奖励标准。达标二等、三等不奖励，未达标对主任进行处罚。

（3）职能科室主任超标一等、超标二等超标部分每分分别确定奖励标准，达标一等每分确定奖励标准，达标二等、三等不奖励，未达标予以处罚。

（4）为鼓励科室副职、护士长配合科主任做好各项工作，设定奖励标准为本科室主任奖励金额的50%计算。

（5）对临床、医技、药剂科室无医德医风投诉、无差错纠纷事故、无防火防盗网络安全单独奖励。

2. 惩戒

对年终考核结果未达标科主任、副主任、护士长不能参选当年评先评优，科室不能评先进科室。第二年仍未达标医院将重新考虑科主任岗位与职务安排。

第十四章　现代公立医院经济运行与信息化建设

摘要：什么是医院经济运行？什么是医院信息化建设？现代公立医院信息化建设对经济运行互为作用。医院经济运行既是一个投入产出的经济系统，又是一个管理、技术、市场、信息等结合在一起的管理系统，它是一个多目标、多效益、多矛盾的复杂系统。医院信息化建设是医院整体建设与发展的一部分，必须适应医院的整体建设和整体发展，信息化建设本身又是一个庞大复杂的系统工程。其主要包括运营管理和诊疗服务管理两个方面。医院进行信息化管理有助于更好地利用资源，达到产权清晰、权责明确、管理科学、运营高效，实现资源共享的公益性目的，以此达到提高医院的竞争力和服务效率。

公立医院经济运行与信息化建设，是医院所有工作的运行过程和运营环境的支撑点。医院的每项工作都离不开信息化管理，不能有盲区、盲点，所有医疗业务和管理业务都要用计算机进行实时处理，既要保证自动进入信息系统，又要保证及时准确输出，让医院各项信息实时相对应，不能出现一丝错位，防止核算发生混乱，导致决策出现失误等。

医院的信息化建设还要与卫生体制改革相适应，要体现医、防融合，公共卫生与医疗卫生相衔接。医疗部分的信息要及时自动地进入大健康网，各种公共卫生所需的数据信息得到保证，进入的大健康网中的各项信息，为疾控部门掌控传染病预警、慢病检测提供信息依据。

同时还要满足卫生行政部门对医院经营信息的监测，向社会进行披露，便于社会各界对医疗机构经营信息的评价，患者对医院医疗质量、服务质量、价格水平的比较，进而选择理想的医院就医。

第一节　现代公立医院经济运行

公立医院作为我国医疗机构的主体，具有公益性。在保障人民健康方面具有举足轻重的作用，对构建和谐社会也有重要作用。随着我国社会主义市场经济体制的日趋完善，公立医院也经历了由政府补偿为主向以市场补偿为主的转变，进行了"医院分类管理""所有权和经营权分离"等一系列改革。

公立医院的经济是一个有机的整体，在其运行过程中具有内在的结构和特定的联结方式。在公立医院经济运营系统中，存在着物质生产部门，也存在着非物质生产部门。经济运行涉及生产、消费、流通、分配等多个环节，各部门各环节之间，不仅存在有机的联系，而且具有特定的功能。例如，各部门各环节之间的物质、资金和信息的交换，以及它们之间的相互联系和协调平衡功能。如何使其在公立医院经济运行过程中相互协调，为实现功能和谐，发挥最佳的整体效应，并使公立医院的经济运行具有自我组织、自我调节、自我发展不断修正的性能，这是我们需要研究的经济运行。

公立医院经济运行指公立医院为了履行以医疗为中心的多种职能，自主地将各种生产要素（人力、物力、财力等）科学有序地组织起来，使其成为一个有机整体，并协调、规范各种行为，以便有效适应环境变化的组织方式和内在关系。

从经济学的角度看，公立医院的运行是一个投入资源（人力、物力、财力、时间、信息），产出效益（实物和劳务的数量、质量、价值、效率）的过程。公立医院的经济运行是一个将医院管理、医疗技术、医疗市场、网络信息等结合在一起的综合管理系统。其经济运行系统不是孤立的封闭系统，而是不断地与外界环境进行着信息、物质和能量的交流，在不断引进新技术、人才、资金和信息，以抵销医院经济系统内部无序度的增加和管理效率递减，进而通过单位内部的自我适应、自我组织、混沌与涌现，在一定条件下形成远离平衡状态的新的稳定结构。外部环境的任何一种变化，比如宏观政策的变化、经济发展的速度和质量、新技术的不断应用、注重自身结构和内容，都会与医疗运行系统发生交互作用，也都会促使系统整体功能的实现。由于不确定的外部因素和系统内部结构、运作方式等复杂因素的作用，使得系统呈现明显的复杂适应特征。因此，公立医院经济运行系统也是一个复杂适应系统。

一、现代公立医院经济运行概述

现代公立医院是我国主要的、单一的医疗机构，其作为我国医疗市场的主体应该发挥它独特的社会功能。在医疗行业中，外国资本、社会资本竞争升温，使医疗行业竞争不断加剧。同时多元化医疗机构在我国逐步形成。现代公立医院是社会医疗的服务主体，所以公立医院经济运营管理的科学化就变得非常重要，它直接影响医院的医疗质量、投入产出和资产保值增值，是实现医院长远发展目标的重要手段和方法。它直接影响了医院的医疗服务质量，是实现医院持续健康发展目标的重要手段和方法。

目前，公立医院不完备的运行，经济调控能力时有欠缺，医疗改革中政府调控机制与管理相协调，使公立医院经常出现医患纠纷，资金调控失误等众多问题。从经济运行调控现状来看，主要存在以下几个方面的问题。

1. 公立医院收支结构的现存情况分析

当前，对目前公立医院当前的收入结构并结合有关问题的调查数据可以看到，近几年医疗部分收入持续上升，在公立医院总收所占比重持续上升。公立医院经济运行主要依靠药品收费、耗材费、服务收费等方面。在医疗改革持续进行中，公立医院中药品收入大幅度下降，医院经济运行受阻，即使政府财政补贴增加，对公立医院经济问题的解决起到的作用并不明显。另外，医院人为压低体现医护人员劳动价值的项目费用，如挂号、诊断、手术费用等。这极易造成医护人员工作积极性和奉献精神的下降，使医院的服务质量降低。在药品支出方面，在近阶段会低于医疗卫生支出，在医院总支出的比重也会低于医疗卫生支出比重，医疗改革迫使医院药品收入降低，而医院并没有降低药品使用量，这反而增大了医院收支不平衡，使医院经济运行中出现隐患。综合以上情况，增加医疗服务收入是维持公立医院经济平稳运行的可行之道。

2. 医院资金紧张问题缘由

据医院资金流动情况统计，医院设备购入或更新支出，医护人员工资发放常常出现资金紧张状况，而这种状况出现的根本原因是医院总收入与医院计划收入落差大，尤其是医疗收入、药品收入以及财政补贴只能达到目标收入的70%左右，远远无法达到医院预计收入。医院资金流通紧张，现金流缺失，医院发展陷入困境，从而会滋生资金运行梗阻隐患。

3. 医院发展规模受到制约

观察现今社会健康状况，我国各类病人数量持续增加，多数大中型公立医院病患数量饱和，医院消耗成本大幅上升，与医疗卫生产业管理粗放的现状产生矛盾。医疗卫生成本增加，医疗硬件设施需要更新快，医院大量的成本消耗，投资压力加大，越来越多的不稳定因素使公立医院支出出现不稳定的状况，但政府补贴却并不能面面俱到，从而导致医院发展规模受到很大制约和限制。有效降低成本势在必行。

4. 医疗保险制度对医院经济的限制

我国如今所实施的医疗保险制度尚不完善，也不够成熟，甚至使公立医院在许多方面受到限制。医疗改革使医院、患者等各方利益得到调节，但建立医院的目的不仅为医疗救治伤患，而且还要维持正常运转，稳定的运营也是医院继续运行的根本。医保政策使医院对管理要求提高了，医院受各方压力，医保支付方式的改变，都会对医院和患者产生影响。为弥补医院自身的利益损失，医院必然会增加医疗卫生、服务等方面的收费，甚至出现区别对待自费和医保患者，这就会使医患关系更加紧张。不完备的医疗保险制度改革给医院带来很大的经济压力，这是公立医院亟待解决的重要问题。

从以上几个方面来看，公立医院经济运行基本平稳，收入略大于支出，社会效益逐步增强，成本管理能力逐年提升。但存在医药收支弹性小，运营效率内部分化，偿债能力和发展能力不足等问题。建议进一步推进医药价格综合改革，实施区域卫生规划，管控医院规模和强化功能定位，明确政府办医责任，量化财政投入标准。另外，关于医院经济运行的研究，主要包括医院的财务管理、筹资管理、成本核算、分配制度、药品采购、固定资产、补偿机制、约束激励机制等具体问题。也有人对不同的卫生经济政策对医院经济运行的影响进行了研究。相比于经济调控现状中存在的问题，从财务管理的角度而言，除了两者共同面临的现金流不足的问题外，还存在以下几个方面的问题。

（1）财务管理问题。首先是财务核算较为粗放，没有完整的组织架构。目前，多数医院都进行了成本核算的管理，但范围也只是局限于科室成本核算，绩效进行了部分考核，预算也只是粗放式考虑，没有针对适应本单位的现状。对于项目成本核算和病种成本核算，比较精细的成本核算也是非常滞后的。显然，这种方式只能对科室的经营成果进行成本核算，无法反映精细核算单元的经营成果，对于某一病种的成本效益核算更是无法实现，也不能与医保按病种付费的结算形式进行融合。另外，多数公立医院的财务控制做的并不到位，公立医院财务较多履行的是核算和反映的职能，对于财务控制方法和手段是非常缺乏的，目前多数的公立医院大都不能很好地发挥管理会计监督与控制的职能作用。

（2）物资管理问题。公立医院的卫生资源不外乎人、财、物三种，"物"指的是卫生耗材、办公后勤所需材料和固定资产的总和，是构成医疗服务生产资料的重要部分，在医疗成本中所占比重非常大。目前医院的物资管理存在的问题主要表现在以下几个方面：第一是管理较为粗放，管理过程中盲目性较大，缺陷和漏洞较多，物资的浪费和流失现象普遍。第二是医院物质管理部门不能很好地掌握一些重要信息，比如卫生耗材中的价格高、种类多、占用资金大的一些耗材的支出情况、采购价格情况、产品质量情况、是否真正用在了病人身上等。这些信息的获取和掌握都不太及时，也不准确。第三是管理流程不健全，管理流程的缺位在很大程度上是物资管理问题的根源，流程管理的漏洞极有可能滋生不法利益的输送，而且会造成极大的浪费，对存在的问题，没有定期做采购、保管、消耗分析，这些都在很大程度上阻碍了医院物资的精细化管理。

（3）成本控制问题。医院实施成本管理是医院生存的需要，也是打造医院外部核心竞争力，使医院在竞争中取胜的保障。医院成本管理也是医院经济管理最为重要和有效的一种手段，成本控制是医院运营过程中成本管理的重要环节，是医院落实成本目标、实现预算的有利保证。目前，医院并未能实施真正意义上的成本核算，也未完全树立全成本核算理念。"成本核算"也只是奖金考核中的应计支出部分的核算，还谈不上真正意义上的成本管理。其次，科室领用材料没有消耗定额及预算考核存在随意性。另外，以领代消情况严重，不能真实反映材料的消耗，进而不能实现有效管理。

二、现代公立医院经济运行及发展

当前，由于医改的不断推进，医疗市场发生了变化。公立医院的内外部环境都有较大改变，这就要求医院必须对其各种资源进行科学管理，按照计划、组织、协调、控制等管理流程进行认真梳理，精耕细作，努力提高医院经济运行效率。而经济运行效率的提升无疑是当前公立医院经济管理的重点和关键，也是未来医疗改革的重要目标。优良的经济运行管理能够使医院的卫生资源得以充分地协调和利用，促进医院医疗质量的提高、医疗安全的保证，从而实现公立医院能够健康稳定有序快速发展。

面对公立医院运行中的种种问题，任其发展并不是长久之计，精准、到位的解决方法是必要的。从经济调控现状来看，主要改善以下几个方面来完善公立医院的经济运行。

1. 财政补贴需要精准

以政府为主导的医疗改革不断推进，却在无形之中带给公立医院一定的压力，药品取消加成、耗材零差价，医药收入持续减少而政府补贴却跟进不到位，为此，政府应兼顾各方利益，既给人民谋福利又不能过于施压医院一方。必要时考虑加大财政补贴力度和精准度，必要的补偿机制也是必需且急需的。设备更新、项目创新、医院基本建设都需要政府的支持与补贴。让政府的钱花得到位，花得有价值，减缓医院的经营压力，使各方和谐相处，推动公立医院的稳定健康发展。

2. 公立医院财务管理条理化

一个科学合理的医院预算系统是保证医院可持续发展的必要手段，医院中信息化系统的建立提升了医院的运行和服务效率，使公立医院的经济运行更加现代化和信息化。应及时统计、调查医院运行的成本，从而构建更加流程化、科学化的运营流程，让资金利用率更有效。建立合理的责任制，加强对资金的控制能力，改善公立医院收支严重不平衡的现状。只有这样才能进一步考虑医院的规模发展，提升其服务能力。

（1）建立精细化财务管理体系。当前各公立医院都建立了信息化系统，要充分利用医院信息化系统基础构建好全成本精细化管理体系。将医院科室成本核算、项目成本核算和病种成本核算等发展完善好，促进医院由"效益中心"向"成本中心"方向转变，最终达到能够良好控制成本和费用的目标。

（2）完善财务管理制度，充分发挥医院财务管理作用。将会计核算、科室成本核算、物资采购和领用、资产配置、医疗科室行为纳入医院预算管理。建立科学合理的预算指标体系，形成医院全面预算管理，充分发挥预算管理的财务控制作用。在医院工作实践中，务必要遵循循序渐进的原则，把收支预算作为切入点，努力寻求医院预算管理的科学模式，对于预算执行的监控和考核要严格执行，全面把预算管理纳入绩效考核体系，以期达到"全面、全额、全员"的精细化预算管理要求。

3. 做好医院内部成本控制

收支不平衡是现代公立医院存在的重大问题。建立精细化、程序化的信息系统是必要的，通过大量的财务数据统计，探索出内部成本控制的合理方法。使资金的利用率更高，从源头控制资金的使用，让资金用在刀刃上。为了调节公立医院的经济运行，不仅要在政府补贴上进行调整，更要在医院方面对资金进行控制。期望这种措施能够调节公立医院、政府、患者之间的紧张关系，从而使我国医疗方面更加和谐有序向前发展。

（1）完善医院物资流程管理。物资管理是医院经济运行管理中的重要一环，在工作中要引起足够的重视：第一，要树立物资管理意识，努力探索物资最优的管理模式。第二，努力实现多元化控制方式的科学物资管理体系，在保证物资供应的基础上控制好库存成本。第三，对于高值耗材和特殊专用材料要建立全程跟踪体系，实现高值耗材领用调拨、使用收费全程跟踪专项对点管理。第四，实行物资管理条码化，以期达到物资系统与财务成本系统一体化，推动医院物资管理流程的科学化和完善化。

（2）加强成本核算。目前医院成本管理中存在重收入、轻支出，重事后、轻事前，重临床科室、轻职能部门的现象。为了很好地改变这种状况，就要充分利用信息化系统，借鉴成熟的经验和模式，建立一整套科学完善的医院成本管理体系。第一，利用成本核算及其他有关资料，分析成本水平与构成的变动情况，研究影响成本升降的各种因素及其变动原因，并通过成本核算数据从中找出成本的控制点，寻找降低成本的途径。第二，利用自身的成本结构和内容特点，注重每个医疗过程并直接落实到科室。将成本指标与科室目标责任书考核指标结合，对科室进行季度及年度考核，如人均结余率、百元物耗比等成本考核指标，通过考核降低医院各项作业成本。

4. 调节医保部门与医院的协作关系

医疗事业的可持续合理化发展，建立有效医保管理系统是医保部门、医院和患者共同期望的最好结果。为实现这一目的，就需要医保部门和医院方面进行紧密结合、积极协作，其中尤其重要的一方面是尽量减少或杜绝长期以来存在的拖欠医保资金、滞留医保金、医院垫付周期长的严重问题。精确、统一、到位的医保患者管理系统会在一定程度上减少医院运行中的成本花费，从而为医院减轻负担和压力。这样会为患者、医院、医保部门三方带来方便和好处。只要医院、医保部门和政府之间的关系更加协调，更加紧密配合，公立医院平稳上升的经济运行，运营成本的降低，持续发展的良好状况便指日可待。

增大现金流。就目前医院现状，要想增加使用现金流，一方面要通过服务优势、技术优势增加医疗收入；另一方面要探索新的资金借入方式，现在国家从原则上限制公立医院举债经营，财政又无力承担医院的购置及维修资金，但医院要发展，就只能在执行国家政策的前提下，想方设法采取其他金融方式增加现金的流入。同时从各方面争取资金，增加现金流，保证医院正常运营及发展的资金需要。

5. 加强公立医院对人事管理制度的完善

医院内部的绩效考核体系有待加强，需要建立起精细化的绩效考核分配体制。现行公立医院的人事管理制度还停留在计划经济时期的管理方式，行政式管理理念仍占主要位置，没有与时俱进的建立与市场经济发展相适的制度体系。

人事考核制度在一个系统有序的公立医院中是必须存在的，而且这种模式更应在现当代所有的公立医院中推广实施。其措施主要包括对医疗人员的业务技能和绩效考核，提升医务人员的服务能力，以激发广大医护人员的竞争意识，让他们努力提升自身的服务能力和职业意识，为广大患者提供更好的服务体验。要杜绝医院与医务人员以经济利益为重心的工作意识，培养优秀的工作素养应是服务人民。只有良好的医院工作风气，优秀有素质的医护人员才能营造出舒适的公立医院环境。

三、现代公立医院经济运行关键点

在现代医疗事业快速发展过程中，医院管理逐渐趋于综合化与精细化。精细化管理属于新型管理理念，通过标准化与程序化管理手段，加强和提升管理效果，优化和改善服务质量。通过采取精细化管理措施，能够加强医院管理效果，提升医疗服务水平，逐步满足患者对医疗服务需求。

近年来，随着我国深化医疗体制的深化改革，各大医疗机构开始注重内部管理。精细化管理属于新型管理理念，现已被广泛应用于医院管理工作中。在践行精细化管理模式时，医院必须建立科学的组织架构，完善和优化现有管理制度。并且对各项业务流程进行规范，由此提升医院内部管理效率与水平。医院实行精细化管理，必须将提升医院工作效率作为核心内容，全面满足患者的医疗治疗护理需求。同时，通过精细化管理能确保各内部部门之间不再处于独立分科状态，可以共同推广精细化管理理念和措施；通过再造和优化整合医院业务流程，明确不同岗位的职责分工，提升医院管理运营质量与效率，且能够对各项管理流程进行优化，提升管理质量与效率，降低医院管理成本费用。从以上分析可以看出，医院精细化管理属于一项系统性工程，在促进现代医学的先进性发展，得以实现科学管理目标。

合理、有效地使用现有卫生资源，为人民群众提供优质的医疗服务，满足人们的医疗需求，是公立医院现代化管理的要求。而检验医院的管理水平最终反映到医院的经济管理能力上来，如何最大限度地提升医疗服务水平，节约开支，执行医改政策更好地解决人民群众"看病难、看病贵"，从而提高医院的社会效益和经济效益，使医院持续健康稳步发展，这就要求医院有必要加强内部管理，医院在内部成本管理上做到精细化管理更有必要性。

1. 公立医院精细化管理的必要性

为决策提供必要的支撑。全面、真实、准确地反映医院的成本信息，加强控制成本意识，通过降低医疗成本，增收降耗，提高医院绩效，使医院经济效益和社会效益得到持续稳定发展，医院成本管理为增强医院整体管理提供保障。通过采用先进的成本精细化管理理念和管理方式，系统化、精细化、标准化、程序化、数据化、信息化的手段，更精更细地反映并分析医院成本的问题，达到成本管理的目的，为医院做出战略发展决策提供有效数据支撑。

提高医院自身的盈利能力。新医改政策的实行，医保制度的不断完善，现已取消药品、医用耗材收入加成，临床路径及按单病种付费政策，种种政策的实行，使医院传统的收费模式发生改变，医院面临着各种考验。医院要改变传统的经营管理思路，创新管理理念和体系，实行精细化管理。而成本精细化管理能最大限度地分析医院成本的组成情况，通过分析数据，根据结余情况辐射到其他数据分析来判断医院经营状况的程度变化原因，将医院各经济活动组成一个完整的图像，帮助管理者了解医院现状、收益情况，分析医院的现状及短板，决定在哪些方面完善管理及策略上变换。有的放矢，现代公立医院节能降耗，从而达到降低成本，提高经济效益，增强医院市场竞争力。

2. 公立医院精细化管理面临的主要困难

对精细化管理没有得到足够重视，公立医院整体发展得到政府的大力支持，为满足广大群众的就医需求，医院把大部分的精力放到了提高医疗技术和服务质量上，往往忽略了经营过程中内部成本管理。导致医疗设备的盲目购置，卫生材料的严重浪费，人力资源没有得到更好的配置，增加了运营成本。在医疗市场竞争压力日趋增大的前提下，药品、耗材零差价政策实施，医保支付方式的改革以及分级诊疗、三医联动等一系列的新医改政策的相继出台，使得公立医院传统的以药养医，增加检查、检验医疗服务费用等方式增加医院收入的方式已经行不通了。促使医院改变粗放的医疗管理模式，在内部经营管理上就要做到精细化管理，讲求成本时效，避免不必要的过度浪费。

医院的工作人员对成本管理的系统性了解不够。成本管理涉及成本控制、成本核算等问题。大部分临床职工普遍认为成本管理应是财务部门考虑的问题，与医疗无关；而财务部门的职工也同样认为成本管理是自己部门的工作，对成本核算出现的问题没有及时与临床部门进行沟通，出现临床科室没有根据科室发展的前景、目前状况等条件而是根据自己科室的需要向医院提请卫生材料、医疗设备或人员配置等方面的请求，财务部门也没有根据成本核算分析的财务数据反映的实际情况提出建设性意见。临床科室与财务部门对成本管理认识较为片面，往往导致资源的浪费，医疗设备仪器投资回报率较低。

缺乏医院精细化管理人才。医院成本管理岗位设置不足、人才队伍的素质有待提高。大部分的公立医院成本核算岗位从属于财务部门，对成本管理认识不足，往往使得成本管理工作趋于简单的数据归集及简单的分析，没有成本核算和管理会计专业分析体系。缺乏专业的精细化成本管理体系和专业的人才，使得成本管理流于形式，失去了成本管理的意义。

财务信息平台的建设较为滞后。当前互联网技术的飞速发展，信息化、大数据时代的到来，数据共享成为未来趋势，其性能大大提高工作效率和管理水平，降低了风险。医院的特殊性，各科室工作性质的复杂，成本数据的统计工作量大，医院目前的信息平台通常都是为适应临床一线使用而建设的，各自相对独立，财务的信息平台建设较为滞后，具备统计核算功能。由于医院财务信息系统投入不够，成本数据的收集一部分是通过财务部门的记账、报表，另一部分是通过相关科室运行中对数据有效利用不足，进一步再进行归集、分类、摊销形成科室成本数据，这样大大降低了数据采集的利用有效性，精细化的成本管理全面性以及反映问题的及时性无法得到保证，同时，财务信息系统的滞后极大制约了医院实施精细化成本管理。

3. 现代公立医院精细化管理的有效途径

（1）提高医院各层人员的成本管理意识。当前，医院管理者要认清当前形势，为了使医院在激烈的医疗市场竞争环境下能平稳健康快速发展，节能降耗，要把医院内部成本管理当成一项重要任务来抓。提高员工成本意识，让每一位职工对成本管理有一定的认识，了解成本管理的重要意义，调动全员的积极性、主动性，有效控制科室成本无序增加；管理部门要对成本管理工作的认真负责的态度，使决策树具有前瞻性。

（2）加强成本管理人才队伍建设。公立医院成本精细化管理是一项系统工程，财务人员应具备全成本核算管理和财务管理精细化知识。而现在，大部分医院的财务人员素质尚未达到要求。医院应根据自身的财务管理的要求，设置好岗位工作，对工作人员开展财务管理知识和成本管理知识的不断培训，使其掌握更多的相关知识，提升工作效果，发挥财务中心的组织架构，有效设置成本核算岗位作用，可以引进一些专业水平和学历水平较高、知识面宽、具有财务管理知识、创新意识、财务风险意识强的人才，为医院成本精细化管理提供人才支持。

（3）建立健全医院成本核算管理体系。完善成本管理制度，使其成本核算中明细科目内容，明确操作流程，加大监督过程。第一，医院建立以成本管理部门为主，人力资源部门、行政后勤部门、资产管理部门、绩效管理部门、医疗医技部门、药剂部门为辅。建立从预算执行、药品及材料供应、收入、成本、绩效评价等一整套的全方位全覆盖的成本管理体系，并且对每一个环节都严格把关。从而到达控制成本，保证服务质量，提高医院社会效益和经济效益的目的。第二，要医院制定科学化、规范化成本管理制度和实施细则。为医院各部门实施成本核算提供规则依据，医院各科室根据明确、细化的管理原则，全体联动，调动全员控制成本的积极性，相互协作，优势互补，从而达到医院统筹规划、整合资源的目的。第三，要医院成本精细管理，要细化到每个环节，是对成本进行的预算、核算、分析、控制、考核等各个环节的精细化管理过程。首先财务部门根据医院战略目标，负责做好预算，制定成本的总体控制，其次根据不同时期不同阶段设定医院的总体目标、年度目标、阶段目标，并通过细化、量化和标准化，分解为具体的、可操控的子目标，并落实到医院每个科室。各科室根据分解的子目标，分解到每个人，并制定科室考核办法，将成本控制的效果与绩效挂钩，奖罚分明，从而调动全科人员积极参与成本控制管理，发挥其管理中的主体地位。第四，要医院建立健全考核激励机制。医院制定考核标准和奖惩标准，通过绩效考核的方式，对科室目标进行成本控制的监督，考核结果与科室绩效挂钩。通过考核，分析科室成本控制的情况，成本控制较好的科室给予奖励，对控制不好的科室分析其原因帮助其改正。

（4）加强医院信息化系统的建设。完善信息化建设有利于医院各系统模块的数据相互共享、相互衔接，有助于财务数据的提取；信息化系统的建立和完善有利于成本管理、预算管理、绩效考核、资产管理之间相互统一，相互关联。信息化系统的建设是实现成本精细化管理的重要条件和工具，医院要实现精细化成本管理，离不开信息系统的支持。不断完善财务信息管理平台，有效整合医院的财务系统、HIS系统、物资管理系统、护理工作站、医生工作站等信息系统，使所需数据达到共享。并且有利于成本数据在信息平台上进行收集、汇总，避免手工统计成本数据带来的效率慢、数据不准确的后果，通过财务信息平台把成本数据进行分析，得出医院的全成本、科室成本、诊次成本、项目成本、病种成本等成本信息，达到医院进行精细化成本管理实际要求，为医院的管理者科学决策提供有效信息参考和详细的数据支持。

综上所述，在激烈的医疗市场竞争环境中，公立医院既要保持医院的社会公益性质，为群众提供优质医疗服务，又要保证医院健康稳定可持续发展，在保障医院职工切身利益，医院有必要改变以往粗放的经营理念，从精细化管理入手，强化成本管理，通过财务分析，揭示数据变化和日常财务活动对精细化成本管理提出更高要求，不断提高财务人员的专业素质，综合业务能力，优化资源配置，提高工作效率，开源节流，增收降耗，实现公立医院社会效益和经济效益双赢的良好经济运行。

第二节　现代公立医院的信息化建设

信息化建设指利用现代信息技术来支撑管理品牌的手段和过程。随着医院改革的不断深入，加快医院信息化建设将有利于医院改革者把握改革大方向，有利于加强医院管理调动广大职工积极性和主动性，有利于医院减员增效、提高经济效益和社会效益实现医院良性运行。现代公立医院信息化，就是通过借助互联网技术对于医院中不同类型的业务进行更加详细的整合和动态化的监管，而这一技术方式就是信息化，信息化是社会经济发展到一定程度的必然要求和促进经济发展的趋势。具体操作就是通过借助医院内的局域网以及医疗行业的网络共享功能，对于医院内部的各种资源配置等进行逐步地优化，并使医院整体的运营管理可以得到良好的改善。

在现代公立医院信息化建设的初期阶段，信息系统从挂号、诊疗项目收费结算确认、收费后医嘱的执行确认，形成了围绕着财务流程的医院信息系统。随着由单机版计算机到局域网的搭建，逐步实现了围绕医生工作站、电子病历为核心的医嘱业务流程的网络系统模块，患者就诊化验、影像等各种形式的诊断、治疗信息系统模块与电子病历系统直接接口、数据提取汇总，形成了围绕诊疗流程的信息系统。目前，大家热衷于谈论互联网和围绕患者的移动医疗，由此产生的网络预约挂号、手机App查询检查结果、通过可穿戴设备上传检查体征数据、自助打印等，形成了围绕方便患者健康维护流程的信息系统。

但是由于建设过程中诸多实际状况的影响，导致我国目前的公立医院信息化建设中还存在着一些问题，阻碍着医院的信息化建设进程。

 ## 一、公立医院信息化建设的标准与规范内容

医院信息化是当前乃至今后很长时间内医院发展的核心技术推动力量，它是指通过使用计算机技术、网络技术、通信技术、数据库技术等各项先进技术，重新构建医院医疗业务流程和管理流程，进一步改善医院各业务的标准化和规范化。以计算机技术和数据库管理为核心，真正实现各部门之间数据的共享，为医院的医疗工作和管理工作提供准确及时的信息服务，为管理层的决策和制度的建立提供了充足的数据支持，以此提高医院医疗工作的质量。提高医院管理工作的水平和对医院信息化工作的认识，创造一个有利于医院信息化建设的良好环境，以实现医院整体的改革和发展。

医院信息化系统总体来说分为医院管理信息系统（Hospital Management Information System，HMIS）和临床信息系统（Clinical Information System，CIS）两部分。医院管理信息系统包括财务管理系统、办公自动化系统、药品管理系统、人力资源管理系统、住院患者管理系统等多个相关系统。临床信息系统包括门诊医生工作站、住院医生工作站、医嘱处理系统、护理系统、移动查房系统、临床药学系统、检查检验系统等多个相关系统。

医院管理信息系统（Hospital Management Information System，HMIS）的任务是提供准确可靠的数据，为医院的各项管理和日常事务做有力的支撑。优化工作流程缓解医务工作人员的劳动强度，完成对医院的辅助管理和各项决策工作，提高医院各类工作的效率，使医院能够以更小的成本获得更高的收益。

临床信息系统（Clinical Information System，CIS）的任务是通过稳定的系统和准确可靠的数据来支撑医护人员的临床工作；及时准确的收集并分类、汇总病人的就诊和住院医疗数据；并以庞大准确的临床信息来支撑各类医疗咨询和辅助诊断；为医生的临床决策提供数据支撑。该系统的应用可以提高医务人员的工作效率，减少事故率，为患者提供更多、更快、更好的服务。

完整的医院信息系统（Hospital Information System，HIS），既要包括医院管理信息系统，也要包括临床医疗信息系统，两者相辅相成，拥有诸多的联系，不可分割。医院信息管理系统的使用中常常会涉及病人的基本信息、社会关系、过往病案信息以及病人的主索引信息，这些往往是病人临床信息的基础，可以作为医生临床的参考，而临床信息系统建立后，会为管理信息系统提供大量及时准确的数据，使得管理信息系统的数据汇总和分析更加准确更有效率。

医院管理信息系统和临床医疗信息系统还包括很多的分支系统，例如，临床信息系

统中还包括电子病历系统（Electronic Medical Record EMR）、影像归档和通信系统（Picture Archiving and Communication Systems PACS）、实验室信息系统（Laboratory Information System，LIS）。在当前信息化发展中，属于临床信息系统的分支占据着更为重要的地位。

电子病历系统（Electronic Medical Record EMR）是基于 HIS 系统中住院子系统的电子化病人记录系统，电子病历系统可以授权合法用户访问即时、准确、完整的病人信息和相关数据，并具有提醒、警示的功能，可以用于支持医生临床的辅助决策。

影像归档和通信系统（Picture Archiving and Communication Systems PACS）是用于全面解决放射科室对于医学图像的获取、显示、存储和传输的综合性系统。它是数字成像技术、计算机技术、网络技术、数据库技术等多项技术相结合的产物。

实验室信息系统（Laboratory Information System，LIS）主要包括检验的申请、检验标本的采集、检验标本的管理、检验标本的核收、检验标本的检测、检验结果的填写、检验报告的审核、检验报告的打印等一系列功能。同时还可以完成各种检验数据的统计与分析。实验室信息系统通过与医生工作站相结合来完成患者的整个检验过程。

 ## 二、目前医院信息系统所面临现状及对策

1. 现代公立医院信息化建设的现状

21 世纪以来，涵盖医疗业务各个方面的系统应用如雨后春笋般地出现在人们的视野中，如用于检验的 LIS 系统、用于 X 光检查的 PASC 系统、用于床旁护理的移动护理系统、用于分药摆药的分药设备及摆药系统、用于院内业务与各种流程和规范的 OA 系统、用于财务部门院级和科级管理的成本核算系统等，都逐步地成为现代公立医院医疗业务中不可缺少的一部分。满足临床需求是未来医院信息化"立足点"。

近几年通过与银行的合作，部署安装了银医一卡通设备及配套系统，通过使用该系统，患者使用身份证或银行卡就可以在自助设备上实现普通诊室和专家诊室的挂号、门诊费用的缴纳、化验单的打印、门诊就诊患者的分诊、住院押金的缴纳、在院病人的点餐、满意度评价等一系列功能。为医院和患者提供的便利每天都可以看得见。现代公立医院信息化建设的现状主要体现在以下几个方面。

（1）信息化建设改变了医疗工作模式。①门诊医生工作站方面。门诊医生站是医院信息化平台门诊部分的中心所在，门诊医生对患者的诊断、记录、处方、处置、建议都经由门诊医生站来完成。它上乘门诊挂号程序，下连门诊收费程序，完成了门诊患者大部分信息的管理，在 HIS 中，属于使用较多的程序。从开始应用至今，对门诊医生问诊效率和问诊质量的提高都起到了积极作用，其中包括门诊诊断、既往病史、门诊处方、门诊处置、检查检验的申请等各项门诊理疗工作，极大地提高医院门诊部门的整体效率。②住院医生工作站方面。住院医生站是医院信息化平台住院部分的核心所在，主

治医生为住院病人开出的医嘱、记录、建议、处置、手术情况、入院说明、出院总结等各项记录均在该系统中完成。它上乘住院登记程序，下连护士工作站，完成了住院患者部分信息的管理。从开始应用至今，对住院医生诊断和开药准确性、及时性的提高都起到了积极作用，极大地提高医院住院部门的整体效率，对住院工作的安全性带来不小的改观。

（2）信息化建设优化了护理工作的方式。①护理工作站建设方面。护理工作站是医院信息化平台住院部分的重要组成，对医生医嘱的转抄，对病人药品、检查、检验、处置的下达等工作都在该系统中完成，实现了在院患者部分住院信息的管理，在 HIS 中，属于住院部分不可或缺的程序。从开始应用至今，对医生医嘱的转抄工作，和对病人药品、检查、检验、处置的下达等工作都起到了积极作用，大大提高了护理工作效率。②PDA 的使用方面。PDA（Personal Digital Assistant）的使用是提高护理工作准确性和安全性的关键，大大降低了护士在护理工作中由于人为的疏忽或不经意而造成严重后果的可能。第一，PDA 由护士随身配备，可随时随地完成各类工作，可以大幅度提高护理工作的效率。第二，PDA 可以在配液和输液前对需要使用的液体和患者进行扫码比对，只有在正确的时间给正确的病人选择正确的液体时，PDA 才会正常地完成病人与液体的比对工作，并发出相应的提示音进行提示，这样就避免了液体输错病人或者输错时间的问题。第三，PDA 可以实现大量数据的录入，并可以自动生成体温单、入院评估单等各类表单，医生和其他护士可以随时查看，节省了劳动力，实现了资源的共享，也是也使得工作流程简化了很多。第四，优质、准确、及时的护理工作，可以让医生、护士更了解病人的病情，可以使病人更快更好地得到治疗，从而建立更为良好的医患关系，提升医院的形象和口碑。

（3）信息化建设提高了药品管理工作的效率。药品管理系统在 HIS 中主要包括药房的管理、药库的管理、配送中心的管理等多个部分。药品管理系统不仅对各药房和配送中心之间做好了相关的接口，还和门诊各个程序、住院各个程序、财务部门各个程序、护理系统各个程序之间也做好了接口，使得药品各类信息可以在各部门之间进行数据的共享。为信息一体化和无纸化办公打好了基础。

利用 HIS 系统的各类数据，在现有系统中嵌入临床药学系统，使得临床药学系统可以通过 HIS 的相关接口和即时的数据，对门诊医生站、住院医生站等程序进行药物处方合理化的监控，对医生的用药和处方进行标准化的审核，并通过门诊医生站、住院医生站等程序，即时地将信息反馈给医生，这样通过在医生工作站端的监控，也可降低由于不良用药造成的药物伤害事故，同时医院处方的合格率也会得到提升，在很大程度减少了医患矛盾的发生。

结合 HIS 系统的数据基础，嵌入了药品采购计划系统，可以根据各级库房的库存量和使用量的规律，以及供应商和在途药品情况，自动生成采购计划，可以使采购计划的制定效率和制订计划的准确性都得到了一定程度的提升。

摆药系统和设备的使用，解决了人工手动分单、分药、摆药等工作耗时耗力的问题，避免了漏药、错摆的情况，使得药品配送的效率和准确性得到了很大的提升。

（4）信息化建设保证了财务工作的准确性。医院信息系统中和财务相关的程序包括院级成本核算系统、科级成本核算系统、门诊的收费程序、住院的收费程序。HIS 系统的使用使得医院财务随时把全员财务管理的信息置于掌握之中，从而进行集中记账、调配资金。医院决策层无论身在何处，都可以实时查阅到医院的财务管理信息，从而有效的监督医院的资金往来情况，节约了大量的时间、精力和纸张。

门诊收费系统、住院收费系统大幅度减轻了收费窗口的压力，提高了收费窗口的效率，日收费日结账，账目清楚，降低账务的错误率。

用于院级和科级的成本核算系统，可以对各个管理科室物资的入库、出库和库存进行及时的查询和统计，并且可以清晰明确地记录各个科室对卫生材料、非卫生材料、高值耗材、办公用品等各类物资的申请、发放、使用情况，同时也可以清楚地管理固定资产。完成对整个医院各类收入、各类资产、各类物资和各类经费的有效管理，实时地掌握和管理各类预算与经费。

完善医院内部的局域网的搭建，为 HIS 系统各个子系统之间数据的共享提供了网络和硬件的基础，财务数据可以在整个医院内部进行实时的分享，为医院管理部门、财务管理部门了解医院整体的财务情况提供了保障，院级成本核算系统和科级成本核算系统对各类资产、高值材料使用条码进行管理，减少人员手动输入的机会，大幅度减少了不必要的数据错误。而且条码的管理方式可以准确地将每个资产和相关数据一一对应，可以大幅度提高取货、盘点、核查等各项工作的效率和准确性。对高值耗材的条码化管理，可以从源头避免调用错手术材料的问题，避免由此发生的不必要的医患矛盾纠纷。

成本核算系统对于优化财务管理流程，改善财务管理制度，提高财务管理的时效性和准确性等各个方面有很大的贡献。从源头解决了财务制度的各类问题，大幅度避免了物资的闲置，提高了对科室成本的控制，解决了物资和材料浪费的问题，对于医院整体成本的控制也有显著的提高。

（5）信息化建设提高了医院的管理能力。

①数据库与应用程序权限管理。在数据库和应用程序的使用方面，可以采用数据库访问权限和程序使用权限相结合的权限管理方式。第一，根据岗位进行数据库访问权限的管理。每一类岗位的人员统一具备一个数据库权限组合，对于不同岗位的人员设置不同的数据库权限，根据身份严格对数据库相应表格与试图进行增删改查的权限进行管理。第二，针对个人进行程序使用权限的管理。每一个人员独自具备一个程序的使用权限组合，对于不同的人员设置不同的程序使用权限，虽然同一个岗位的人员具有相同的数据库访问权限，当根据实际工作情况的不同，对程序的使用权限也不相同。

②数据安全的管理。第一，数据库安全管理。数据库的安全是医院信息管理的关键所在。目前所有医疗部门和各业务及管理部门绝大部分工作已经实现信息化，而这些部

门日常工作的各类业务数据，例如门诊医疗数据、住院医疗数据、药品采购数据、药品使用数据、财务数据、人力资源数据等数据全都存储在数据库中，而正常的医疗工作都依赖于数据库中的各类数据，如果数据库出现问题，所有的历史数据会面临丢失的危险，医疗工作也都无法进行，会直接危害到门诊患者和在院病人的身体健康和生命安全，由数据库安全带来的损失将不可估量。因此对数据库的管理要从访问权限和数据备份两个方面来进行。对于访问权限来说，通过程序权限和人员权限两个途径来控制数据库的访问。HIS 系统及其他系统中的各个程序都有其命名空间，任何系统只能访问和操作该命名空间被授予的各类数据，不能越权操作数据库。使用各个系统的医院工作人员只能使用被授予权限相应程序，无法使用其他程序，并且除了信息管理科室的相关人员，其他任何科室人员无权直接访问数据。

另外，在服务器的搭建上，各类系统的数据层和应用层也是硬件分离的，分别部署在两台服务器上，这样当应用层出现故障时，只需要另行搭建一个应用层服务器就可以继续正常地保证各系统的使用，不会对数据层进行破坏。数据的备份是数据安全的重中之重，对于数据库的备份，应具备完善的备份方案、还原方案和应急预案。日常的数据备份应严格依照备份方案有规律的进行。当数据库出现故障需要进行还原时，应启动应急预案，依照应急预案选择是否切断电源或者是否关闭相关服务器，然后严格依照数据还原方案对数据库进行还原。

依照数据库备份方案将数据库备份到本地服务器虽然可以极大地降低数据丢失的风险，但也只是保证在服务器硬件不出现故障的情况下，如果服务器硬件出现故障，造成服务器无法启动，该方法也是无法解决的。所以除了需要将数据库备份到本地服务器，还应该建立有效的机制将数据库的备份拷贝到其他服务器或主机中，将该服务器或主机作为备用服务器，一旦出现服务器硬件故障，可以将备份服务器上的数据库备份进行还原，恢复服务器的运行状态。如果可以进行异地备份数据则更好，因为异地备份不仅可以应对服务器硬件故障，而且可以应对不可抗力带来的其他事故。

第二，病毒防护。医院内网病毒的防护应该从三个方面入手。一是减少与外部的接触。例如减少内网终端读取光盘、读取 U 盘的可能。光盘和 U 盘的使用是对医院内网带来病毒的一个根本性原因，减小终端计算机对光盘和 U 盘的使用可以从源头减少医院内网病毒出现的数量频率。二是在服务器及各客户端安装正规公司的网络杀毒软件，这是减少病毒出现概率，降低病毒危害的一种直接的手段。通过网络杀毒软件来对医院内网所有终端进行实时的监控，降低病毒可能造成的数据伤害和硬件损坏。及时更新杀毒软件的病毒库，增加对新病毒的防护。三是配备防火墙和安全网闸。防火墙和安全网闸可以将有风险的网域进行隔离，隔离的同时又不影响其他安全网域的使用，将有威胁的访问和数据堵截在医院局域网的外面，对于给予授权的安全访问和数据予以放行。防火墙和安全网闸还可以实现对网络安全情况的实时监控，保证医院内部网络的安全与稳定。

在信息系统病毒防护中，将服务器和网络中计算机的状态，如是否中毒，如果中毒，中的什么病毒，发作状况如何，按日形成记录文件，并将病毒库的每一次升级情况形成日志文档，这样可以清楚地判断在哪一个杀毒软件和哪一个版本的病毒库的环境中出现了哪一种病毒，并且病毒发生的时间及分布情况，解决办法都能清晰地体现，并可以以此形成各类分析、汇总数据，作为日后病毒处理的参考依据。

2. 现代公立医院信息化建设面临的主要问题

（1）医院管理层对信息化认识不足。信息化的高速发展，已经延伸到医院的各个环节，成为医院资源配置重组的强劲动力，是医院今后各个部门与环节发展进步的必经之路。但是医院的管理层对于信息化在医院发展进程中的作用认识不足。认为信息化就是将记录在纸上的东西记录到计算机上的人还有不少。很多管理人员没能形成系统化的信息化管理理念，在医院的业务管理过程中，还是遵循原有的业务流程，不能积极地寻求业务流程的改进。有些管理层认识到信息化建设的重要性，只是单纯地认为信息化建设就是多上几台先进的设备，多上几套先进的系统，却忽略了医院制度的完善与更新，忽略了人才的培养和人事管理的改革，使得信息化的建设流于表面，难以真正地开展起来。

（2）复合型人才缺乏。医院的基础人才是医学人才，医院信息化的发展需要计算机人才，医院总体的管理需要管理人才。但如果真正要实现医院信息化的发展，使得信息化顺利、有效并且可持续，医院还需要既懂计算机，又懂管理，还了解医学的复合型人才。这样的复合型人才可以清楚地把握住医院信息化发展的方向，可以全面看到医院发展的现状，防止医院片面性的发展。但是这种人才在社会中是稀缺的，医院需要加大力度从现有员工中挖掘、发现、培养这样的人才，为我所用，尽快建成一支具有较高水平的医院信息化骨干队伍。

（3）固有的业务流程与规章制度不适用于当前的信息化医院建设需求。在医院信息化高速发展的同时，医院业务流程和规章制度发展过慢，不能得到及时的更新与完善，使得现有的规章制度相对陈旧，内容空乏，流于形式，在制度上多为以计算机为中心的物化管理和人治管理。在流程上没能实现真正的信息化流程，而只是在原有的流程上加入计算机的内容，也就是说业务流程只是简单地用计算机帮助人来工作，并没有以信息化为基础建立现代社会信息化的专业流程。这样会在医院的业务工作和信息化的发展过程中出现按照制度难办事，要想办事就会违反章程的情况，使得信息化的建设流于技术，流于表面，使得信息化建设的执行达不到预期的效果。

（4）需求变更缺乏全面有效的管控。对于正在开发或者刚刚上线的系统，使用科室的需求朝令夕改、层出不穷的现象很普遍也很严重，这些需求经信息科工作人员审核评估后转发到开发人员手中。这些朝令夕改的需求很有可能会造成前期所有的设计和开发付诸流水，严重影响项目的进度和质量，也会大量增加项目的开发成本。这是由于一线使用科室人员对本职工作认识不全面，对信息化认识不到位造成的，或者由于与开发人员和信息科工作人员缺乏科学的沟通造成的。临时性的对需求进行修改或者朝令夕改的变更需求，会造成系统在健壮性和通用性上存在缺陷，系统的功能和接口可能会存在严重的问题。需求的临时变更伴随的是对业务需求的认识不够深刻，很有可能会使得开发出来的系统可行性不高，不能真正地应用起来，给医院的系统开发带来大量无谓支出的同时，也会给医院整体的信息化发展带来不便。

（5）医院各部门对信息化的理解存在差异。医院信息化对于医疗行业来说是一个极其重要的大变革，尤其对于公立医院，这是一个资源配置优化，自我完善、自我进化的过程，是一个不可多得的机会。信息化的发展是公立医院今后发展必经一个阶段。近十年来信息化已经延伸到医院的各个部门和医院的各项业务工作中，所以医院信息化的发展不单单是信息科一个科室的事情，也不仅限于信息科一个科室决定。需要全院各个科室都真正认识到医院信息化的发展情况和大势所趋，积极地了解学习信息化知识，积极地提出专业需求，积极地和信息科的技术人员沟通，只有这样信息化的建设才能落到实处，才能真正提高医院整体的信息化水平和医疗水平。但是有部分的科室，个别的工作人员对信息化要么持负面情绪，要么持消极态度，由于信息化的建设会打破他已经熟悉的现有业务流程，所以表现出严重的抵触心理，要么阻挠新系统的上线，要么消极使用新系统，不去了解、不愿使用，固守陈规的业务方式不愿改变，这些都影响了信息化建设的正常发展。信息化建设是医院发展的必经之路，在信息化的过程中困难和挫折是不可避免的，对于职工而言如此，对于整个医院也是如此，放下自我为中心的观念，摒弃守旧的想法，才能真正参与到信息化建设的过程中，这样才能更有效地实现医院信息化的发展，也才能更好地实现自我的价值和自我的完善。

3. 现代公立医院信息化建设全面发展的对策

在这个信息化为医疗行业带来的大变革中，对于医院来说这是一个资源配置优化，自我完善、自我进化的过程，是一个不可多得的机会，这也是计算机技术带来的无法回避的任务。这次变革不仅仅是设备的更新换代和软件系统的部署和安装，还必然要带来医院工作人员素质的提高和现有工作模式的改变，业务流程的更新必然会引起管理制度的变换。基于诸多调研结果，针对现代公立医院信息化建设全面发展，整理出以下几个对策与建议。

（1）提高医院管理层对信息化的认识。医院管理层对信息化的认识直接决定了医院信息化建设的方向、信息化建设的深度和信息化建设的力度，同时也决定了医院信息化建设的未来和医院发展的未来。所以医院应该通过各种方式加强医院管理人员对信息化的认识水平，加强其对信息化建设方向的总体把握。医院管理人员要认识到信息化已经延伸到医院的各个环节，成为医院资源配置重组的强劲动力，也是医院今后各个部门与环节发展进步的必经之路。

信息化建设的成败直接决定了医院的管理效果和高度。要使管理人员了解医疗工作流程，提高对数据的认识和利用，加强信息共享。这样才可以更实际更有效地把握信息化发展的方向和总体情况。形成系统化的信息化管理理念。形成集硬件、软件、技术、制度、流程、人才于一体的信息化建设思路。使管理人员认识到改革人事制度，加强对人才的培养迫在眉睫，优化人力资源管理流程，建立与信息化建设相适应的人力资源管理制度、薪酬制度和绩效制度，杜绝将人力资源制度的改革流于表面，防止将信息化建设流于表面的现象发生，使得信息化建设可以实实在在地得到发展，落到实处。

公立医院信息化建设是一个长期的过程，在这个过程中充满了各类的挑战。认真做好思想、人才、流程、制度、技术、医疗等各个方面的工作，必然可以形成一个良性可持续的信息化建设氛围，在这样的氛围下，医院的管理层可以看清医院信息化建设的发展方向，医院的员工可以积极、乐观地应对信息化带来的各种改变，医院的资源可以得到有效的配置与重组，公立医院信息化建设需求和能力互相促进。

（2）医院信息化建设需要加强人才队伍的建设。公立医院信息化建设离不开计算机专业人才、管理专业人才和医学专业人才，更需要复合型人才。在医院信息化建设中最终起决定性作用的还是人，医院管理层的决定直接影响了医院对信息化的重视及认识水平，也就决定了医院信息化的发展方向与发展规模；信息专业工作人员的技术水平直接决定了信息化建设的完成效果，也决定了数据的安全水平和系统的稳定性；医院的主要业务是医疗工作，信息化建设的根本目的是提高医疗水平和服务水平，为患者服务，所以医疗工作人员的医疗水平和对信息化的认识水平直接影响了信息化建设的实际效果。

对于管理层，加强对信息化建设方向的总体把握水平，要了解医疗工作流程，这样才可以更实际更有效地把握信息化发展的方向和总体情况。对于专业工作人员，应该持续的强化技术水平，掌握新信息和新技术，并且要熟悉医疗工作的基本流程，这样才能更好地面对各类系统的开发与安装部署，当系统出现问题时，才能依照系统的特点和医疗工作的业务流程及时准确地判断问题的症结，更快更好地解决问题。对于临床医疗工作人员，除了提高自己的医疗技术水平外，还要加深对信息化建设的认识，对所使用的系统要不断深入的了解，只有这样才能使得医院各系统和软件得到真正的、有效的利用，提高医院整体的医疗与服务水平。

医院还应该加大力度从现有员工中挖掘、发现、培养复合型人才，让其在信息化的发展过程中成长起来。医院应该改革人力资源相关制度，保障高能力人才和复合型人才的待遇，采用更先进的薪酬制度和绩效制度，使得专业人才和复合型人才在医院得到归属感，真正做到可以留住人才，吸引人才。

医院应该建立梯队性人才培养机制，使得人才结构层次化，环节人才专业化，提高医院人力资源的抗风险能力。

（3）建立与当代信息化相适应的业务流程与规章制度。目前，医院业务流程和规章制度的发展滞后于医院信息技术的发展，为了使业务流程和制度的发展能够跟得上信息技术的发展，能够以信息化为基础建立与现代设备信息化相适应的业务流程和制度，防止信息化建设流于技术、流于表面，使得信息化的建设可以达到预期的效果，医院管理层需要从医院业务情况、医院信息化技术水平两个方面入手。

对于医院业务情况，管理层应该深入临床到基层了解。从日常门诊的情况，要了解医院现在门诊的优势在什么地方，劣势在什么地方，实际门诊发展的瓶颈是什么，患者抱怨最多的是什么，医生抱怨最多的是什么。如：门诊排队现象，应及时查找是什么原因造成的排队现象严重。是挂号耗时太多，还是取药耗时太多，化验结果耗时太多等。发现症结后应考虑是否可以通过挂号程序、取药程序、取单程序的升级解决问题，诸如此类。同时也要深入了解哪些程序使用率高，哪些程序使用率低，使用率高或者低的原因是什么，程序本身的问题还是使用者个人的原因。完善健全各项操作规章制度，从而能够有效避免或者防止重要信息泄露。

对于医院信息技术水平来说，管理层应该清楚地知道，如果要通过升级现有系统或者开发新系统来解决现存业务流程的问题，以医院目前的硬件、软件及人才水平能不能实现，能实现到什么程度。

只有这样才能做到对医院信息化情况心中有数，根据医院的实际调整业务流程、制定相应的规章制度，在调整流程和制定制度时才能有的放矢，不使制度流于表面。

（4）对系统需求进行标准化管理。朝令夕改、层出不穷是现在医院提供系统设计需求的一个普遍存在的现象，这些朝令夕改的需求很有可能会造成前期所有的设计和开发付诸流水，严重影响项目的进度和质量，也会大量增加项目的开发成本。为了杜绝这类现象，医院应该对系统需求进行标准化管理。通过制度的建立，将需求的提供严格控制在系统软件的需求分析阶段之前。通过充分的讨论和论证，确定明确清晰的需求，并形成文字。对形成的系统需求要在使用科室、信息科、软件开发公司三方都到场的情况下进行至少3次以上的讨论与修正确定，直至三方都认可签字。自认可签字后，将不得打断系统程序的设计与开发工作而变更需求。只有严谨的制度才能使得使用科室认真梳理自己的业务，职能管理科室和信息科与软件开发公司进行及时沟通，形成清楚明确的需求意见，减少医院在系统开发上支出的不必要的时间、人力和金钱浪费，也才能使得医院整体的信息化更好的发展。

（5）统一员工对信息化建设的理解。医院各部门员工对信息化的理解直接影响到系统需求的提出、系统测试的结果、系统使用的情况，对医院信息化建设的整体发展影响重大。所以统一全院对信息化建设的认识是医院整体信息化建设的基础。

为了统一医院职工对信息化建设的理解，医院应该为了加强信息化宣传，开展信息化讲座，各个科室针对本科室进行专业性信息化培训。应该鼓励职工将现行的系统和本职工作相结合，加强对本职工作和现行系统的认识。鼓励职工总结现行系统的不足之处，多与信息科的技术人员交流。可以鼓励职工结合本职工作提出自己对所在部门信息化建设的需求。

信息科作为医院信息化建设的核心科室，应该定期组织培训，加强其他部门对现行信息系统的认识，加强全院职工对医院信息化发展方向的了解。可以建立相应的权限管理机制，对于那些对现行信息系统不熟悉的职工实施考试授权制度，只有考试通过的员工才可以拥有相关系统的使用权限，这样可以督促员工学习信息化知识，了解现行系统的功能。信息科还可以定期在院报上发表与医院信息化建设相关的文章，全方位地塑造信息化建设的氛围。

统一职工对信息化的理解需要医院管理层的直接深入。医院管理部门应当形成信息化建设宣传的制度化，将信息化建设的管理深入到日常的工作中。这样才可以引导各部门员工深入地了解并认识到医院信息化建设的重要性和必要性。

4. 信息化建设给医院带来品牌效应

信息化建设指品牌利用现代信息技术来支撑品牌管理的手段和过程。随着计算机技术、网络技术和通信技术的发展和应用，品牌采取积极的对策措施推动医院信息化建设进程。信息化建设是品牌母体树冠部分的支撑网络，庞大的品牌识别系统必须对应有强大的信息化建设体系，如果信息化建设不能满足品牌识别系统的要求，品牌识别系统也将受到伤害，会自动调低到现有的信息化建设体系可以支撑的大小，这是品牌母体的自我调整过程。

（1）医院信息化建设发展未来趋势。医院信息化建设是通过充分利用现代计算机技术、网络技术、通信技术、数据库技术，开发并利用广泛的信息资源，增进医院内部及医院之间的信息交换与交流，增加医疗知识、医护知识的共享，提高医院整体的经济效益和经济增长，进一步推进地区经济、社会的发展和转型的必经过程。通过信息化建设实现现代医院管理制度的目标，推动三个转变，实现三个目标：一是在发展方式上，从规模扩张型转向质量效益型，提高医疗质量。二是在管理模式上从粗放管理转向精细化管理，提高效率。三是在结余使用上，从投资医院发展建设转向调动医务人员积极性，提高医务人员待遇，最终实现公立医院水平现代化、服务整体化、管理信息化以及模式集团化。

现代公立医院的信息化建设具体实施是通过充分利用计算机技术、通信技术、数据库技术，将某个研究对象的各类数据进行采集、处理、分类、汇总，并存储到数据库中。这些数据可以供相关人员用于生活、工作、学习、决策等各类活动中。通过对信息化技术的使用，可以提高人们生活、工作、学习、决策等行为的效率，为整个社会的发展提供准确及时的技术与数据的支持。

（2）信息化建设对远程医疗、管理的作用和影响。目前，公立医院医疗水平进展迅速，医疗规模日益扩大，在各个方面都取得了很大的发展，而且发展迅速，成绩斐然，同时在发展的过程中也出现并积攒了不少的问题。医院信息化对于医疗行业来说是一个极其重要的大变革，尤其对于公立医院，这是一个资源配置优化，自我完善、自我进化的过程，是一个不可多得的机会。标准化和人才是当前及今后医院信息化建设发展的核心推动力。标准化包括信息、业务流程和管理流程等多个方面。医院信息化建设对医院改革创新、发展等各个方面具有重大实际意义，以公共管理学的视野全面系统的分析公立医院的信息化建设情况，有助于学术界拓宽观察、研究、分析的视野与思路，丰富公共领域理论。把握公立医院信息化建设的脉络和趋势，探究公立医院信息化建设的内在规律，对于推动医院信息化的可持续发展，形成公平的医疗环境有深远的意义。在实践方面，可以指导公立医院调整信息化建设的方向与进度，为公立医院的改革与推进提供有意义的参考和建议。医院信息化建设是各类医疗资源配置的优化，是医院自我的完善、自我的进化过程，是一个不可多得的机会。

为了将医院信息化建设的服务职能效应充分地发挥出来，医院有必要广泛地应用相应的远程医疗服务技术，也就是说，远程医疗是现代公立医院信息化建设必然经历的环节。

远程医疗于20世纪60年代在美国首次提出，20世纪90年代得到进一步应用和发展，美国远程医疗学会（American Telemedicine Association，ATA）定义远程医疗为"通过电子通信技术，进行医疗或其他保健信息的远距离交换，以改善病人的健康状况"。世界卫生组织（WTO）广义定义"远程医疗"："所有使用信息和通信技术交换有效信息进行疾病和损伤的诊断、治疗和预防、研究和评估以及向卫生保健服务者提供的继续教育等服务。"总而言之，它们都包含了一系列远程医疗医护的广义应用，即远程诊断、远程会诊、远程教育、远程医疗信息服务等诸多医学活动。其核心特点是跨越医务人员和服务对象之间的空间障碍，不仅可用于医生和病人之间信息的交流，还可用于医务人员之间信息的交流，从而最终实现医疗资源的优化配置，为医疗资源欠缺的农村地区提供高质量的医疗服务。

开展远程医疗能够为农村及偏远地区提供更及时、高效的医疗服务，减轻慢性病病人的经济负担，提高基层卫生人员技术服务的能力和水平，采用移动健康应用，它是以病人为中心，提升患者医疗服务获得感，以他们乐于接受的方式输出医疗服务、改善患者体验，也在一定程度上能够改善医学资源分布不均的现状。

第三节　医院信息化建设对经济运行的作用及发展趋势

现代公立医院的经济运行是一个有机整体，而其信息化建设是促进经济运行机制良性发展的重要手段。新医改方案中明确提出，通过信息化手段建立医院间的信息共享，让大数据真正释放价值，从而实现医疗服务资源的最优整合和最大协同效应。

一、公立医院经济运行是一种资源配置方式

公立医院经济运行中对人、物、财等生产要素的组织，实际上就是医疗服务资源配

置的过程。因此，选择医院经济运行体制，首先要看这种体制下所形成的资源配置是否能够实现公立医院的社会职能，要看这种资源配置是否达到了最优配置；其次要看这种机制在资源配置中运行成本的大小。目前，医院的信息化建设在医疗各项资源的配置过程中起着举足轻重的作用，健全的信息化建设将充分协调好医院经济运行中的良性激励功能与较低信息成本之间的矛盾，进而保证医院具有良好的经济运行。

利益关系是经济关系的直接表现，是一切冲突的根源。人类社会中不断产生、发展、变化的纷繁复杂的利益关系与利益矛盾，归根到底都是利益主体之间的关系与矛盾。各种各样的、不同层次的利益主体，独立存在于公立医院经济运行中并相互作用，由此而形成了公立医院经济运行的基本利益格局，并相应产生了各种不同的利益观念与利益行为，公立医院经济运行就是他们之间的协调工具。

宏观的公立医院经济运行，是国家层面的公立医院经济体制，包括医院的投资、决策、经营、核算、分配、监督等，主要协调医院与政府、社会间的利益关系；微观的公立医院经济运行，是指公立医院内部的组织形式和权力体系，主要协调医院内部的利益关系。

完善的医院信息化建设，将对以上各种经济运行进行数据分析、整合、归纳，为管理层进行关键性决策提供准确、详细的参考依据，促进经济运行在宏观、微观上更好、充分地发挥其协调作用。

经济运行在某种程度上就是一种契约集，公立医院经济运行，就是关于公立医院经济运行方面的规则、规章制度等。一方面，设定一系列的规则体系来约束各主体之间的权、责、利，通过这种规则体系对主体进行奖励或者惩罚，各主体也只有依照契约办事，才能够较好地降低交易成本，进而增加收益；另一方面，通过一系列的规则体系，在协调各种利益关系的过程中实现医疗资源的配置。

二、信息化建设促进经济有序运行

健全的医院信息化建设，不仅在资源安排上提供准确的数据，还可以针对经济运行的规章制度进行全天候的监督。为医院在规则体系上对经济运行的建设、修订，给予坚实的数据基础、优化方案。

完善信息化建设有利于医院各系统模块的相互衔接，数据相互共享，有助于财务数据的提取；信息化系统的建立和完善有利于成本管理、预算管理、绩效考核、资产管理之间相互统一，相互关联。信息化系统的建设是实现成本精细化管理的重要条件和工具，医院要实现精细化成本管理离不开信息系统的支持。对完善财务信息、医疗信息管理平台，临床决策支持系统（CDSS），有效整合医院的财务系统、HIS系统、物资管理系统、护理工作站、医生工作站等信息系统，使所需数据达到共享，并且方便成本数据在信息平台上进行收集、汇总，也避免手工统计成本数据带来的效率慢、数据不准确的后果，并通过财务信息平台把成本数据进行分析，得出医院的全成本、科室成本、诊次成本等成本信息，从而达到医院进行精细化成本管理要求，为医院管理者科学决策提供有效的信息参考和详细的数据支持。

当前，信息技术飞速发展，新技术的不断涌现，促使医疗卫生行业也发生了巨大变革。我们已深刻感受到加快医疗信息化建设刻不容缓，各级医疗政府部门非常重视信息化建设，加大投资力度。根据 2016 年统计数值，国家对信息化建设投入近 340 亿元，今后十年是医疗信息化建设的黄金时间，医院要把握好这个时机。自新医改方案实施以来，医疗卫生信息化建设"3521"工程，要求在"十二五"期间建设三级卫生信息平台，加强五项业务应用，建立两个基础数据库和一个专用网络。紧接着一系列实质性的政策接踵而至，各级市县医院、社区卫生医疗等积极推广信息系统。同时移动互联、大数据、云计算、无线技术等正在逐步被应用到各医疗行业，云计算技术日渐成熟，促使区域医疗系统和大型数据中心的建设被各地区重视并初步形成。大数据分析将使临床决策支持系统更加智能化，图像分析和识别技术，能够帮助医生更快更准确地进行医疗诊断，从医院角度出发，管理者在建立新的、适合医院实际情况的医疗信息化体系过程中，会受到各种因素影响，主要包括上级政策因素、内部运行流程因素、各项技术因素和医院技术力量等。最初只是引进新技术和其他医院的流程，照搬过来应用，而后随着技术的发展和新理念的不断融入，医院的医疗信息化范围不断扩大，逐步运用于门诊、住院、手术和管理，内容逐步细化。随之，医院内部的组织结构、人力资源、各类实施方案、工作流程等都将发生潜移默化的改变，流程更简洁、效率更高，最终实现医疗信息化的革命。

三、医院信息化建设未来发展趋势

1. 服务于医疗 创造管理价值

信息化手段非常重要，以此为抓手，它可实现医院从粗犷型管理到科学化、精细化管理的转变。我们拥有数据和信息的最终目的是创造新的管理模式和新的效益。因此，国内一流医院都致力于利用数据打造决策模拟分析系统，通过动态数据采集，综合考虑病人满意度、医护人员工作负荷、投资效益，优化病人诊疗流程和管理模式，通过 IT 技术来改善用户体验，提高患者满意度。

在"互联网+"时代，信息化水平已然成为一个医院核心竞争力的一部分。为了提升这一部分能力，医院就要加大 IT 人员和经费投入，并从约年收入中为其留出 0.5% ~ 0.2% 的预算。

信息化会把数据转换成知识，使医院管理者可以根据每个患者的风险和需求来分类，帮助提供更好、目标更明确的医疗服务，有效地管理患者群。合理的信息化产品设计可以将 IT 部门从一个花钱的部门变成一个真正能为医院创造价值的部门。

数据分析是布局医疗信息化的一个方面。对已有信息的分析，可以更有效地使用数据、使用新技术来解决数据难题，并培养加速传播知识的能力。例如 Enterprise Analytics Services 是梅奥使用的大数据和分析工具，这个产品可根据每个患者的风险和需求来定义、分类，并有效地管理患者群。

在梅奥，医学行为均建立在数据之上。医生每天都会查数据，对病人的情况进行深度了解。

2. 节约医保资金 降低医疗成本

为患者提供术后教育和监测的 App 信息，例如：梅奥名为 MyCare，梅奥方面提供的数据显示，通过使用 MyCare 可缩短患者住院时间并降低治疗成本。有时我们觉得这些电子程序只是年轻人才会使用，但是 MyCare 的用户分析结果显示，使用这个程序的人平均年龄是 68 岁。很多患者认为这个 App 让他们可以更好地介入到自己的治疗计划当中，这样一来，患者就诊期间的独立性更强，离院时的总体花费也会减少。

病患死亡率是医疗数据分析的一部分。为降低患者死亡率，医院成立了医疗质量、死亡审查委员会和数据中心，并传播分享经验教训。患者安全事件大部分来自员工自发性的报告，相关内容将被录入患者安全数据库。对患者安全事件，医院将基于数据库做出评估，从而决定下一步采取什么样的行动。进行数据分析的目的，一方面是提升患者的就医体验，另一方面是节约医疗成本，也就降低医保经费。目前，越来越多的医疗报销取决于服务质量和总体医疗成本，我们需要了解哪些患者应该分给哪些医生。因此，复杂程度较小的疾病就可以留在离家较近的地方治疗，而病情较为严重的患者就可以到三级医院来就医。

3. 提升医患满意度及工作效率

信息技术可以把经过分析的信息转变为知识，并且医院数据库知识对于电子病历（EHR）系统内的临床医生始终可用。此外，得益于临床信息学与 IT 合作，我们还能以电子化的方式给患者提供健康知识。在需要的时候，这些医疗知识还可根据需求或工作流程传递给医院内外的人。

医疗信息化手段就是"移动"。传统的访问电子信息的方式是台式机，有几百个需要整理的程序，登录速度慢、程序的速度也很慢。为了能够让医生们在任何地方、任何时间都能访问患者病例、查看员工目录和知识内容，提升医生们的满意度，医疗可以着手布局移动端。90% 的医生表示，移动端 App 改善了临床实践并为其节约了时间。这个 App 帮助他们每天省 20~30 分钟时间，平均在每个患者身上节省的时间是 5~7 分钟。IT 人员为帮助医生使用一款即时诊断工具，寻求支持而研发的一种产品，把这个程序电脑端平移到手机端上，它不仅可以让大家查询知识结果，还可以让大家知道具体在医院内部的哪个人对这方面了解得更清楚。

医院信息化管理能够实现医院管理的科学化，为患者提供诊断、治疗、病历、存储、提取等功能，积极改善医院的医疗服务质量，切实提高医院的效率。当然，在医院信息化建设中会遇到很多问题，包括信息的标准化、规范化问题、信息化投入问题、医院部门协作问题、网络安全问题等，针对这些问题从人员培训、部门协作、系统管理、信息化安全性等方面提出相应对策，加强管理与技术共同发展、优化医疗资源配置，使其获取更大的经济效益、促进社会和谐发展。